Birgit Frohn

Die Heilkraft der Olive

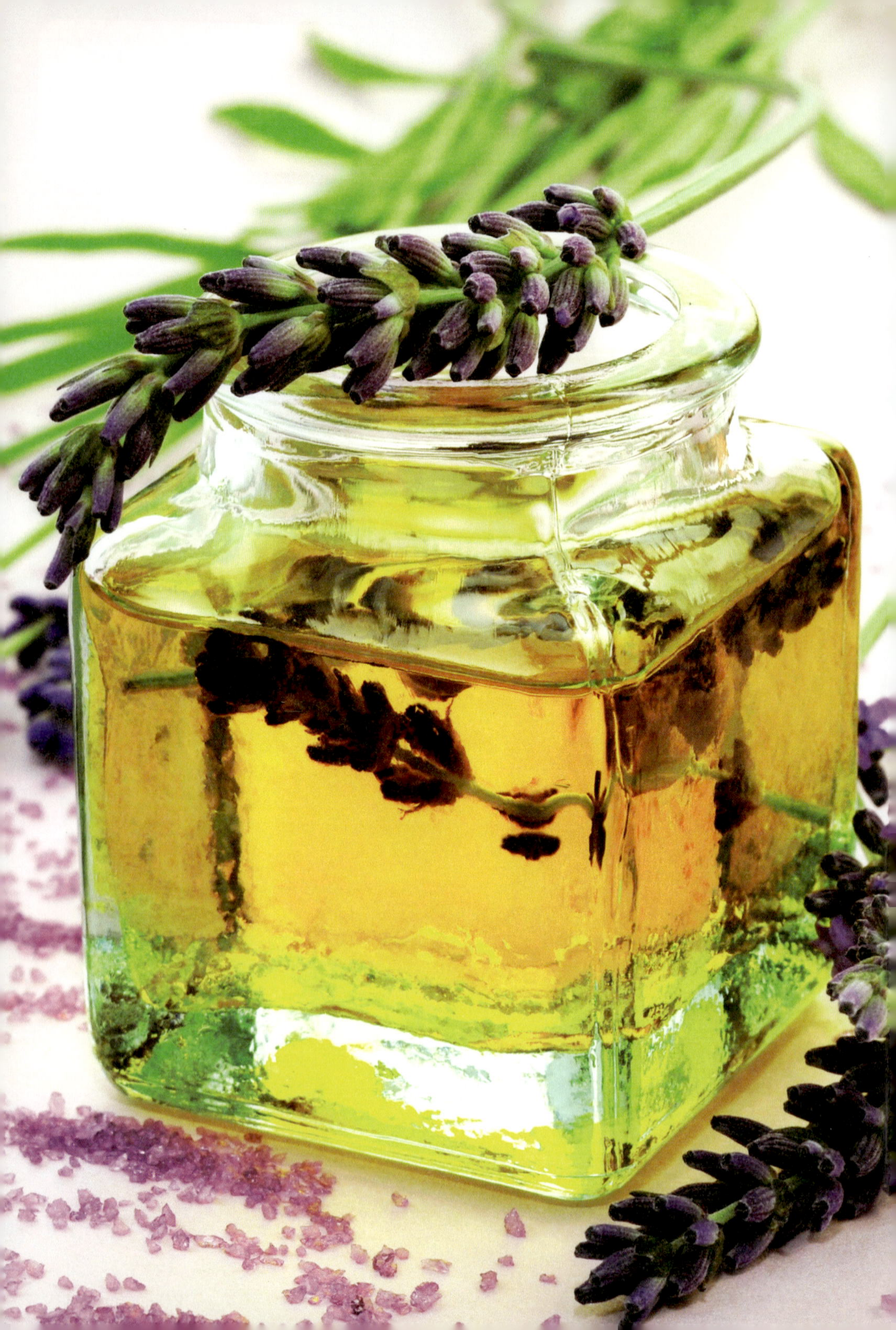

Birgit Frohn

Die Heilkraft der Olive

Pflege von Haut und Haaren
Heilrezepte für viele Beschwerden
Jungbrunnen Olivenblattextrakt
Gesunde Rezepte aus der Mittelmeerküche
Die Mittelmeer-Diät (2-Wochen-Plan)

Extra: Ölzieh-Kur

Haben Sie Fragen an Birgit Frohn?
Anregungen zum Buch?
Erfahrungen, die Sie mit anderen teilen möchten?

Nutzen Sie unser Internetforum:
www.mankau-verlag.de/forum

mankau

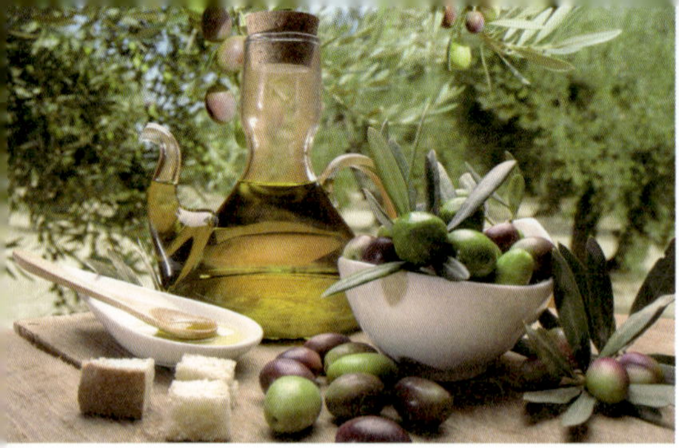 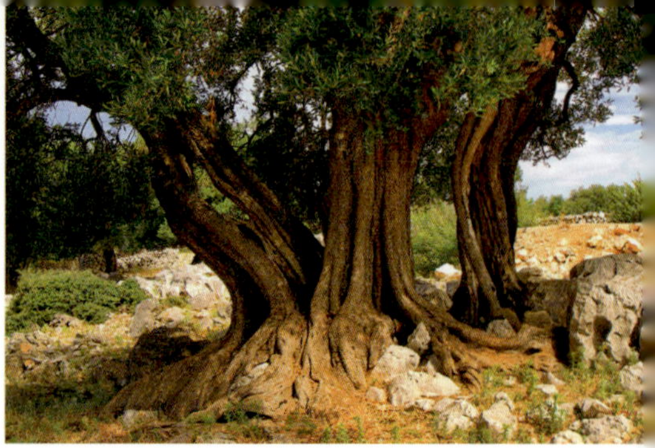

Inhalt

Die mediterrane Küche

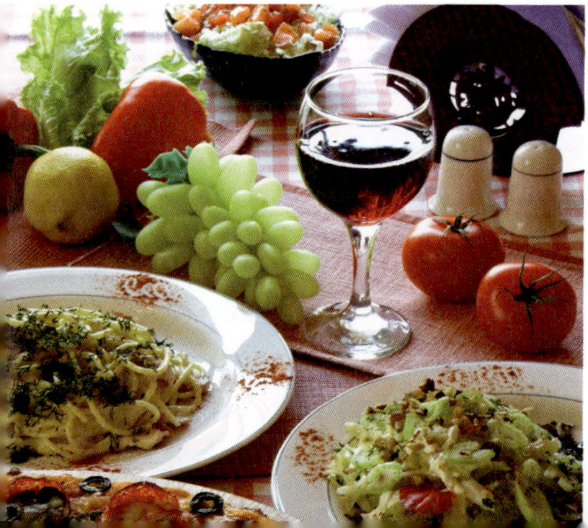

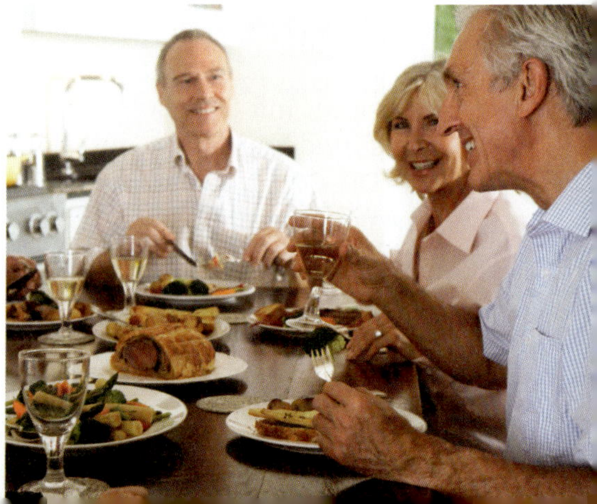

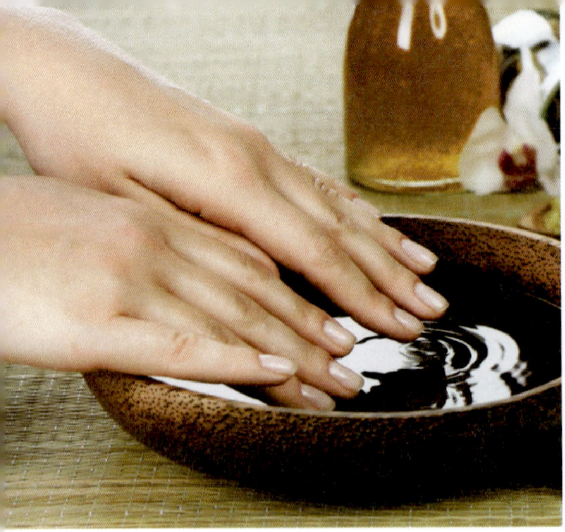
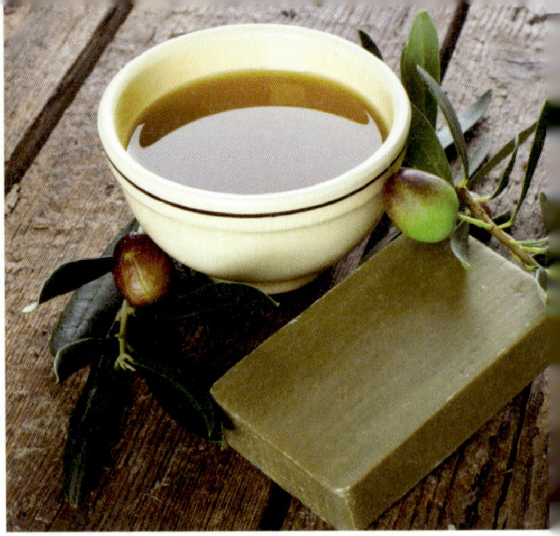

Mediterrane Apotheke

Die Kraft der Olivenblätter

Die Mittelmeer-Diät

Warenkunde Olivenöl

Zeitlos wertgeschätzt

Für Thomas Jefferson, 1801 bis 1809 Präsident der Vereinigten Staaten, war der Olivenbaum „das wertvollste Geschenk des Himmels". Auch viele Berühmtheiten vor ihm waren voll des Lobes: „Mit Ausnahme des Rebstockes", vermerkte der große Historiker und Schriftsteller des alten Roms, Plinius der Ältere, in seiner umfassenden „Naturalis historia", „trägt keine andere Pflanze Früchte, die mit der Bedeutung der Olive vergleichbar wären". Ohne Frage bezog er sich bei diesen Worten nicht nur auf Oliven und ihr Öl als Nahrungsmittel, sondern auch auf ihre zahlreichen gesundheitlichen Effekte.

Bereits aus diesen beiden Zitaten wird offenbar, wie weit die große Wertschätzung des Olivenbaumes zurückreicht. Wenig erstaunlich, schließlich ist er eine der ältesten Nutzpflanzen unserer Zivilisation: Die ersten uns überlieferten Zeugnisse des Baumes stammen von Kreta um etwa 3500 vor Christus.

Die Faszination, die vom Olivenbaum ausgeht, ist von der Antike bis heute ungebrochen. Denn nicht nur in den Ländern Kleinasiens und jenen rund um das Mittelmeer ist dieser wertvolle Baum hochgeschätzt. Auch in anderen Regionen und in unseren Breiten findet er immer mehr Anhänger. Das ist sehr gut so, denn der Olivenbaum birgt ein enormes Potenzial für unsere Gesundheit. Was es dabei alles zu entdecken gibt, davon berichtet dieses Buch.

Schnell im Bilde …

VIDEO

http://youtu.be/HwTrYWkUWUs

Beim Lesen finden Sie an mehreren Stellen kleine quadratische Kästchen mit „wirren" Mustern (ein Beispiel sehen Sie links). Dabei handelt es sich um sogenannte *QR-Codes*. Das Kürzel *QR* steht für *Quick Response*, zu Deutsch *schnelle Antwort*. Das sagt bereits aus, was die Aufgabe dieser Codes ist: Sie beinhalten Informationen, die von der digitalen Kamera eines Handys oder Laptops mit der entsprechenden Software gelesen werden können. So bekommt man blitzschnell eine Antwort – sprich: man wird sofort zu dem in einem Muster aus hellen und dunklen Punkten verschlüsselten Link geleitet.

Entwickelt wurden die kleinen Datenspeicher im Jahr 1994 für die Industrie. Sie sollten mehr Informationen auf kleinerer Fläche unterbringen und geringe Anforderungen an Lesegeräte stellen. Inzwischen stößt man im Alltag immer häufiger auf QR-Codes. Besonders häufig sind sie in Zeitungen und Büchern sowie in der Werbung zu finden.

Hält man den QR-Code vor die Kamera eines Handys oder Notebooks, erkennt die Software die gespeicherten Informationen und entschlüsselt sie. Genau das können Sie auch mit den QR-Codes auf den folgenden Seiten machen, wenn Sie auf Ihrem Gerät die entsprechende Software installiert haben. Sobald Sie die Kamera vor den Code halten, geht es los: Sie werden in Kürze weitergeleitet zu kurzen Video-Sequenzen. In diesen erfahren Sie weiteres Wissenswertes über die jeweils an dieser Stelle im Buch vorgestellten Themen; beispielsweise wie Sie eine Zischprobe machen, um zu prüfen, ob Olivenöl heiß genug zum Braten ist, oder aber wie Sie ein Peeling mit Olivenöl herstellen. Dank der QR-Codes sind Sie also schnell im Bilde...

Selbstverständlich lässt sich der QR-Code auch ohne Handy nutzen. Dazu braucht man nur den unter dem jeweiligen QR-Code abgedruckten Link in den Internetbrowser eintippen, und schon kann man sich den Film ansehen.

Viel Freude mit dieser faszinierenden Technologie und natürlich auch bei der „herkömmlichen" Lektüre wünscht Ihnen

Birgit Frohn

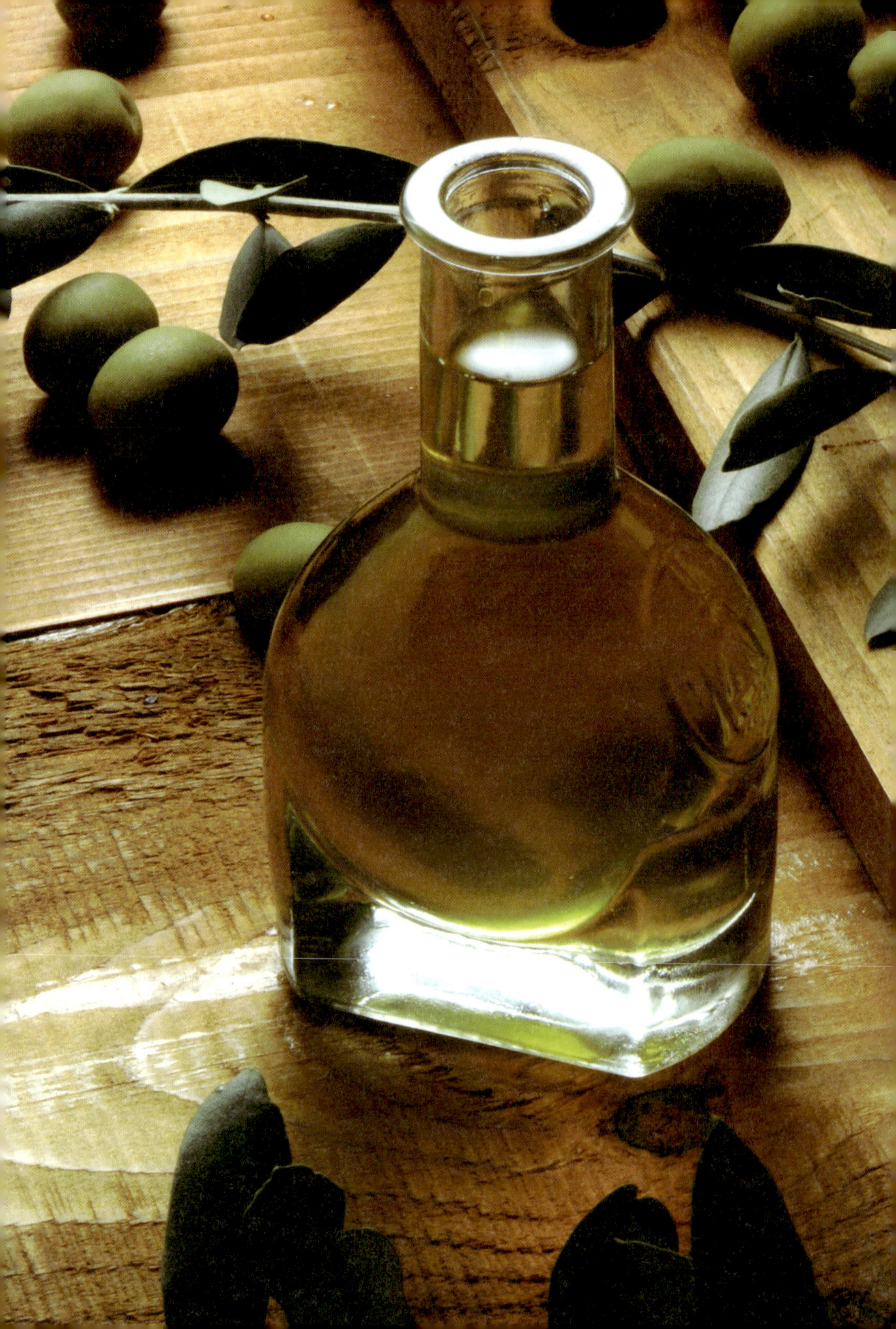

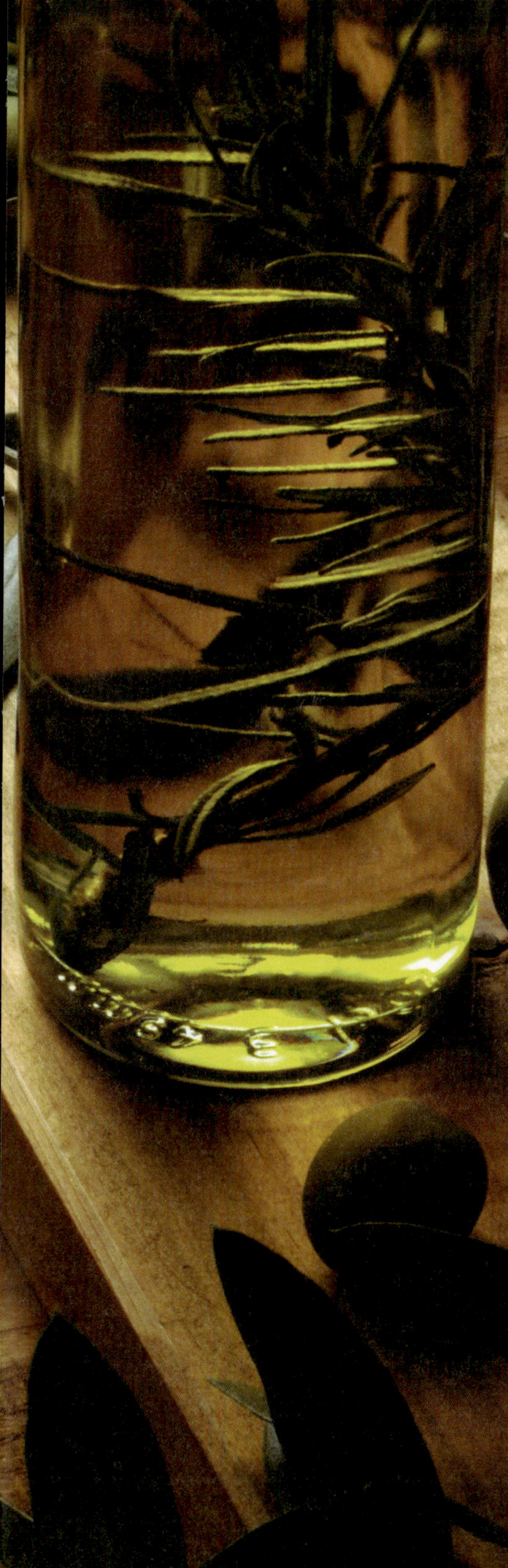

Das flüssige Gold

Homer, der berühmte antike Dichter, nannte es *flüssiges Gold*, und Plinius der Ältere, der große Historiker des alten Roms, notierte: „Mit Ausnahme des Rebstockes trägt keine andere Pflanze Früchte, die mit der Bedeutung der Olive vergleichbar wären."

Die beiden Herren lagen vollkommen richtig – wie sehr, hat die Wissenschaft inzwischen bestätigt. Der hohe gesundheitliche Wert von Olivenöl und die große Palette seiner Anwendungsmöglichkeiten, ob als heilkräftige Medizin oder wirkungsvolle Körperpflege, sind einzigartig. Nicht von ungefähr begleitet Olivenöl die Völker Kleinasiens und jene rund um das Mittelmeer seit über sechstausend Jahren, von der Antike bis heute. Und nicht umsonst hat Olivenöl heute auch in jenen Ländern seinen festen Platz auf dem Tisch und in der Hausapotheke, in denen es auf keine so lange Tradition zurückblicken kann wie im Mittelmeerraum: Nahezu weltweit wird die Kostbarkeit des *flüssigen Goldes* geschätzt.

Olivenöl – ein Lebenselixier

Bis heute sagt man in mediterranen Regionen, dass Olivenöl die Lebenskraft enthalte. Aus diesem Grund rühmen sowohl Feinschmecker wie Wissenschaftler den „König unter den Ölen“: als wertvolles Nahrungsmittel wie als umfassend wirksame Medizin.

Was das *flüssige Gold* zu einem solch potenten Lebenselixier macht, ist seine Zusammensetzung. Der Natur ist mit Olivenöl eine Komposition bester Zutaten gelungen. Im Mittelpunkt stehen dabei die einfach ungesättigten Fettsäuren. Ihnen sind deshalb auch die folgenden Seiten gewidmet. Die weiteren Inhaltsstoffe von Olivenöl, zum Beispiel sekundäre Pflanzenstoffe und Vitamin E, lernen Sie ab Seite 15 kennen.

Fett ist nicht gleich Fett

Wie jedes andere Fett besteht auch Olivenöl aus Fettsäuren. Doch Fettsäuren sind nicht gleich Fettsäuren: Abhängig davon, ob gesättigt, einfach ungesättigt und mehrfach ungesättigt, haben sie vollkommen unterschiedliche Wirkungen auf unseren Körper.

Die Forschungen der letzten Jahre lassen keinen Zweifel daran, wie entscheidend es ist, welche Fette wir zu uns nehmen. Entsprechend hatte die Weltgesundheitsorganisation (WHO) in ihrem Bericht zur Vorbeugung chronischer Erkrankungen bereits 2002 der Fettauswahl eine heraus-

Auf die Verknüpfung kommt es an

Fettsäuren setzen sich aus langen Ketten von Kohlenstoff- und Wasserstoffatomen zusammen und werden je nach deren Verknüpfung in gesättigt, einfach und mehrfach ungesättigt unterschieden. Bei den gesättigten Fettsäuren sind alle Atome der Kohlenstoffkette mit denen der Wasserstoffkette verknüpft. Bei den einfach ungesättigten Fettsäuren ist die Kohlenstoffkette an einer Stelle nicht mit der Wasserstoffkette verknüpft. Bei den mehrfach ungesättigten Fettsäuren ist die Kohlenstoffkette an mindestens zwei Stellen nicht mit der Wasserstoffkette verknüpft.

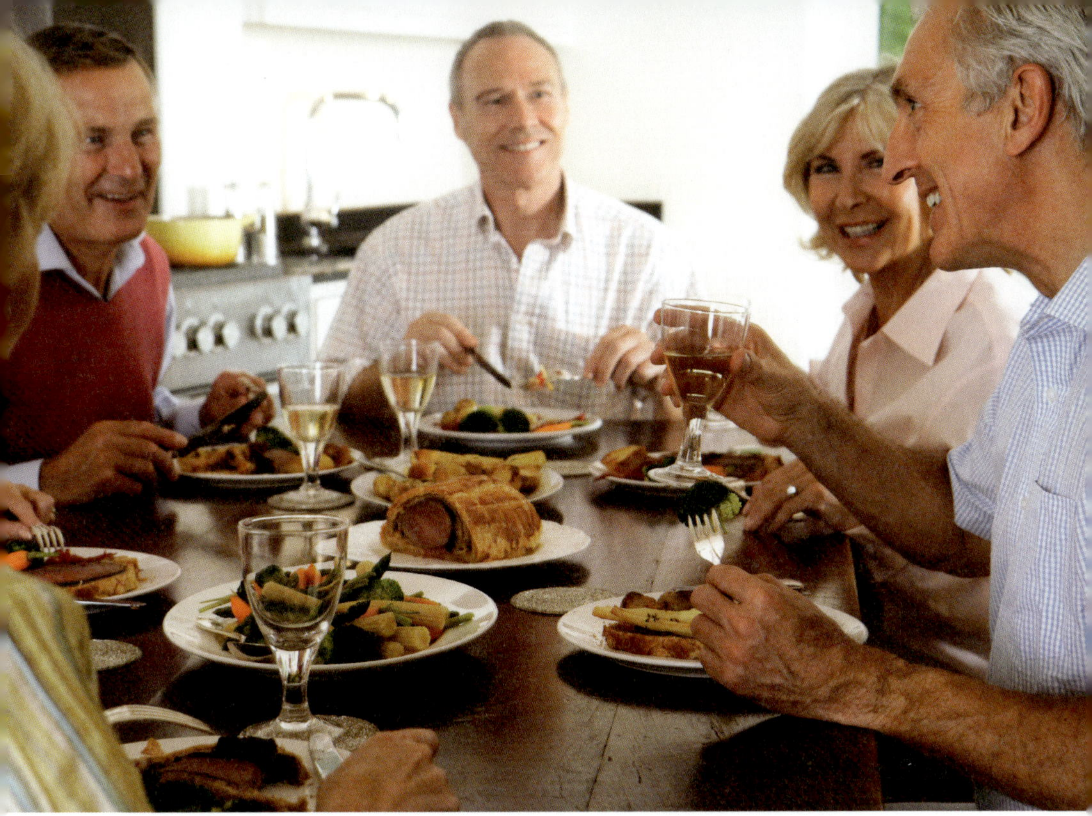

Auf den Tischen in den Mittelmeerländern ist es nicht wegzudenken: Nun erobert sich Olivenöl auch bei uns seinen festen Platz.

ragende Bedeutung zugemessen. Denn noch entscheidender für die Gesundheit als die Fettmenge ist die Fettart, also das, was Sie sich aufs Brot streichen und über den Salat gießen. So wirkt die richtige Zusammenstellung der Nahrungsfette den klassischen Gesundheitsgefahren unserer Zeit gezielt entgegen. Ernährungsexperten sind sich inzwischen einig, dass Fett nicht per se schädlich ist. Dafür, dass *fettarm* nicht unbedingt ein Gütesiegel ist, spricht auch, dass gerade in den mediterranen Ländern, in denen traditionell fettreich gegessen wird, die Zahl der Herz-Kreislauf-Erkrankungen gering ist. So erfreuen sich beispielsweise die Bewohner der griechischen Insel Kreta, die immerhin 42,8 Prozent ihrer Kalorienzufuhr durch Fett (überwiegend Olivenöl) decken, der besten Gesundheit in der gesamten Europäischen Union (S. 27). Im hohen Norden dagegen, zum Beispiel in Finnland, gehen über die Hälfte aller Todesfälle auf Herz-Kreislauf-Erkrankungen zurück. Auf Kreta lediglich fünf Prozent. Das ist die niedrigste Rate im europäischen Vergleich.

Die Sättigung zählt

Gesättigte Fettsäuren sind die *schlechten Fette*, und die sollten Sie sich, so gut es geht, sparen. Denn was vor allem in tierischen Fetten steckt, birgt enorme Risiken: Es erhöht das schädliche LDL-Cholesterin im Blut und damit die Gefahr für Herz-Kreislauf-Erkrankungen. Auch der Fettstoffwechsel gerät aus den Fugen. Die Folgen können unter anderem Übergewicht und Diabetes Typ 2 sein. Die *guten* Fette sind die ungesättigten Fettsäuren. Sie beugen zahlreichen Erkrankungen vor und korrigieren schlechte Blutfettwerte, indem sie das schädliche LDL-Cholesterin senken und das wertvolle HDL-Cholesterin erhöhen. Die besten Karten im Spiel um die Gesundheit haben Sie also mit einfach und mehrfach ungesättigten Fettsäuren in der Hand.

Weniger ist mehr

Lange Zeit war die Wissenschaft der Ansicht, allein die mehrfach ungesättigten Fettsäuren seien wertvoll für unsere Gesundheit. Die nur einfach gesättigten Fettsäuren hielt man kaum für wichtig. Doch nicht zuletzt Studien zum Olivenöl haben diese Ansicht widerlegt und gezeigt: Auch die einfach ungesättigten Fettsäuren haben zahlreiche gesundheitliche Vorzüge. Sie tragen nicht nur zu einer Abnahme erhöhter Cholesterinwerte bei, sondern haben darüber hinaus einen äußerst günstigen Einfluss auf die Zusammensetzung der Blutfette: Sie senken den Gehalt an schädlichem LDL-Cholesterin und beugen dessen Ablagerung in den Blutgefäßen vor. Aus diesem Grund wird heute empfohlen, bei der Zusammenstellung des Speiseplans auch auf ausreichend einfach ungesättigte Fettsäuren zu achten.

Das richtige Fettnäpfchen

Olivenöl besteht zu 55 bis 83 Prozent aus der einfach ungesättigten Ölsäure, zu 4 bis 20 Prozent aus mehrfach ungesättigten Fettsäuren wie der Linolsäure und zu 8 bis 14 Prozent aus gesättigten Fettsäuren. Es besitzt damit die ideale Kombination an Fettsäuren, die sich in dieser Form bei keinem anderen Fett findet. Durch das *flüssige Gold* können Sie Ihre Aufnahme an einfach ungesättigten Fettsäuren erhöhen und zugleich sichergehen, ausreichend mehrfach ungesättigte Fettsäuren zu sich zu nehmen. Mit Olivenöl treten Sie also genau in das richtige Fettnäpfchen – und wappnen sich damit gezielt gegen viele Gesundheitsrisiken.

Tropfen für Tropfen wertvoll

Der enorme gesundheitliche Nutzen von Olivenöl ist jedoch nicht nur seinen Fettsäuren zu verdanken. Andere Stoffe sind dabei nicht minder wichtig. Welche Stoffe das im Einzelnen sind und welche Wirkungen sie in unserem Körper entfalten, erfahren Sie nun auf den folgenden Seiten.

Vitamin E, A und D

Olivenöl besitzt einen hohen Anteil am fettlöslichen Vitamin E, das an Vielseitigkeit kaum zu überbieten ist: Es stabilisiert die Zellmembran und wirkt auf diese Weise ihrer frühzeitigen Alterung entgegen. Weiterhin ist Vitamin E ein ausgezeichnetes Antioxidans, das die Zellen vor dem Angriff freier Radikale und die roten Blutkörperchen vor der Zerstörung durch oxidierende Stoffe schützt. Die Organe und Körpergewebe, die am meisten von diesen Effekten profitieren, sind das Gehirn, die Leber, die Muskeln, Arterien und die Blutzellen. Darüber hinaus fördert Vitamin E die Fruchtbarkeit und – wie sich zum Beispiel bei der Körperpflege mit Olivenöl zeigt – hält Haut und Haare gesund und schön.

Warum Olivenöl „flüssiges Gold" genannt wird, hat sehr viele gute Gründe.

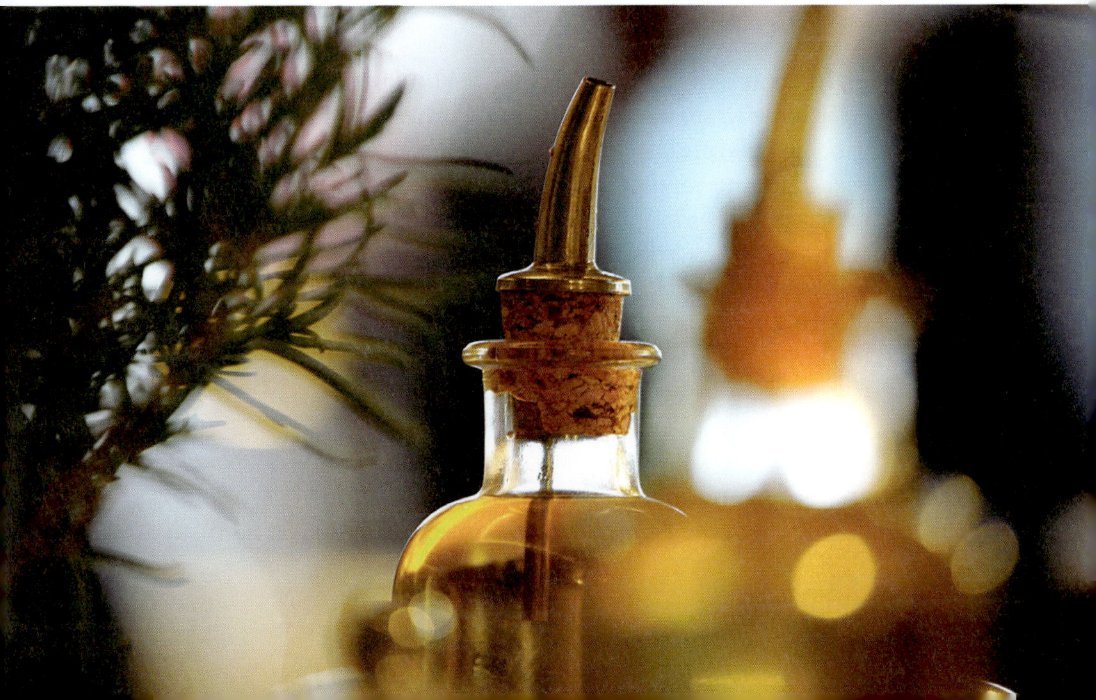

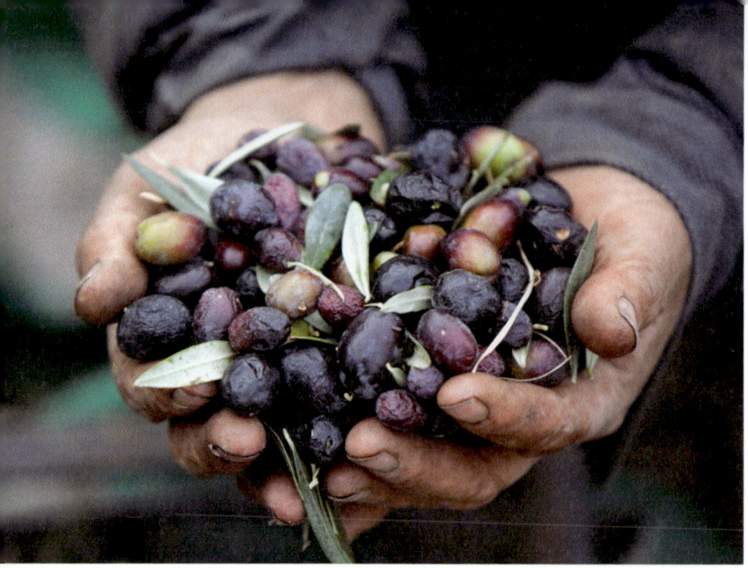

Eine Handvoll Allerbestes für unsere Gesundheit ...

Im Olivenöl sind auch die beiden ebenfalls fettlöslichen Vitamine A und D enthalten. Ersteres ist ein hochwirksames Antikrebsmittel, das an der Bildung des Sehpurpurs beteiligt ist und die Abwehrkräfte stärkt. Ferner dient Vitamin A dem Aufbau der Haut, der Schleimhaut und dem Knorpelgewebe, es sorgt für schöne Haut, gesundes Haar und kräftige Nägel. Vitamin D fördert die Aufnahme von Kalzium und Phosphor und ist für den Aufbau von Knochen und Knorpeln unerlässlich.

Karotin

Im Olivenöl ist auch Karotin enthalten, ein sekundärer Pflanzen- und Farbstoff. Wie inzwischen vielfach wissenschaftlich belegt wurde, kann Beta-Karotin, die Vorstufe von Vitamin A, sowohl das Fortschreiten einer Krebserkrankung verzögern als auch den Krebsmechanismus selbst blockieren. Besonders wirksamen Schutz bietet es vor nikotinbedingten Krebserkrankungen wie Lungen- und Kehlkopfkrebs; doch auch Hautkrebs kann Beta-Karotin sehr effektiv vorbeugen, denn es schützt die Haut vor den schädlichen Einwirkungen der UV-Strahlen. Diese Wirkungen sind unabhängig davon, ob sich Karotin in Vitamin A umwandelt oder nicht.

Phenole

Was Olivenöl so gesund für die Blutgefäße und damit für unser Herz macht, sind vor allem die Phenole. Die Pflanzenstoffe sorgen nämlich

Rundum gesund

Besonders wertvolle Wirkungen des Olivenöls:

- *Schützt Herz und Kreislauf*
- *Verdünnt das Blut*
- *Senkt den Blutdruck*
- *Erhöht das „gute“ HDL- und senkt das „schlechte“ LDL-Cholesterin*
- *Beugt Übergewicht vor*
- *Schützt als gutes Antioxidans wirksam vor freien Radikalen*
- *Wirkt antibakteriell*
- *Regt die Verdauung an und führt auf milde Weise ab*
- *Schützt die Magenschleimhaut und reduziert überschüssige Magensäure*
- *Stärkt und schont die Leber*
- *Vermindert das Risiko von Gallensteinen*
- *Schützt Gehirn und Nerven vor frühzeitiger Alterung*
- *Fördert die Knochendichte auch im Erwachsenenalter und beugt Osteoporose vor*
- *Lindert Gelenkschmerzen und wirkt antirheumatisch*
- *Wirkt entzündungshemmend*
- *Ist heilungsfördernd und desinfizierend*
- *Nährt die Muskulatur*

dafür, dass unsere Blutgefäße dehnbar bleiben und sich damit gut an Veränderungen des Blutflusses anpassen können. Das ist besonders wichtig für Menschen mit hohen Blutdruckwerten. Der Gehalt an Phenolen ist damit ein wesentliches Qualitätsmerkmal für die Güte eines Olivenöls (S. 186).

Mineralstoffe und Spurenelemente

Natürlich stecken auch Mineralstoffe und Spurenelemente im Öl der Öle, beispielsweise Kalium, das für die Weiterleitung von Nervenimpulsen auf die Muskeln und für die Ausscheidung von Wasser und Gewebsflüssigkeit wichtig ist. Zudem reguliert Kalium den Druck der Zellflüssigkeit und den Wasserhaushalt und sorgt für das Säure-Basen-Geichgewicht. Der Nächste im Bund ist Kalzium, Baustoff für Zähne und Knochen und unerlässlich für die Blutgerinnung, die Erregbarkeit von Nerven und Muskeln sowie für die Durchlässigkeit der Zellmembranen. Weiterhin findet sich in Olivenöl das *Anti-Stress-Mineral* Magnesium, das vor schädlichen Effekten von Stress schützt und für die Bildung von Antikörpern sowie für die Aufrechterhaltung der Muskel- und Nervenreizbarkeit zuständig ist.

Vom Baum in die Flasche

Was Olivenöl so wertvoll macht, ist seine aufwändige Herstellung. Vom Baum in die Flasche ist es ein weiter Weg, der nach wie vor mühsam und lang ist. Denn erst nach rund zwanzig Lebensjahren steht ein Olivenbaum voll im Saft, erst dann hat er seine volle Ertragsfähigkeit erreicht. Bis es so weit ist, bedarf es einiger Pflege.

Ein Platz an der Sonne ...

Obgleich der Ölbaum überaus widerstands- und anpassungsfähig ist, stellt er doch einige Ansprüche. So wünscht er sich einen Standort, an dem er das ganze Jahr ausreichend von der Sonne beschienen wird. Denn ihr Licht beeinflusst entscheidend sein Wachstum und seine Fruchtbarkeit und entscheidet damit über die Qualität seiner Früchte und des daraus gewonnenen Öls. Ähnlich verhält es sich mit dem Boden: Er sollte durchlässig sein und sich dadurch schnell in der Sonne erwärmen können.

... und ein wenig Pflege

Seit Jahrtausenden ist bekannt, dass der Ölbaum Aufmerksamkeit braucht, wenn er reiche Ernte bringen soll. Die alten Griechen und Römer hatten

Steckbrief Olea europaea

Immergrüner, über 1.000 Jahre alt werdender Baum aus der Gattung der Ölbaumgewächse, Oleaceae. *Der echte Ölbaum wird zwischen zehn und 16 Meter hoch. Charakteristisch sind sein knorriger, zerfurchter Stamm und die üppige, silbrig schimmernde Blattkrone. Bei jungen Bäumen ist der Stamm glatt und grau, mit jedem Lebensjahr wird dieser jedoch dunkler, spröder und verkrümmter. Die Blätter sind immergrün und erneuern sich etwa alle drei Jahre. Sie fühlen sich ledrig an und erinnern in Form und Größe an Weidenblätter. Sie sind an der Unterseite behaart und silbriggrau gefärbt. Von April bis Juni hängen kleine weiße Blüten in Trauben von den Ästen herab und verströmen einen zarten, angenehmen Duft. Die Frucht des Ölbaums ist eine der Pflaume ähnelnde Steinfrucht mit dünner Fruchthaut und sehr ölreichem Fruchtfleisch. Der harte Steinkern enthält meist nur einen ölreichen Samen.*

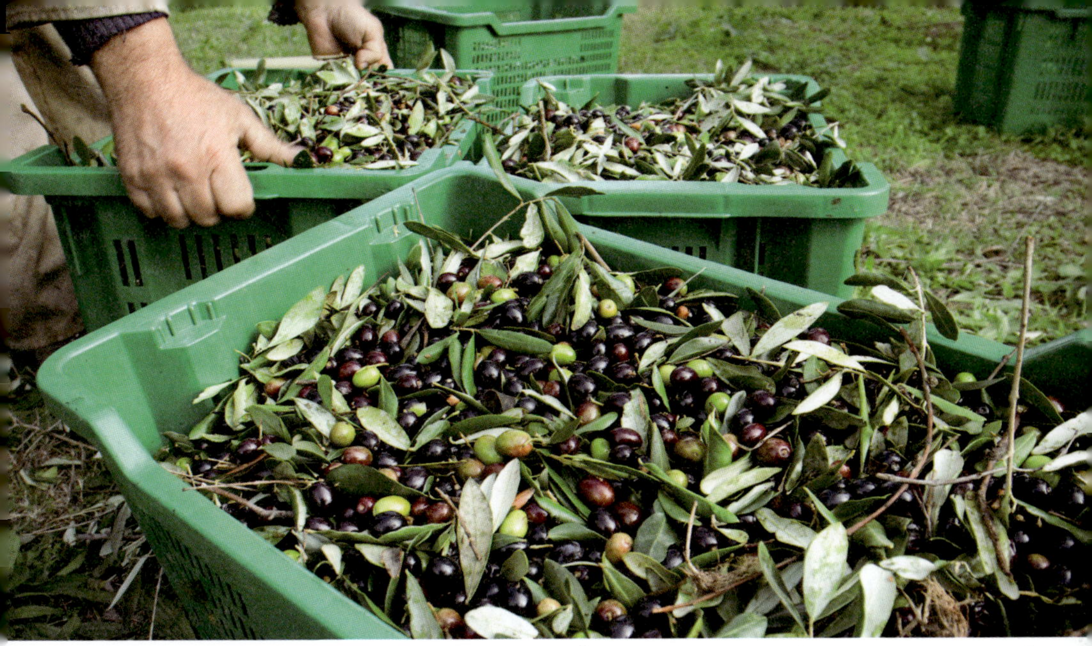

Von der Ernte der Oliven bis zum fertigen Öl ist es ein weiter Weg – doch die Mühe lohnt sich in jeder Hinsicht.

deshalb ganz exakte Anleitungen zur Pflege eines Olivenhaines, an denen sich bis zum heutigen Tag nicht viel Wesentliches geändert hat: Drainage, also Lockerung des Bodens, um ihn durchlässiger zu machen, Hacken oder Pflügen, in Maßen beregnen oder tröpfchenweise bewässern und hin und wieder düngen. Darüber hinaus benötigen Olivenbäume, sollen sie groß und kräftig werden, regelmäßigen Schnitt. Dies geschieht in zwei Schritten: Der erste hat zum Ziel, dem Baum Form zu geben und überflüssige Triebe zu entfernen; er wird an ganz jungen Bäumen vollzogen und passend *Erziehungsschnitt* genannt. Der nächste Schnitt dient dazu, den Baum in seinem Rhythmus der wechseljährigen Fruchtbarkeit zu unterstützen und eine gewisse Regulation des gewöhnlich zweijährigen Zyklus, in dem ein Olivenbaum trägt, zu ermöglichen. Generell ist es heute üblich, einen Ölbaum auf etwa sechs Meter zurückzuschneiden, um seine Pflege und später dann die Ernte zu erleichtern.

Erntezeit: Es wird spannend

Die Ernte ist insofern spannend, da sie sehr aufwändig ist und die Oliven äußerst empfindlich sind. Schon kleine Fehler verzeihen sie kaum (mehr dazu S. 21).

Die Zeit der Ernte beginnt im Mittelmeerraum im Oktober und zieht sich bis in den Januar hinein: Das genaue Erntedatum ist von Jahr zu Jahr, von Anbauregion zu Anbauregion und von Olivensorte zu Olivensorte unterschiedlich. Daneben bestimmt auch die Sonnenscheindauer und die Anzahl der Regentage über den Zeitpunkt, wann die Oliven reif für die Ernte sind. Auch der Ertrag der Ernte fällt je nach Sorte und natürlich auch je nachdem, wie sonnenreich das Jahr war, verschieden üppig aus. Hinzu kommt, dass ein Olivenbaum nur alle zwei Jahre *voll trägt*, wie es im landwirtschaftlichen Fachjargon heißt. In den dazwischen liegenden Jahren ruht er sich gewissermaßen aus, um nächste Saison wieder vollen Ertrag bringen zu können.

Gewissenhafte Handarbeit

Einen gemeinsamen Nenner hat die Olivenernte jedoch: In fast allen Anbauregionen werden die Oliven noch wie in alten Zeiten von Hand geerntet. Nur selten nehmen technische Geräte, beispielsweise elektrische Rüttelmaschinen oder über der Schulter der Erntearbeiter getragene

Olivenbauern sind zu Recht stolz auf ihre Schützlinge und deren Früchte.

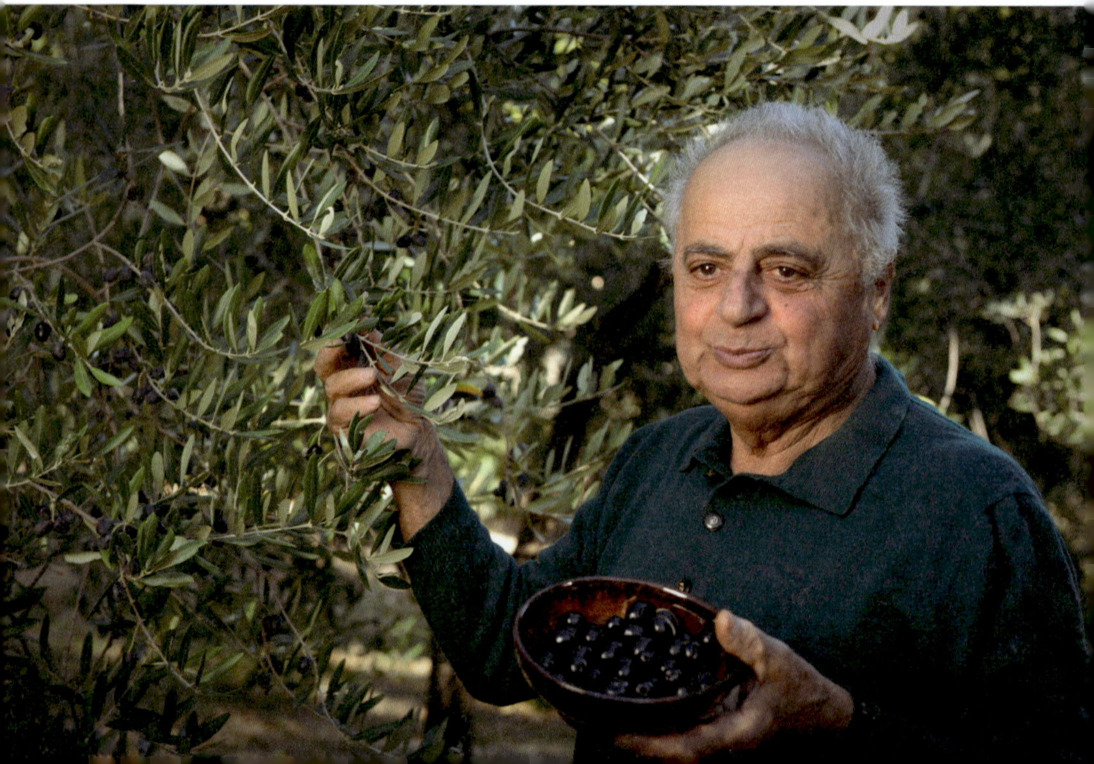

Sauggeräte, den Heerscharen der Pflückerinnen und Pflücker ihre mühevolle Arbeit ab. Das ist auch gut so, denn das beste und hochwertigste Olivenöl ist und bleibt jenes aus handverlesenen Oliven. Schließlich ist das Pflücken von Hand erwiesenermaßen die schonendste Art des Umgangs mit den empfindlichen Früchten des Ölbaums.

Die Ernte ist allerdings sehr zeitintensiv: Selbst ein noch so guter Pflücker schafft pro Stunde nur neun bis zehn Kilo Oliven, und für einen Liter Öl benötigt man je nach Ölgehalt vier bis fünf Kilo Früchte. So kommt es auch, dass die Ernte zu fünfzig Prozent den Verkaufspreis eines Olivenöls ausmacht. Falls Sie sich also schon mal gefragt haben, weshalb qualitativ hochwertiges Olivenöl seinen Preis hat, sollten Sie einmal bei der Olivenernte zusehen oder auch mithelfen. Wenn man sich vor Augen führt, wie viel harte Arbeit in jedem einzelnen Liter Öl steckt, beantwortet sich die Frage nach dem hohen Preis von selbst.

Pflücken auf verschiedene Weisen

Im Laufe der Jahrtausende haben sich, abhängig vom Anbaugebiet, verschiedene Erntemethoden entwickelt. Ganz grob lassen sich diese in drei Grundtechniken unterteilen: Das Pflücken von Hand, das Abschlagen der Oliven sowie das bloße Auflesen der von selbst abgefallenen Früchte. Erstere Methode ist die schwierigste, aber auch die beste, da hierbei die Früchte am meisten geschont werden und später auch das beste Öl liefern. Auch das Abschlagen der Oliven – das *bacchiatura* – mit langen Stöcken erfordert große Umsicht, damit nicht versehentlich junge Triebe verletzt werden. Die Früchte fallen in unter dem Baum ausgebreitete Netze oder *Fallschirme* – früher waren es echte, seidene aus dem Krieg, heute sind sie meist aus Nylongaze –, sie werden anschließend aufgesammelt und in luftdurchlässige Körbe oder Kisten gelegt. Dann werden sie in das Lagerhaus gebracht, wo sie bis zum Pressen sorgfältig aufbewahrt werden. Die dritte Methode, das Auflesen herabgefallener Früchte, ergibt kein gutes Öl. Denn die Oliven sind entweder bereits überreif und verdorben oder beim Fallen beschädigt worden.

Empfindliche *Früchtchen*

Wie bereits erwähnt: Oliven sind äußerst druckempfindlich. Deshalb muss beim Lösen der Früchte vom Zweig peinlichst darauf geachtet werden, sie nicht zu fest anzufassen und dabei zu beschädigen, denn sonst leidet die Qualität des Öls darunter. Oliven zu ernten erfordert also einiges an Erfahrung und Fingerspitzengefühl, und nicht jeder ist mit dieser Kunstfertigkeit gesegnet. Was man auch noch braucht, ist einen gnädig gestimmten Petrus: Während der Erntezeit sollte es auf keinen Fall regnen, denn auch auf Feuchtigkeit reagieren Oliven im wahrsten Wortsinn sauer. Denn sie beschleunigt den natürlichen Abbauprozess, die Fermentation, und erhöht den Säuregehalt der Oliven. Aufgrund dessen sollten auch, einerlei wie die Oliven geerntet wurden, zwischen der Ernte und dem Pressen nicht mehr als vier bis fünf Tage liegen. Denn je länger Oliven lagern, desto mehr Säure entwickeln sie, und dies ist der Qualität des Öls äußerst abträglich (S. 186). Generell gilt: Je später im Jahr die Oliven geerntet werden, desto schneller sollten sie in die Ölmühle kommen.

Das Öl ist da!

Obwohl immer neuere und effizientere Methoden entwickelt werden, arbeiten die Ölpressen heute im Grunde nach dem gleichen Prinzip wie vor Tausenden von Jahren. Nur die Gerätschaften unterscheiden sich gegenüber früher. Die schweren Mahlsteine werden heute nicht mehr von Hand, von Eseln oder Kamelen bewegt, sondern elektrisch betrieben, und es gibt nur noch eine einzige Pressung, die hydraulisch erfolgt.

Bevor die geernteten Oliven aus ihren Kisten oder Körben, in denen sie gut geschützt vor Tieren und Ungeziefer in den Lagerräumen und Scheunen stehen, in die Mahlmaschine kommen, werden sie in Säcke abgefüllt. Auf diesen ist genau vermerkt, von welchem Olivenanbauer das betreffende Erntegut stammt, damit es zu keinen Verwechslungen kommt. Dann werden die Säcke gewogen und das Gewicht in Listen festgehalten. Erst dann kommen die Oliven in die Ölmühle, wo sie sorgfältig gewaschen und von Blattwerk befreit werden.

Dann geht es in den Kollergang, einer Art riesigen Schüssel mit zwei hochkant stehenden rotierenden Granitsteinen: Hier werden die Früchte eine gute halbe Stunde lang bei 25 bis maximal 30 Grad zu einem zähen Brei zerquetscht. Dieser wird auf Matten aufgebracht und hydraulisch gepresst. Diese Pressung ist bei der gesamten Ölgewinnung am heikelsten, denn sie darf nur ganz behutsam und vor allem nur bei niedrigen Tempe-

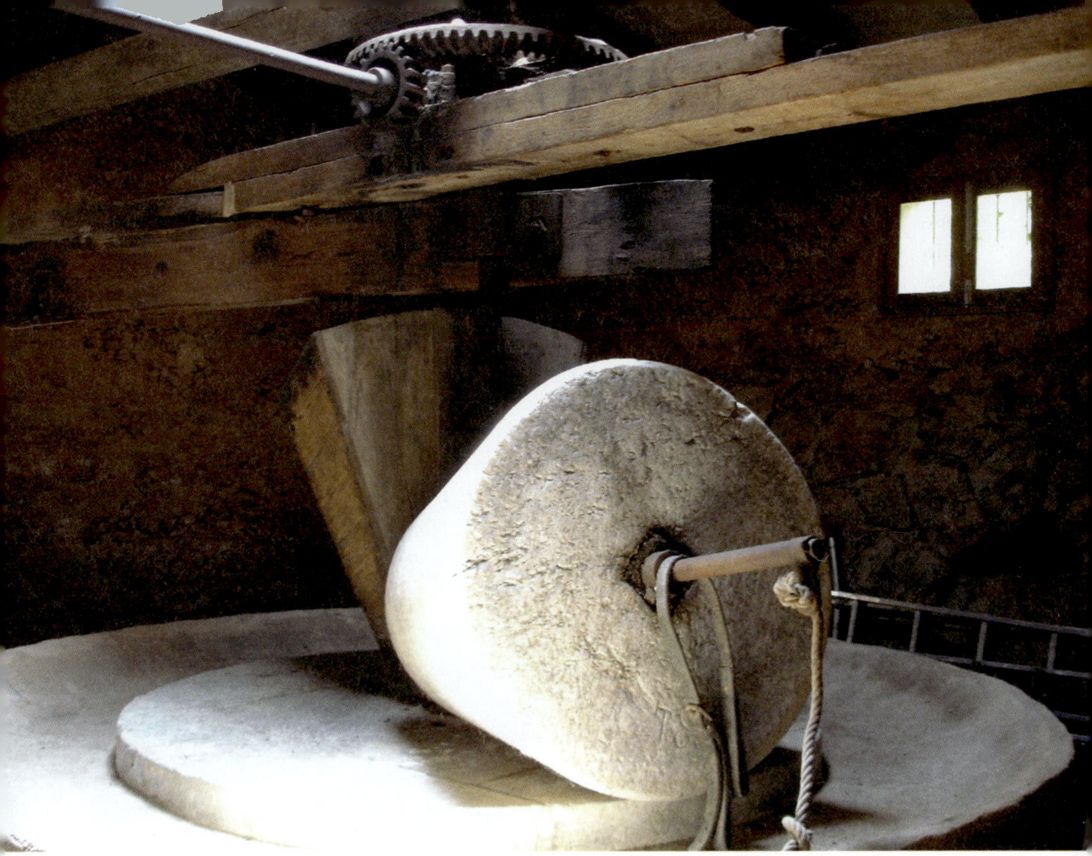

Ölmühlen können auf eine sehr lange Geschichte zurückblicken.

raturen erfolgen. Daher kommt der Begriff *kaltgepresstes* Olivenöl. Den in der Olive enthaltenen Stoffen, allen voran den Vitaminen, sind dabei 28 Grad Celsius am zuträglichsten. Pressungen, bei denen wie früher Hitze (zum Teil bis zu 40 °C) zugeführt wird, gibt es heute nicht mehr. Bei der Pressung entsteht eine Emulsion aus Öl und Fruchtwasser, die in einer Zentrifuge voneinander getrennt werden. Da ist es dann: reines und natives Olivenöl, dickflüssig und duftend, Produkt tausendjähriger Kultur, Tropfen für Tropfen wertvoll und gesund.

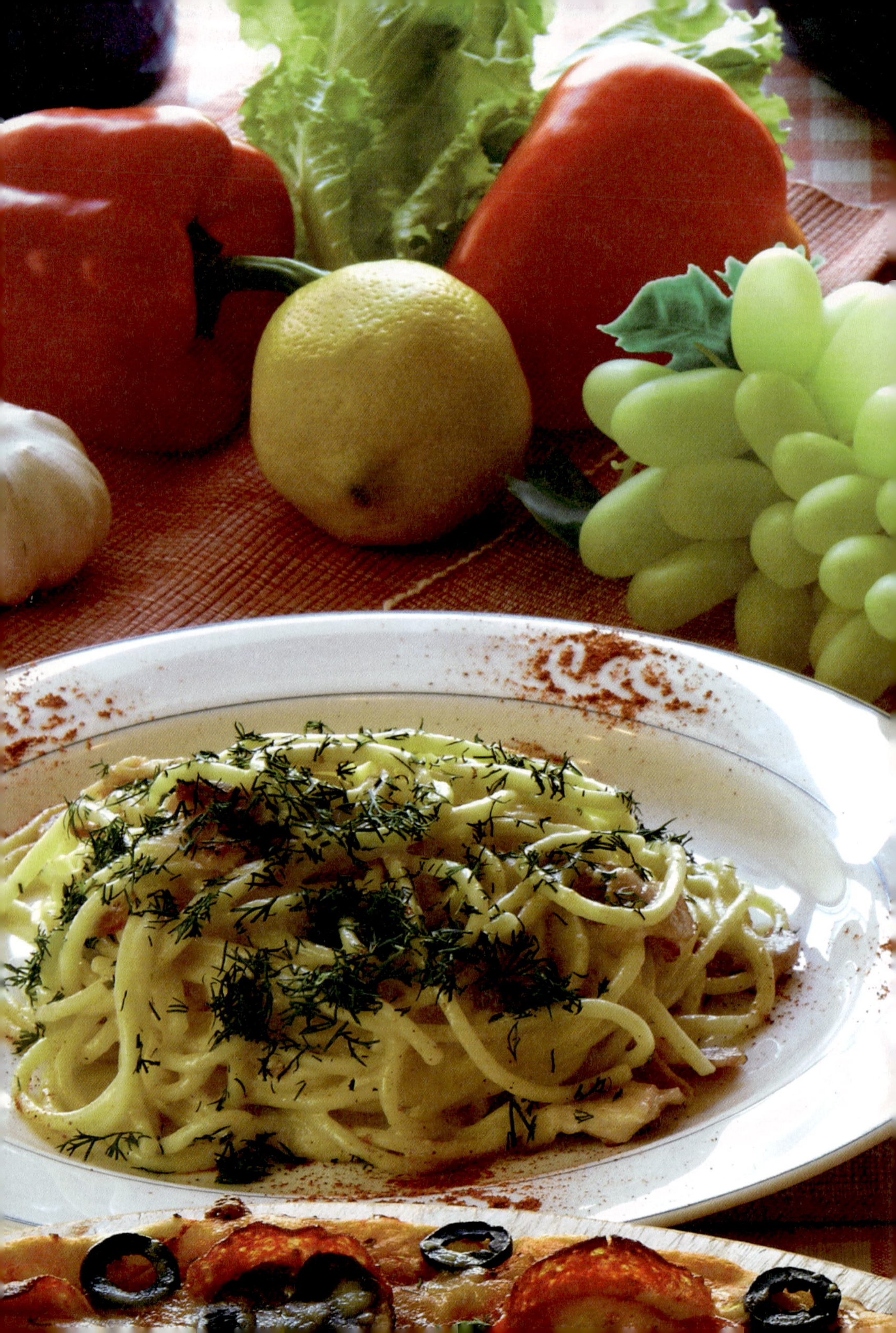

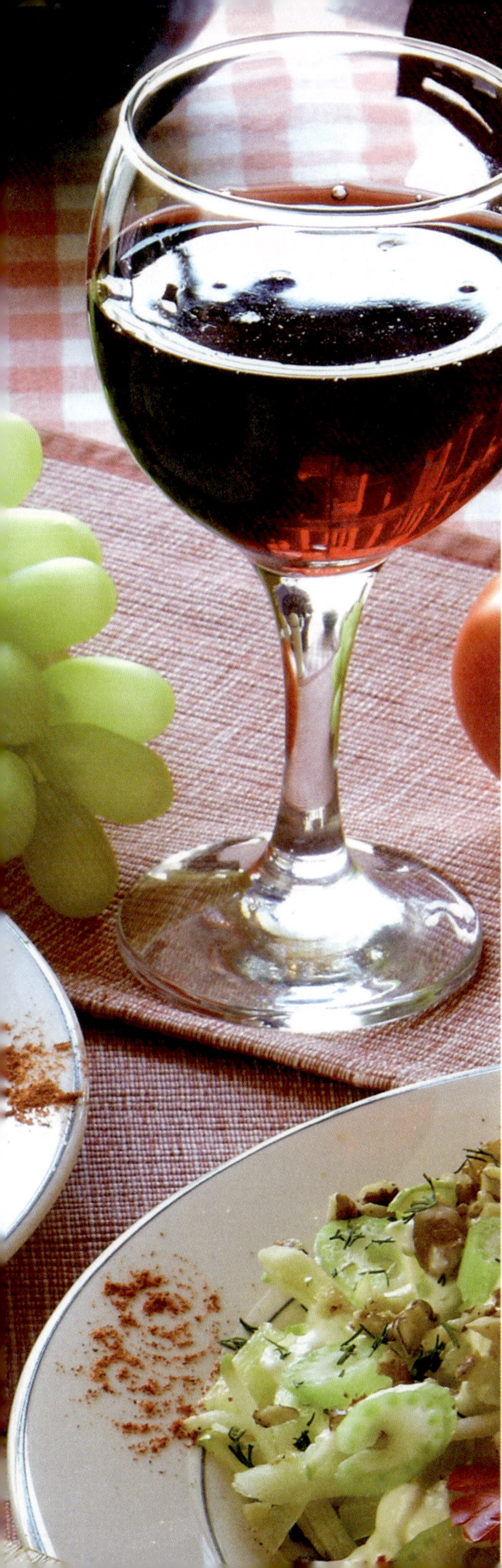

Gesunder Genuss

Dass „Nahrungsmittel Eure Heilmittel und Heilmittel Eure Nahrungsmittel“ sein können, wusste man bereits in der Antike. Was inzwischen von der modernen Wissenschaft vielfach bestätigt wurde, ist mithin keine neue Erkenntnis. Ernährung und Gesundheit hängen eng zusammen. Denn Essen macht uns nicht nur satt und versorgt uns mit Nährstoffen, sondern beeinflusst ganz maßgeblich unser Befinden. Eine der besten Möglichkeiten – im gesundheitlichen wie kulinarischen Sinn –, rundum gesund zu genießen, bietet uns die mediterrane Kost: die traditionelle Ernährungsweise in Südeuropa, insbesondere in Süditalien und Griechenland.

Warum man am Mittelmeer so gesund is(s)t

Was in den Mittelmeerländern traditionell auf den Tisch kommt, ist geradezu Medizin. Olivenöl und mediterrane Ernährung tragen entscheidend zur Vorbeugung vieler Beschwerden bei. Ebenso können sie so manche bereits bestehende Erkrankung deutlich bessern oder lindern.

Angesichts der umfassenden gesundheitsfördernden Eigenschaften gilt die mediterrane Küche heute weltweit als hoch wirksame Vorbeugung gegen Herz-Kreislauf-Erkrankungen, da sie Risikofaktoren wie etwa erhöhte Cholesterinspiegel oder Bluthochdruck sehr günstig beeinflusst. Ebenso wird die Mittelmeerküche zum Schutz vor Beschwerden im Verdauungssystem und gegen Krebserkrankungen empfohlen.

Genuss und Gesundheit Hand in Hand

Der große Vorteil der mediterranen Ernährung liegt – abgesehen von ihren vielen positiven Wirkungen auf die Gesundheit – auch darin, dass sie so lecker schmeckt. *Gesundes* Essen ist für viele gleichbedeutend mit einem Mangel an Genuss und Wohlgeschmack. Angesichts knackiger Gemüse und Früchte, die nach Sonne schmecken, sowie köstlicher Pasta und Fisch mit einem Glas Rotwein denkt wohl kaum jemand an Diät. Die mediterrane Kost ist damit das beste Beispiel dafür, dass Lebensfreude und Genuss mit großem gesundheitlichem Wert eins sein können.

Offiziell empfohlen

Im April 1997 kamen Ernährungsexperten aus acht europäischen Ländern in Rom zu einer Konferenz zusammen, um anhand wissenschaftlicher Befunde den gesundheitlichen Wert der mediterranen Ernährung zu diskutieren. Dabei kam man überein, die traditionelle Mittelmeerkost offiziell zur Gesundheitspflege zu empfehlen – insbesondere, um Herzkrankheiten und Krebserkrankungen vorzubeugen. Die weltweit renommierte American Heart Association *(USA) hat sich diesem Urteil angeschlossen und die mediterrane Ernährung als geeignete Maßnahme zur Vorbeugung und begleitenden Behandlung von Herzerkrankungen aufgenommen.*

EU-weit in die Töpfe geguckt

Seit vielen Jahren befasst sich die Forschung mit den Ernährungsweisen verschiedener Nationen. Dabei zeigte sich den *Topfguckern* immer wieder, dass Menschen in Ländern, in denen die traditionelle mediterrane Küche gepflegt wird, gesünder sind. Die ersten wissenschaftlichen Blicke auf die Teller wurden bereits in den 1950er Jahren geworfen. Dabei stellte sich unter anderem heraus, dass Griechen und Süditaliener mehr Fette zu sich nehmen als andere Europäer – allerdings die richtigen, wie man heute weiß. Neben den Unterschieden bei der Auswahl und in der Menge der Fette fiel auf, dass auf Kreta europaweit die wenigsten Herzinfarkte verzeichnet werden. Zu diesem Fazit kam die berühmte Sieben-Länder-Studie, in der 10.000 Männer zwischen 40 und 59 Jahren über einen Zeitraum von 10 Jahren hinweg beobachtet wurden. Bei den Finnen erlagen 992 einem Infarkt, auf Kreta nur 9 – ein Unterschied von 100 zu 1. Nicht eben wenig, wie man zugeben muss. Weitere Recherchen ergaben, dass die Menschen auf Kreta und auch im restlichen Griechenland sowie Süditalien weltweit die höchste Lebenserwartung besitzen – einzig die Japaner lebten länger.

Lipidsenker adieu

Wie bereits oben angedeutet, trägt die mediterrane Ernährung äußerst wirksam dazu bei, die Blutfettwerte in ein gesundes Gleichgewicht zu bringen und sie dort zu halten. Es hat sich vielfach gezeigt, dass die Cholesterinwerte unter den Bewohnern der Mittelmeerländer deutlich besser sind als in anderen Regionen. Das rührt daher, dass die mediterrane Ernährung und besonders Olivenöl sowohl hohe LDL- als auch die Gesamtcholesterinwerte senken. Dies gibt uns einen der besten Trümpfe gegen Herzkrankheiten und Arterienverkalkung in die Hand, denn erhöhte LDL-Werte sind einer der Hauptrisikofaktoren für die Entstehung dieser Erkrankungen.

Darüber hinaus sorgt die Mittelmeerkost für ein günstiges Verhältnis zwischen LDL- und HDL-Cholesterin. Zudem besitzt die einfach ungesättigte Ölsäure im Olivenöl die Fähigkeit, das LDL-Cholesterin zu *entschärfen*, sodass es für die Arterien weniger schädlich ist. Sie setzt die Oxidationsempfindlichkeit von LDL herab und verhindert damit seine chemische Umwandlung, in Folge derer es sich ablagern kann. Olivenöl kann also aufgrund seines hohen Gehaltes an einfach ungesättigten Fettsäuren vor

Die zwei Seiten des Cholesterins

Cholesterin ist wie andere Fette unerlässlich für unseren Körper. Er benötigt es unter anderem zum Aufbau von Hormonen und zur Bildung von Gallensäure. Aus diesem Grund wird Cholesterin zu einem gewissen Teil auch von unserem Körper selbst hergestellt – dadurch lässt eine cholesterinarme Ernährung den Pegel im Blut oft ansteigen. Das ist ein ganz natürlicher Regelmechanismus. Indem der Körper seine Eigenproduktion ankurbelt, reagiert er auf die gesenkte Zufuhr von Cholesterin.

Das Problem an Cholesterin ist, dass es zwei Seiten hat: Was uns gesund erhält, gefährdet uns auch. Dieser Widerspruch erklärt sich damit, dass es Cholesterin in verschiedener Verpackung gibt. Da die Moleküle schlecht wasserlöslich sind, sorgen Verpackungen aus Eiweiß dafür, dass sie einfacher im Blut transportiert werden können – die sogenannten Lipoproteine. Diese unterscheiden sich in ihrer Dichte voneinander. Von besonderer Bedeutung für uns sind die Eiweißhüllen niedriger und hoher Dichte. Jene mit niedriger Dichte heißen low density lipoproteins, *kurz LDL, jene mit hoher Dichte* high density lipoproteins, *kurz HDL. Diese beiden Kürzel sollten Sie sich gut merken, denn sie bestimmen über die Gesundheit unserer Blutgefäße: HDL, das in der Wissenschaft oft auch Alphalipoprotein genannt wird, fördert sie, während LDL unserer Gesundheit schadet.*

LDL trägt auf direktem Weg zur Entstehung von Arteriosklerose bei. Denn schwimmt zu viel davon im Blut, können sich an den Wänden der Blutgefäße gefährliche Ablagerungen bilden. Diese entstehen, wenn Fresszellen – sogenannte Makrophagen – die überschüssigen LDL aus dem Blut aufnehmen. Sind diese Aufräumtrupps irgendwann mit Cholesterin überladen, bleiben sie an den Gefäßwänden liegen. Dann wird es gefährlich – nicht selten tödlich gefährlich. Denn mit der Zeit sammeln sich immer mehr übersättigte Fresszellen an und engen das Gefäß nach und nach ein. Das gefährdet die Blutversorgung und kann, sobald ein Blutgerinnsel die Arterie vollständig verschließt, zum gefürchteten Herzinfarkt führen.

HDL dagegen ist Cholesterin in seiner nützlichen Verpackung. Es schützt die Blutgefäße, indem es seine abgelagerten schädlichen LDL-Geschwister an sich bindet und zur Leber transportiert. Dort angekommen, wird LDL in Gallensäuren umgewandelt und schließlich via Darm ausgeschieden. Von HDL sollte mithin möglichst viel im Blut zur Verfügung stehen.

einer Oxidation des LDL-Cholesterins schützen; seine antioxidativ wirksamen Bestandteile – wie unter anderem Vitamin E – verstärken diesen Effekt zusätzlich (S. 15).

Die positive Wirkung mediterraner Ernährung auf die Cholesterinwerte ist nicht nur eine Erfahrung über viele Generationen hinweg, sie ist auch durch verschiedene Untersuchungen belegt. Angesichts dessen kann als gesichert gelten, dass Lipidsenker – die sogenannten Statine, die zu den am häufigsten verordneten Medikamenten der westlichen Welt zählen – weniger wirksam sind als die Mittelmeerküche.

Umfassender Herzschutz

In Ländern, in denen traditionell viel Olivenöl verwendet und mediterran gegessen wird, ist die Rate an Erkrankungen von Herz und Kreislauf deutlich niedriger als in anderen Regionen, was bei der oben erwähnten positiven Wirkung des Olivenöls auf die Blutfettwerte verständlich ist. Denn dadurch werden vor allem die LDL-Werte im Blut sowie ein erhöhter Blutdruck gesenkt.

Doch nicht nur die einfach ungesättigte Ölsäure, die hauptsächlich aus Olivenöl stammt, sorgt für eine gute Herzgesundheit rund um das Mittelmeer. Auch andere Inhaltsstoffe der mediterranen Kost – etwa antioxidativ wirksame Vitamine – schützen Herz und Kreislauf.

So schützt die mediterrane Ernährung unser Herz

- Mediterrane Ernährung senkt hohen Blutdruck; dabei kommt vor allem den einfach ungesättigten Fettsäuren große Bedeutung zu
- Sie wirkt dank Omega-3-Fettsäuren und Ölsäure entzündungshemmend; besonders koronare Herzkrankheiten gelten inzwischen als akut chronisch-entzündliche Prozesse
- Sie setzt den Gehalt an Homocystein, ein gefährlicher Stoff für die Herzgesundheit, im Blut herab
- Sie reduziert die Oxidation des schädlichen LDL-Cholesterins und mindert damit das Risiko für das Herz
- Sie sorgt für weniger Herzrhythmusstörungen
- Sie verbessert die Beweglichkeit der Gefäße
- Sie senkt das Risiko für Thrombosen

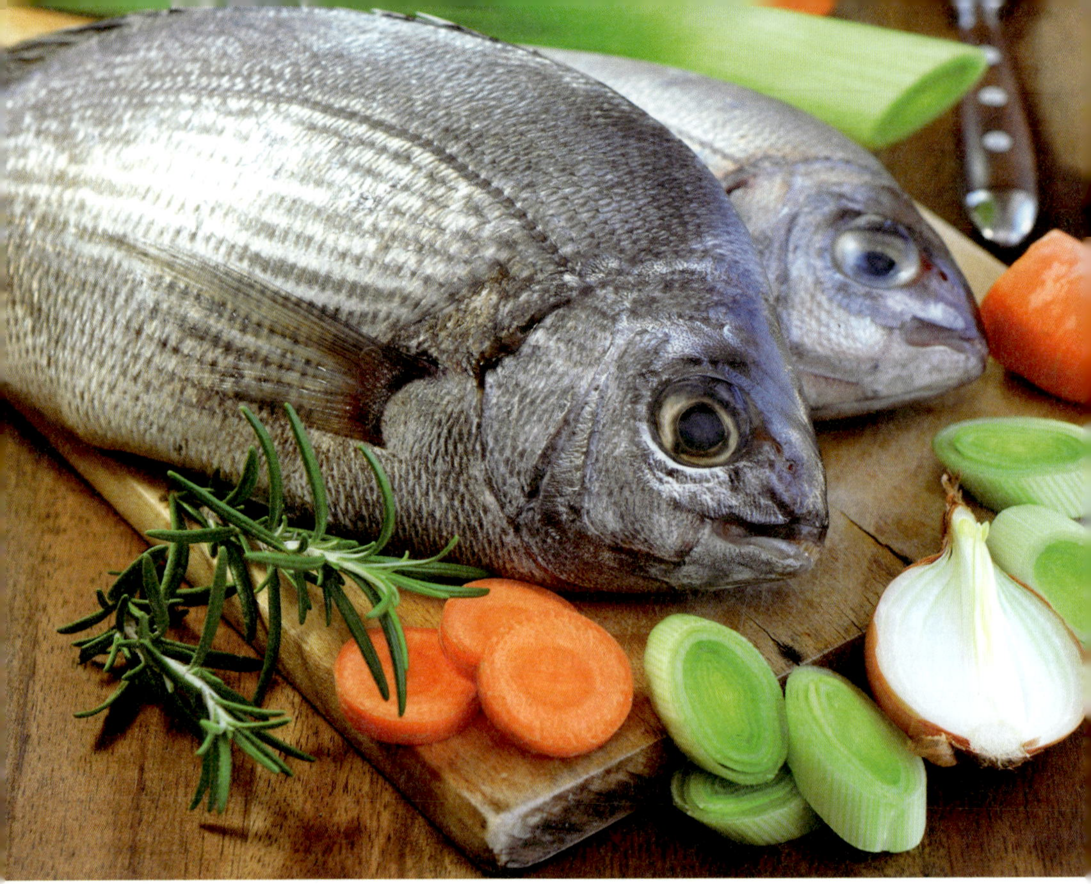

Reichlich Fisch ist einer der Gründe, warum die Mittelmeerküche so gesund ist.

- Sie stabilisiert Plaques, die schädlichen Ablagerungen an den Gefäßwänden, und verhindert deren Ausbreitung

Verbündeter gegen Krebs

Dass zwischen der Ernährung und dem Auftreten von Krebserkrankungen ein Zusammenhang besteht, daran gibt es heute keinen Zweifel mehr. Wie eng diese Relation ist, zeigen vor allem die Ergebnisse der inzwischen bereits legendären EPIC-Studie, die 1992 an den Start ging und bis heute läuft. EPIC steht für *European Prospective Investigation into Cancer and Nutrition*. Anliegen dieses wissenschaftlichen Rundumschlags war es, Erkenntnisse über Ernährungsgewohnheiten und deren Einfluss auf die Entstehung von Krebs sowie anderen Erkrankungen zu gewinnen. Beteiligt sind zehn europäische Länder mit über 500.000 Personen. Die

Diabetes-Epidemie

Diabetes tritt in zwei unterschiedlichen Formen auf, dem Typ-1- und dem Typ-2-Diabetes. Von der Typ-1-Form sind nur etwa fünf Prozent aller Diabetes-Patienten betroffen. Wesentlich häufiger ist Diabetes Typ 2 – und die Zahl dieser Diabeteserkrankung ist sehr stark im Steigen begriffen. Nach Schätzungen der Weltgesundheitsorganisation (WHO) werden 2025 weltweit 300 Millionen Menschen an Diabetes Typ 2 erkrankt sein. Doch schon heute ist Diabetes eine Volkskrankheit: nicht mehr nur in den westlichen Industrienationen, sondern auch in Ländern wie Indien oder China.

bisherigen Ergebnisse der EPIC sind eindeutig: Durch die mediterrane Ernährung und den häufigen Genuss von Olivenöl wird das Krebsrisiko insgesamt deutlich gesenkt. Besonders Frauen profitieren von der mediterranen Kost. Denn die Brustkrebshäufigkeit ist bei Frauen in den Mittelmeerländern um fünfzig bis sechzig Prozent geringer als beispielsweise bei US-Amerikanerinnen.

So bewahrt uns mediterrane Ernährung vor Krebs

- Sie liefert wenig tierische Fette, die das Risiko für Krebs – vor allem Magen-, Dickdarm-, Brust- und Eierstockkrebs – erhöhen
- Dabei kommt der Hauptfettquelle Olivenöl besondere Bedeutung zu
- Die mediterrane Ernährung ist reich an Obst und Gemüse, die eine Menge Stoffe enthalten, die Krebserkrankungen vorbeugen können
- Sie ist reich an komplexen Kohlenhydraten und Ballaststoffen. Sie schützen vor allem vor Dickdarm-, Brust-, Gebärmutter- und Prostatakrebs
- Sie hilft, Übergewicht zu vermeiden, das ein Risikofaktor für Brust-, Prostata-, Gebärmutter- und Gallenblasenkrebs ist

Wirksame Strategie gegen Typ-2-Diabetes

Die Gefahr, an Typ-2-Diabetes zu erkranken, kann durch eine gesunde Lebensweise um beachtliche 58 Prozent gesenkt werden. Das haben zahlreiche Untersuchungen der letzten Jahre ergeben. Neben ausreichend Bewegung ist richtige Ernährung die wichtigste Strategie, um gegen Diabetes Typ 2 vorzubeugen. Dabei kommt der mediterranen Küche eine herausragende Bedeutung zu. Denn was rund um das Mittelmeer auf den Tisch kommt, senkt das Risiko für Diabetes Typ 2 ganz erheblich. Wer zugleich sein Körpergewicht unter Kontrolle hat – dabei leistet die Mittelmeerkost ebenfalls tatkräftig Hilfe – tut ein Übriges, um der Zuckerkrankheit vorzubeugen.

Was die mediterrane Küche leistet

Die mediterrane Küche ist ein idealer Begleiter auf dem Weg zum Wunschgewicht. Aufgrund ihrer Zusammensetzung ist sie bestens dazu geeignet, überflüssigen Pfunden zu Leibe zu rücken und den Zeiger der Waage langfristig wieder nach links wandern zu lassen. Denn die Ernährungsweise, wie sie im Mittelmeerraum üblich ist, hat einen geringeren Energiegehalt – liefert also weniger Kalorien – als eine Ernährung mit vielen gesättigten Fettsäuren und sorgt zudem für eine optimale Energieumsetzung.

Dass Pasta dick macht, ist also ein Irrglaube, ebenso wie das hartnäckige Gerücht, dass sich Essen am späteren Abend negativ auf der Waage auswirkt. Was sich auf den Rippen ablagert, darüber entscheidet nicht die Uhrzeit. Was einzig zählt, ist die Menge der aufgenommenen Kalorien. Ob das Quantum schon bis zum Nachmittag verspeist ist oder erst am Abend, ist dem Körper einerlei. Allerdings sollte man darauf achten, spätabends nichts schwer Verdauliches mehr zu essen, was möglicherweise den Schlaf raubt. Rohkost und Salate sind solche Kandidaten, aber auch Käse und fette Braten.

Wirksamer als „Low fat"

Die mediterrane Ernährung ist wesentlich wirksamer als Low-fat-Diäten. Das zeigt die sogenannte Predimed-Studie, die 2007 in Spanien durchgeführt wurde. An der großen Untersuchung nahmen 9.000 Personen teil, die alle ein hohes Risiko für Herzerkrankungen hatten – unter anderem Übergewichtige, Raucher, Diabetiker und Patienten mit Bluthochdruck. Mit der Mittelmeerkost sank das Risiko für einen Herzinfarkt und andere Erkrankungen des Lebensmuskels um beachtliche 50 Prozent. Das schafft keine noch so strenge Low-fat-Diät.

Die mediterrane Ernährung bietet auch vielseitigen gesundheitlichen Schutz, zum Beispiel hat sie eine positive Wirkung auf Atemwege und Lunge. Das zeigten Untersuchungen von US-Wissenschaftlern aus dem Jahr 2007: Das Risiko für chronische Erkrankungen dieser Körperregionen wird durch die Mittelmeerküche glatt halbiert.

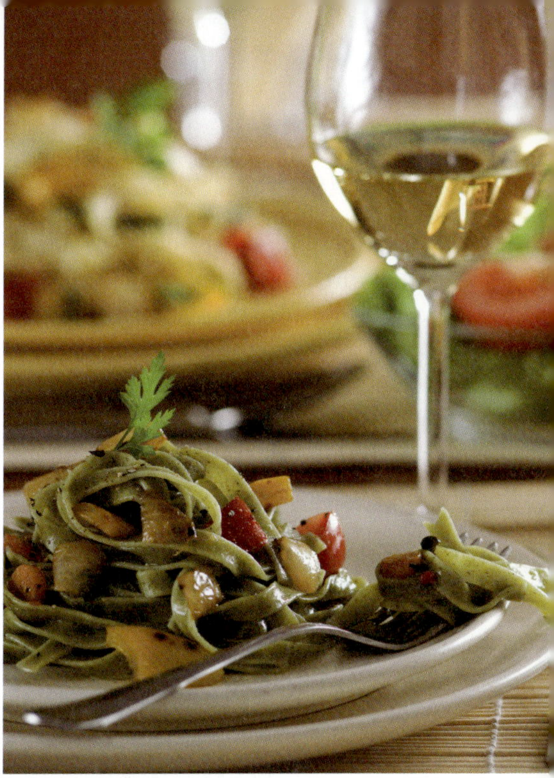

Sieht nicht nach Diät aus. Wirkt aber so gut ...

Weiterhin trägt die mediterrane Küche dazu bei, das Risiko der Alzheimer-Krankheit zu senken. Das haben US-Forscher aus Minneapolis anhand der Ergebnisse einer Studie mit 2.200 Teilnehmern im Jahr 2006 festgestellt. Auch gegen rheumatische Erkrankungen empfiehlt es sich, mediterran zu essen. Das hat seinen Grund vor allem darin, dass die Mittelmeerküche wenig Arachidonsäure enthält, die zum Beispiel in tierischen Lebensmitteln enthalten ist und in hohem Maße für die entzündlichen Prozesse bei rheumatischen Beschwerden verantwortlich ist.

Zusammenfassung: Was die mediterrane Ernährung für uns so wertvoll macht

- *Reichlich ungesättigte Fettsäuren, besonders Omega-3-Fettsäuren sowie Ölsäure aus Olivenöl*
- *Viele sekundäre Pflanzenstoffe*
- *Eine große Menge an Antioxidantien*
- *Viele komplexe Kohlenhydrate und Ballaststoffe*
- *Ein hoher Anteil an wertvollen Vitaminen und Mineralstoffen*
- *Wenig gesättigte Fettsäuren und schädliche Trans-Fette*
- *Wenig Salz und weißer Zucker*
- *Geringe Energiedichte, was weniger Kalorien bedeutet*

Vitale Vielfalt

Das Geheimnis der mediterranen Küche liegt im optimalen Zusammenspiel ihrer vielen Zutaten. Dieses macht sie so umfassend gesund. Zwar spielt Olivenöl eine zentrale Rolle in der Küche der Mittelmeerländer – kaum ein Gericht, das ohne diese wertvolle Zutat auf den Tisch kommt – doch in Sachen Ernährung ist selten lediglich ein Faktor ausschlaggebend für die Gesundheit, vielmehr ist es das Miteinander mehrerer Komponenten.

Der Vorteil liegt in der perfekten Mischung

Die traditionelle Küche in den Mittelmeerländern ist aus ernährungswissenschaftlicher Sicht eine perfekte Mischung. Denn sie serviert uns eine überaus gelungene Komposition jener Nahrungsmittel, die sich als besonders gut für die Gesundheit erwiesen haben, in den ganz genau richtigen Mengen. In der Praxis, also auf den Tellern, sieht das so aus: Neben reichlich Olivenöl gibt es eine große Vielfalt pflanzlicher Lebensmittel wie Brot und Teigwaren, Gemüse, Salat, Obst und Nüsse: Frisch, je nach Saison und Region, machen sie den Löwenanteil dessen aus, was täglich auf den Tisch kommt. Fisch wird mehrmals wöchentlich, Fleisch und Wurst dagegen nur selten serviert. Milch und Milchprodukte – wie Joghurt und Käse – gibt es täglich, jedoch in geringen Mengen. Diese Dosierung gilt auch für Wein, den man regelmäßig, jedoch vorwiegend zu den Mahlzeiten trinkt (S. 39).

Bunte Palette

- *Pflanzliche Lebensmittel machen den Hauptbestandteil der täglichen Ernährung aus: Gemüse, Salat, Obst, Brot, Teigwaren und andere Getreideprodukte, Hülsenfrüchte sowie Nüsse*
- *Olivenöl ist die Hauptfettquelle*
- *Fisch und Meeresfrüchte kommen mehrmals pro Woche auf den Tisch*
- *Fleisch, vorwiegend rotes Fleisch, wird nur selten und wenn, nur in geringen Mengen serviert*
- *Milch und Milchprodukte, vor allem Joghurt und Käse, kommen täglich in mäßigen Mengen auf den Tisch*
- *Wein regelmäßig, jedoch stets zu den Mahlzeiten und nur in mäßigen Mengen*

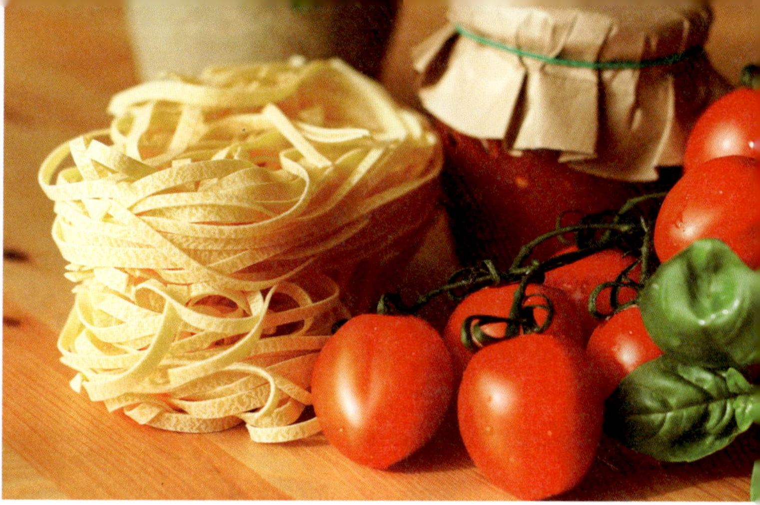

Tomaten und Produkte daraus sind überaus gesund und spielen eine zentrale Rolle in der mediterranen Küche.

Aus dieser Zusammenstellung des Speiseplans ergibt sich eine ideale Nährstoffbilanz: *Mediterran essen* bedeutet wenig gesättigte Fettsäuren und Trans-Fette, wenig *schlechtes* Cholesterin, Salz und weißen Zucker. Im Gegenzug dazu gibt es viele einfach und mehrfach ungesättigte Fettsäuren, besonders Ölsäure und Omega-3-Fettsäuren. Aus ernährungswissenschaftlicher Sicht ebenfalls positiv ist der hohe Gehalt an komplexen Kohlenhydraten und Ballaststoffen, ganz zu schweigen von den vielen Vitaminen, Mineralstoffen und Antioxidantien. Dass mediterrane Ernährung mit wenig Kalorien zu Buche schlägt, wurde oben bereits dargelegt, insofern bietet die Mittelmeerküche wirksame Unterstützung im Kampf gegen überflüssige Pfunde (S. 163).

Gesunde Vielfalt

Wie bereits erwähnt, macht nicht allein das Olivenöl die Mittelmeerküche so gesund. Die guten Noten im Gesundheitszeugnis verdankt die traditionelle mediterrane Kost auch anderen Inhaltsstoffen. Zum einen sind es sekundäre Pflanzenstoffe, die unter anderem bei der Vorbeugung zahlreicher Beschwerden eine wichtige Rolle spielen (S. 15). Aufgrund ihres reichlichen Angebotes an pflanzlichen Nahrungsmitteln – wie Früchte und Gemüse – liefert die mediterrane Küche sekundäre Pflanzenstoffe in einer großen Vielfalt.

Zum anderen erhalten und fördern viele Antioxidantien der mediterranen Küche unsere Gesundheit: Sie lindern die schädliche Wirkung von oxidativem Stress und können verschiedenen Erkrankungen – beispielsweise Herzkrankheiten, Typ-2-Diabetes, Bauchspeicheldrüsenentzündung und bestimmten Krebsformen – wirksam vorbeugen. Zu den besten Antioxidantien gehören Vitamin E und C, die beiden Spurenelemente Selen und Zink, Beta-Karotin und das Coenzym Q 10, ein wichtiger Katalysator für unseren Stoffwechsel. Alle diese Stoffe liefert die mediterrane Kost. Und das sind noch nicht alle Vorteile!

Viel Gemüse und Obst

Neben dem Olivenöl punktet die Mittelmeerkost vor allem mit ihrem überaus reichlichen Angebot an Gemüse und Obst, das täglich auf dem Speiseplan steht. Welche hervorragenden Arzneien die Natur bereithält, bestätigt sich besonders im Gemüsegarten: Was darin gedeiht, versorgt uns mit allem, was wir brauchen, um fit und gesund zu bleiben. Vitamine und Mineralstoffe en gros, dazu reichlich Ballaststoffe und Antioxidantien, die das Risiko für Herz-Kreislauf-Krankheiten senken und gegen Krebs schützen können, nicht zu vergessen die sekundären Pflanzenstoffe, die immer mehr ins Interesse der Forschung rücken. Denn sekundär, im Sinne von zweitrangig, sind sie keineswegs – weder für Pflanzen noch für uns (S. 15).

Wie lassen sich die guten Gemüsestoffe möglichst lange erhalten? Damit die Vitamine und Mineralstoffe nicht im Gully, sondern in unserem Körper landen, sollte Sie bereits beim Zubereiten einiges beachten. Das Wichtigste dabei ist das Tempo: Gemüse, Kräuter und Obst sollten nicht

Nutzloser Ballast?

Ballaststoffe liefern zwar keine Energie, sind aber alles andere als nutzlos. Im Gegenteil: Sie kurbeln die Darmtätigkeit an, verhindern damit auf natürlichem Weg Verstopfung und beugen Hämorrhoiden vor. Die unverdaulichen Pflanzenstoffe schützen auch wirksam vor Darmkrebs. Sie binden krebserregende Stoffe und transportieren sie aus dem Darm. Ballaststoffe haben zudem einen positiven Einfluss auf die Zusammensetzung der Blutfette und beugen zu hohem Blutzucker vor. Ernährungswissenschaftler empfehlen pro Tag mindestens dreißig Gramm Ballaststoffe, davon sollte rund die Hälfte aus Getreideprodukten bestehen.

lange gelagert, sondern schnell verarbeitet werden. Sie sollten nur kurz gewaschen, kurz vor dem Zubereiten geschnitten und nicht zu lange gegart werden. Am besten, da am schonendsten, ist das Dämpfen über kochendem Wasser – dafür gibt es spezielle Siebeinsätze für den Topf – und das Blanchieren.

Natürlich stecken auch in Obst jede Menge vorzüglicher Inhaltsstoffe, die gut für unsere Gesundheit sind: Sie enthalten Frucht- und Traubenzucker, die leicht verdauliche Kohlenhydrate für den schnellen Energieschub darstellen, dazu Ballaststoffe, wie beispielsweise das Pektin im Apfel. Sie kurbeln die Verdauung an und helfen, Darmkrebs vorzubeugen und einen erhöhten Blutfettspiegel zu senken. Die vielen Vitamine, besonders Vitamin C, und sekundären Pflanzenstoffe wie Beta-Carotin, Kumarine und Flavonoide runden den gesunden Reigen im Obstkorb ab.

Wertvolles Getreide

Pasta, Risotto & Co. sind eine weitere wichtige Säule, auf der die mediterrane Ernährung ruht. Und diese Getreideprodukte leisten ebenso einen wertvollen Beitrag für unsere Gesundheit. Zum einen schlummern unter der Getreideschale reichlich *gute* Energiespender, sprich komplexe Kohlenhydrate. Zum andern liefern Getreide wertvolle Vitamine, Mineralstoffe und Spurenelemente, darunter die *Nerven-Vitamine* B1 und B6, Kalzium und Zink, Eisen und Magnesium. Getreide besitzt darüber hinaus einen hohen Anteil an Ballaststoffen, unerlässlich für eine florierende Verdauung und einen gesunden Darm (siehe Kasten): Studien haben gezeigt, dass der regelmäßige und reichliche Genuss von ballaststoffreichen Nahrungsmitteln chronischen Darmleiden bis hin zum Darmkrebs vorbeugen kann. Denn sie halten die Darmflora gesund und erhöhen das Stuhlvolumen beträchtlich. Doch auch anderen Beschwerden wie Herz-Kreislauf-Krankheiten können Ballaststoffe wirksam vorbeugen.

Gutes aus Süß- und Salzwasser

In der mediterranen Küche kommen Fische ebenso wie Meeresfrüchte regelmäßig auf den Tisch. Das ist sehr gut so, denn einerlei, ob aus salzigen Gewässern oder aus Flüssen, Teichen und Seen: Fische und Meeresfrüchte zählen zu den gesündesten Nahrungsmitteln. Unter den Schuppen und

Schalen verbergen sich zahlreiche wichtige Vitamine wie A, D und jene der B-Gruppe, Mineralstoffe und Spurenelemente. Zudem liefern uns

Auf dem wissenschaftlichen Prüfstand

Über den hohen gesundheitlichen Wert dessen, was schon so lange rund um das Mittelmeer auf den Tisch kommt, gibt es einige wissenschaftliche Befunde. Nachfolgend einige der wichtigsten in Kürze:

- *1984 wurde in der* Nurses' Health Study *bei 76.283 Krankenschwestern in den USA der Verzehr von Omega-3-Fettsäuren ermittelt und in den folgenden Jahren der Effekt dessen überprüft. Bei den Teilnehmerinnen mit der höchsten Zufuhr dieser gesunden Fette fand sich ein deutlich geringeres Risiko für Todesfälle durch Herzkrankheiten.*
- *Die* Lyon Heart Study *verglich von 1988 bis 1996 den Effekt der Mittelmeerkost mit jener der üblichen Ernährung in den westlichen Industrieländern. Die über 600 Teilnehmer der Untersuchung hatten alle im Vorfeld einen Herzinfarkt erlitten. Nach drei Jahren war das Sterberisiko unter mediterraner Küche um ganze 60 Prozent gesunken!*
- *Die* Lyon-Diet-Heart-Study *erbrachte im Jahr 1999 den Beleg, dass eine mediterrane Ernährung Herzinfarkte und Todesfälle aufgrund koronarer Herzkrankheiten deutlich vermindert. Im Vergleich zur üblichen Kost in unseren Breiten war das Risiko für einen Herzinfarkt, Schlaganfall oder ein anderes sogenanntes kardiovaskuläres Ereignis um mehr als die Hälfte gesunken.*
- *In der* HALE-Studie, *die von 1988 bis 2000 mit über 2.300 europäischen Senioren im Alter zwischen 70 und 90 Jahren durchgeführt wurde, zeigte sich, dass ein „gesunder Lebensstil" die Sterblichkeit um bis zu 65 Prozent reduzieren kann. Unter* gesund *verstanden die Wissenschaftler mediterrane Ernährung, nicht rauchen, mäßigen Alkoholgenuss sowie ausreichende körperliche Aktivität.*
- *Die* GISSI-Studie, *die 2002 in Italien durchgeführt wurde, untersuchte ganz gezielt die Wirkung von Omega-3-Fettsäuren, unter anderem aus Kaltwasserfischen wie Lachs. Die potenten Fettsäuren brachten eine starke Minderung des Risikos für Herzinfarkte und senkten die Sterberate insgesamt. Die Ergebnisse waren so eindeutig, dass die Studie abgebrochen wurde, da man die Vorteile der Kontrollgruppe nicht mehr vorenthalten wollte.*

Fische wertvolles, leicht verdauliches Eiweiß. Fischfett ist mit das Beste, was wir unserem Körper servieren können. Deshalb empfehlen Ernährungsmediziner zweimal pro Woche Fisch, vor allem fettreichere Arten. Denn diese versorgen uns mit reichlich mehrfach ungesättigten Fettsäuren, allen voran Omega-3-Fettäuren. Letztere sind essenzielle Nährstoffe für unseren Körper, ebenso unerlässlich wie Vitamin C. Wissenschaftliche Studien haben den hohen gesundheitlichen Wert dieser mehrfach ungesättigten Fettsäuren hinreichend belegt: Omega-3-Fettsäuren schützen vor vielen Krankheiten, allen voran vor Herz- und Gefäß-Erkrankungen. Denn sie regulieren den Blutdruck, erhöhen das gute HDL-Cholesterin und verdünnen das Blut, steigern den Blutfluss und tragen zur Auflösung von Blutgerinnseln bei. Nicht zuletzt hat Fisch noch etwas Wichtiges unter den Schuppen, besonders Seefisch wie Tunfisch, Seelachs und Schellfisch – nämlich Jod. Bekommt der Körper dauerhaft zu wenig von diesem Spurenelement, gerät neben der Stimmung auch die Funktion der Schilddrüse aus dem Gleichgewicht.

Sonniges Gemüt

Was zwar nicht mit Essen zu tun hat, jedoch eine weitere wichtige Zutat der mediterranen Ernährung ist, betrifft die heitere südländische Mentalität. Sie stellt, wie ebenso hinreichend erwiesen, eine große Unterstützung bei der Erhaltung der körperlichen und seelischen Gesundheit dar. Zur positiven Lebenseinstellung addiert sich die Geselligkeit. Im Süden wird meist in größerer Runde – mit der ganzen Familie oder im Kreis von Freunden – getafelt. Der so wichtige soziale Kontakt wird also auch und besonders bei den täglichen Mahlzeiten gepflegt.

Medizin im Glas

Auch Wein spielt im Orchester der Mittelmeerküche eine nicht unerhebliche Rolle. Schließlich diente er seit jeher nicht nur dem Genuss, sondern auch der Gesundheitsvorsorge und als universell wirksame Arznei: Wein gehört äußerlich wie innerlich angewandt zu den ältesten Heilmitteln.

Das umfassende überlieferte Wissen um die heilkräftigen Wirkungen von Wein ist heute seitens der Wissenschaft belegt und auch erklärt. Was den Rebensaft so gesund macht, ist sein hoher Gehalt an Polyphenolen und anderen nicht-alkoholischen Wirkstoffen, die positive Effekte auf die Gesundheit entfalten. Polyphenole sind sogenannte sekundäre Pflanzenstoffe, die vor allem in den Schalen der Weintrauben reichlich enthalten sind.

Von ihnen und anderen im Wein enthaltenen Inhaltsstoffen profitiert vor allem die Gesundheit von Herz und Blutgefäßen. Sie verbessern den Fettstoffwechsel, indem sie das schädliche LDL-Cholesterin senken und dafür das nützliche HDL-Cholesterin erhöhen. Weiterhin erweitern und entspannen sie die Blutgefäße, verbessern den Blutfluss und fördern die Durchblutung. Diese Eigenschaften haben eine ausgezeichnete Wirkung: Wie zahlreiche Studien belegen, senkt der moderate Genuss von Wein das Risiko für koronare Herzkrankheiten und Schlaganfälle um mehr als ein Drittel. Die Gefahr für einen Herzinfarkt reduziert sich mit täglich 0,4 Liter Weiß- oder Rotwein um 25 Prozent, wie Wissenschaftler herausgefunden haben. Entsprechend dieser Erkenntnisse hat unter anderem die Gesundheitsbehörde *American Heart Association* den guten Roten auf die Liste der Präventivmaßnahmen gesetzt – Genuss wird damit zur Therapie deklariert.

Wein kann aber auch noch mehr. Er verbessert zum Beispiel den Zuckerstoffwechsel und senkt damit das Risiko für Diabetes Typ 2, stimuliert das Immunsystem und verbessert die Nierenfunktionen. Damit nicht genug: Seit alters sind die antiseptischen Eigenschaften von Wein bekannt und werden dementsprechend genutzt. Wein hemmt das Wachstum

Das französische Paradox

Zu Beginn der 1990er Jahre ließ die Weltgesundheitsorganisation (WHO) eine Studie namens MONICA durchführen. Sie sollte die Gesundheit der EU-Bürger beleuchten. Dabei stellte sich etwas Erstaunliches heraus: Herzerkrankungen sind in Südfrankreich um einiges seltener als in anderen Ländern. Was das „französische Paradox“ genannt wurde, erstaunte insofern, als man gerade in dieser Region nicht unbedingt für das Herz gesund lebt. Es wird üppig und fettreich gegessen, gerne Wein getrunken und vergleichsweise viel geraucht. Als des Rätsels Lösung entpuppte sich alsbald Rotwein: Vor allem er hält die Herzen in Frankreichs Süden so gesund.

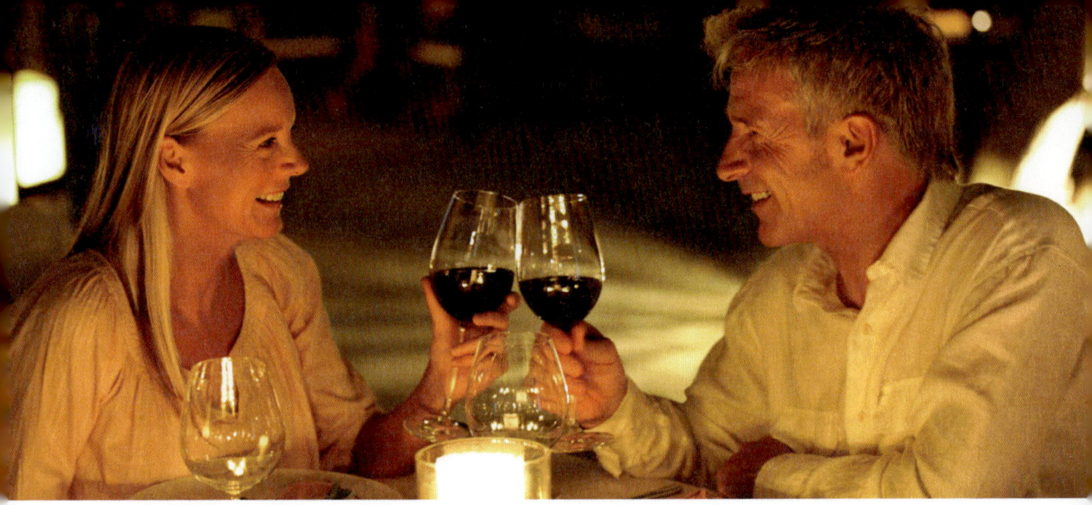

Medizin im Glas: Rotwein versorgt uns schluckweise mit gesundheitlich wertvollen Stoffen.

von Bakterien und anderen schädlichen Mikroorganismen, weshalb der Rebensaft auch Darminfektionen vorzubeugen beziehungsweise entgegenzuwirken vermag.

Wein ist auch kein Dickmacher, wie oft angenommen wird: In Maßen genossen, beschleunigt er die Stoffwechselaktivitäten und regt die Verdauung an. Hinzu kommt, dass der Körper Kalorien aus Wein nicht so bereitwillig in Fett umwandelt wie andere Kalorien.

Die Dosis macht's

Trotz aller guten Kräfte des Weins: Im Übermaß getrunken, kann er zu gesundheitlichen Schäden führen. Deshalb wurde bereits in der Antike zum maßvollen Genuss gemahnt. „Der erste Krug ist für die Gesundheit, der zweite für die Liebe und das Vergnügen, der dritte für den Schlaf. Der vierte gehört zur Maßlosigkeit, der fünfte ist voll von Schreien, der sechste lässt schwärmen und grölen, der siebte bringt blau geschlagene Augen, der achte ruft den Gerichtsdiener, der neunte ist voll Zorn und Ekel, der zehnte bringt den Wahnsinn und lässt straucheln" – so urteilte die Komödie *Backchos Dionysos* im vierten Jahrhundert vor Christus zur sinnvollen Dosierung.

Hinsichtlich der empfehlenswerten Dosierung wird heute – jeweils möglichst zu den Mahlzeiten – Männern zu ¼ bis ½ Liter Wein täglich geraten, Frauen wird die Hälfte davon empfohlen.

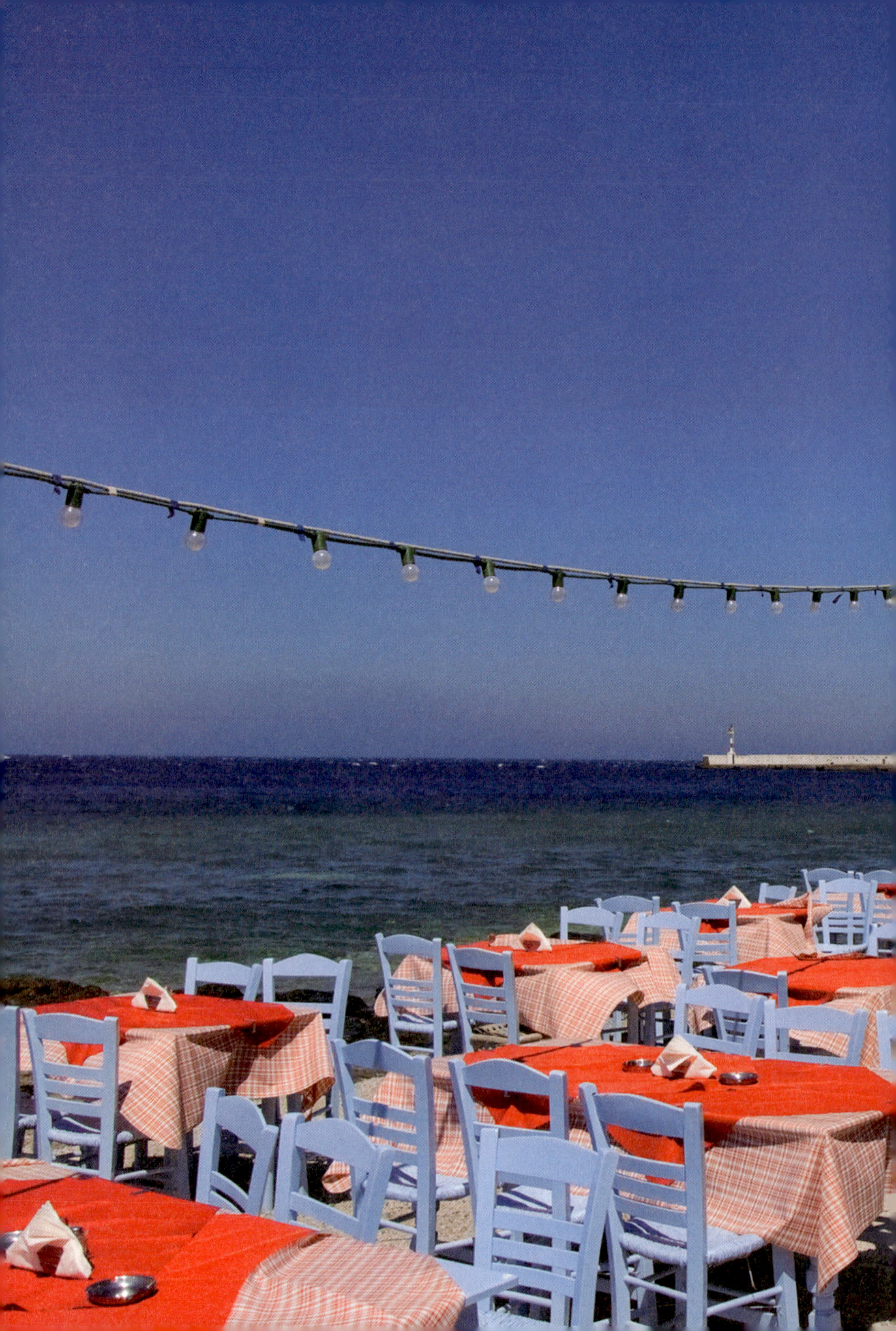

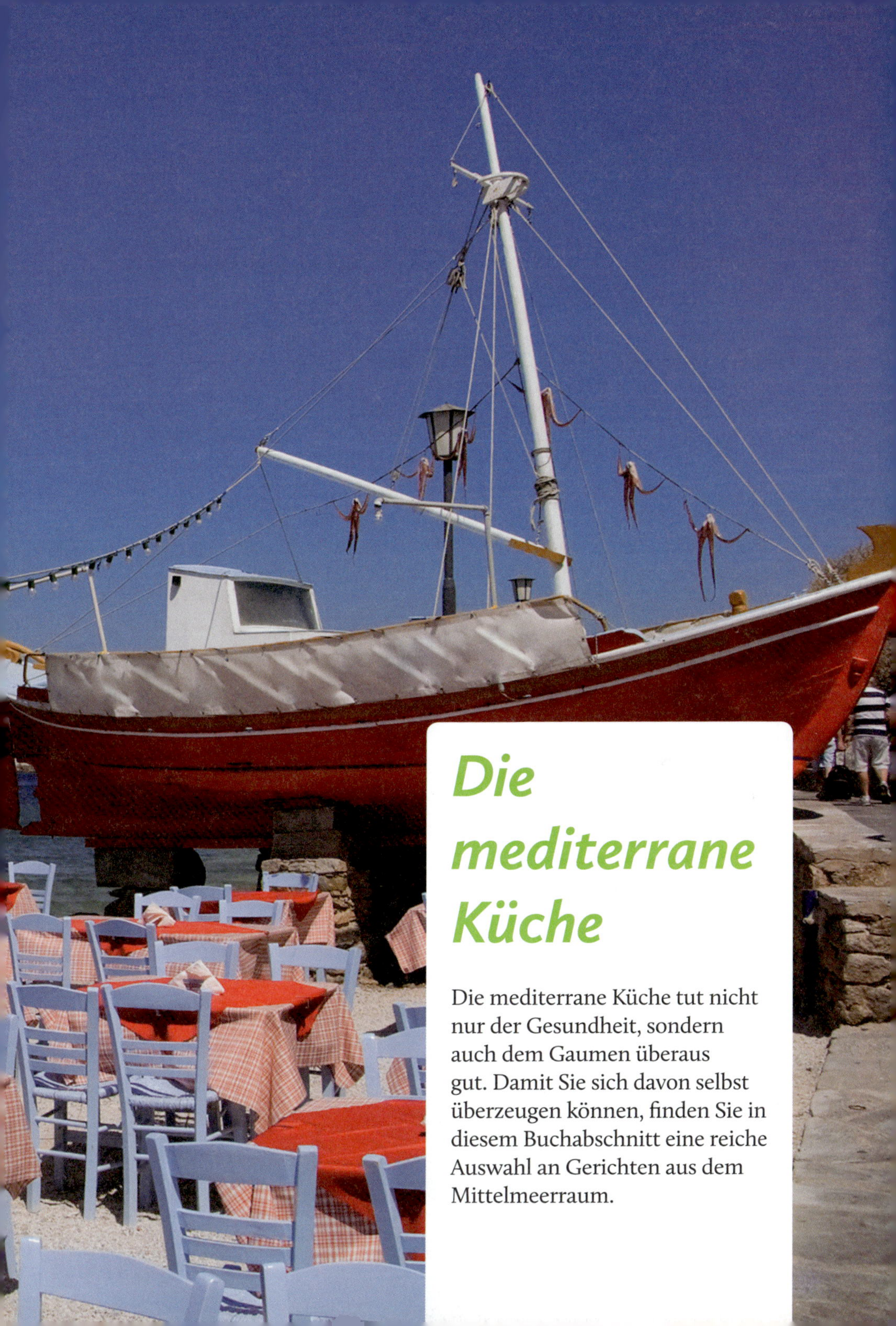

Die mediterrane Küche

Die mediterrane Küche tut nicht nur der Gesundheit, sondern auch dem Gaumen überaus gut. Damit Sie sich davon selbst überzeugen können, finden Sie in diesem Buchabschnitt eine reiche Auswahl an Gerichten aus dem Mittelmeerraum.

Ölgerechtes Kochen

Die folgenden Seiten geben Ihnen einige Empfehlungen zum Kochen mit Olivenöl an die Hand – beziehungsweise mit in die Küche. Sie sollten sie im Hinblick auf den unübertroffenen Geschmack und die wertvollen Inhaltsstoffe des *flüssigen Goldes* beherzigen.

Nicht nur für die kalte Küche

Gleich vorab soll das sich hartnäckig haltende Gerücht widerlegt werden, dass Olivenöl nur etwas für die kalte Küche sei. Dieser Irrglaube hat bewirkt, dass man mit Olivenöl lange Zeit nicht recht viel mehr anzufangen wusste, als es über den Salat zu gießen. Das ist nicht nur aus kulinarischer Hinsicht, sondern auch aus praktischen Gründen schade. Denn Olivenöl ist zum Kochen, Braten, Dünsten und andere heißen Zubereitungsarten bestens geeignet.

Hohe Hitzestabilität

Olivenöl kann im Gegensatz zu anderen Fetten und Ölen auf höchste Temperaturen erhitzt werden, ohne in seinem chemischen Aufbau verändert zu werden. Der Siedepunkt von Olivenöl – jener Augenblick, an dem es zu rauchen beginnt – liegt mit 210 bis 220 Grad Celsius wesentlich höher als bei anderen Fetten, einerlei ob tierischer oder pflanzlicher Herkunft. Abhängig vom Gehalt an freien Fettsäuren und damit von der Qualitätsklasse, bewegt sich der Siedepunkt von Olivenöl zwischen 210 und 220 Grad Celsius, während Butter bereits bei der Hälfte dieser Temperatur zu rauchen beginnt.

Die *Zischprobe*

Wie oben dargelegt, gilt es, den Rauchpunkt zu vermeiden. Dabei helfen Ihnen außer Ihren Augen auch Ihre Ohren. Um exakt den Punkt herauszufinden, an dem das Öl zwar heiß genug ist, aber noch nicht raucht, machen Sie die Zischprobe: Dazu geben Sie ein Stück Zwiebel oder eine andere Zutat in das Öl. Wenn es ordentlich zischt, hat das Öl genau die richtige Temperatur.

VIDEO
http://youtu.be/FFwtELarb0k

Der Grund für diese hohe Hitzestabilität ist schnell erklärt: Öle zersetzen sich unter dem Einfluss von Hitze umso schneller, je mehr ungesättigte Fettsäuren sie enthalten. Olivenöl besteht zu über achtzig Prozent aus nur einfach ungesättigten Fettsäuren (S. 12) und ist deshalb besonders stabil.

Lassen Sie es nicht rauchen

Trotz seiner guten Eignung für die warme Küche sollten Sie Olivenöl nie bis zum sogenannten Rauchpunkt erhitzen. Den erkennen Sie ganz simpel daran, dass Rauch aus Pfanne oder Topf aufsteigt. Bei Erreichen dieses kritischen Punktes ist der ideale Zeitpunkt zum Braten bereits überschritten. Denn die chemische Zusammensetzung des Öls verändert sich, und es laufen Zersetzungsprozesse ab: Die Fettsäureketten brechen auf und es werden für unseren Körper schädliche Stoffe freigesetzt.

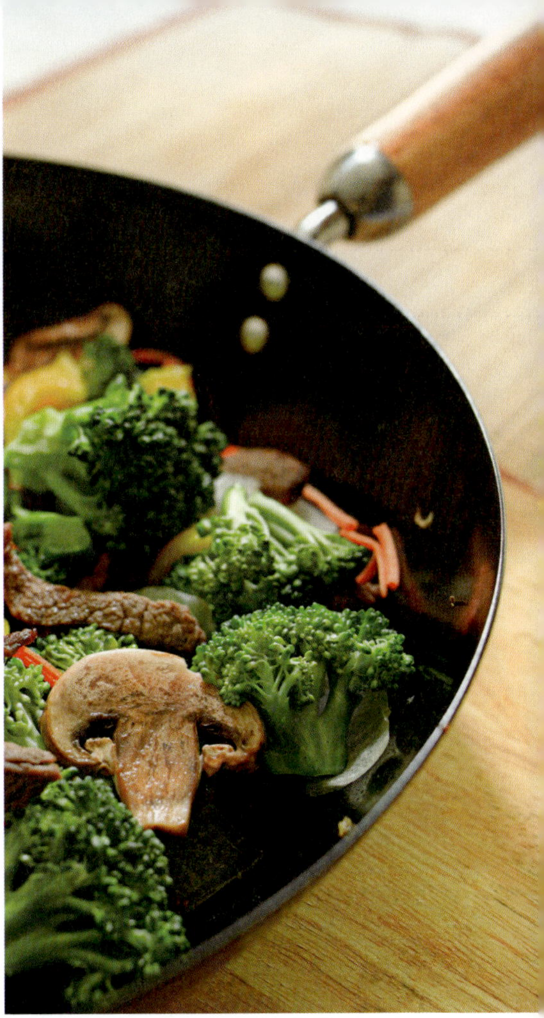

Olivenöl ist keineswegs nur für die kalte Küche geeignet.

Junges Öl besser nicht erhitzen

Olivenöl, das nicht älter als ein halbes Jahr ist, sollten Sie nicht erhitzen. Das liegt daran, dass die enthaltenen Fruchtfleischanteile noch nicht abgesunken sind. Aufgrund dessen spritzt junges Olivenöl sehr stark, wenn es erhitzt wird. Die eben erwähnten Fruchtfleischteilchen sind es übrigens, die sehr junges Öl so kräftig und leuchtend grün färben. Ein eindeutiges Indiz dafür, dass Sie es mit einem *Frischling* zu tun haben. Ein weiterer Grund, junges Öl nicht zu erhitzen, ist, dass dies wegen des intensiven Geschmacks schade wäre: Kalt kommt dieser besser zur Geltung.

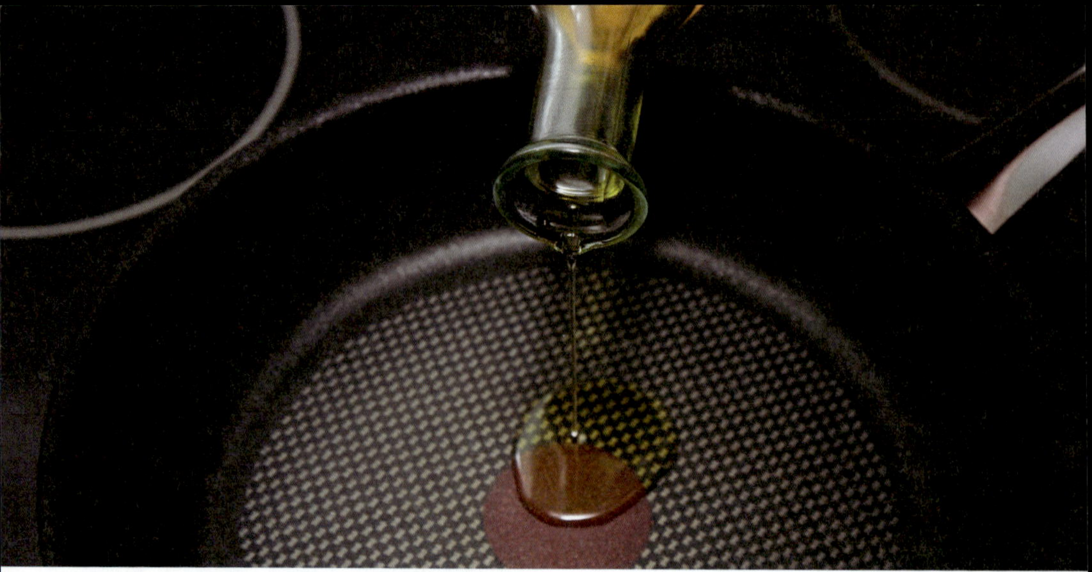

Wichtig beim Erhitzen von Olivenöl ist es, den Rauchpunkt zu vermeiden.

Außer dass es spritzt, kann ein junges Öl durch seinen kräftigeren Geschmack als reifere Öle das Eigenaroma der Speisen überdecken. Nehmen Sie sehr junges Öl deshalb für die kalte Küche, für Marinaden und Saucen sowie zum Verfeinern und Nachwürzen fertiger Speisen – ideal allen voran für Gemüse- und Fischgerichte.

Olivenöl bei Zimmertemperatur

Olivenöl sollten Sie am besten zimmertemperiert verwenden. Dann verbindet es sich am schnellsten mit den anderen Zutaten Ihres Gerichts. Holen Sie die Ölflasche also, bevor Sie zu kochen beginnen, aus der Speisekammer, oder füllen Sie die benötigte Menge Öl vor dem Kochen ab – auf diese Weise erwärmt sich nicht die gesamte Flasche des Öls.

Welches Öl passt wozu?

Ähnlich wie bei Wein stellt sich auch bei Olivenöl die Frage, welches Öl zu welcher Speise passt. Nun ist die Wahl des Olivenöls zunächst eine Sache des jeweiligen persönlichen Geschmacks und damit jedem selbst überlassen. Es gibt jedoch einige Empfehlungen, die recht hilfreich sein können: So sollte die Wahl der Ölsorte stets auf die geschmacklichen Eigenschaften der Speisen abgestimmt sein. Einen Lamm- oder Schweinebraten sollten Sie beispielsweise mit einem Olivenöl zubereiten, das im Geschmack mild und dezent ist und das Eigenaroma des Fleisches nicht überdeckt.

Natives Olivenöl extra, das „extra vergine“, lässt sich gut für die kalte Küche beziehungsweise zum Nachwürzen und Verfeinern bereits fertig zubereiteter Gerichte verwenden. Denn es ist ganz nach Art der Jungfrauen recht empfindlich: Bei Temperaturen über 180 Grad Celsius verliert es stark an Geschmack. Das native Olivenöl eignet sich für Salate, Antipasti und andere kalte Speisen sowie zum leichten Dünsten und Schmoren. Zum Braten und Frittieren empfiehlt sich normales Olivenöl, da es robuster als seine nativen Schwestern ist und stärker erhitzt werden kann.

Frittieren mit Olivenöl

Beim Frittieren ist darauf zu achten, dass die Temperatur 190 °C nicht übersteigt – am besten sind 180 °C. Wenn Sie nicht sicher sind, ob das Öl schon heiß genug ist, werfen Sie ein Stück Weißbrot hinein. Steigt es flugs goldbraun an die Oberfläche empor, ist die Temperatur richtig. Warten Sie mit dem Frittieren auch auf keinen Fall, bis Rauch aufsteigt.

Wollen Sie Olivenöl mehrfach zum Frittieren verwenden, lassen Sie es vollkommen abkühlen, filtern Sie es durch ein Sieb, um die Lebensmittelreste zu entfernen, und füllen Sie es dann in eine dunkle, verschließbare Glasflasche. Nach sechs bis sieben Frittiergängen sollten Sie neues Olivenöl verwenden.

Tipps für den Herd

- Erhitzen Sie Olivenöl niemals in geschlossenen Pfannen oder Töpfen, denn dabei besteht die Gefahr, dass es sich entzündet. Dies gilt übrigens für alle Öle.
- Zum Garen und Braten sollte die Pfanne ausreichend heiß sein, da Ihnen das Bratgut sonst später am Boden festkleben kann. Sobald das Olivenöl um die 170 °C erreicht hat, geben Sie das zu garende Fleisch, den Fisch oder das Gemüse hinein und braten es von allen Seiten an. Das heiße Öl wirkt wie eine Hitzebrücke und dringt gut in die Poren des Bratgutes ein.
- Während des Garens sollten Sie kein kaltes Öl dazugeben, da sonst der Bratvorgang unterbrochen wird und das Bratgut an Saft verliert. Zudem sorgt die Unterbrechung sehr häufig dafür, dass das Bratgut zu wenig durch oder zäh wird.

Tipps für die Zubereitung

- Geben Sie Olivenöl immer erst zum Schluss an einen Salat, damit die anderen Zutaten ausreichend Gelegenheit haben, sich zu verbinden. Zudem fällt der Salat dann nicht so zusammen.
- Legen Sie das Fleisch einige Stunden vor dem Braten in eine Marinade aus Olivenöl, frisch gepresstem Knoblauch, frisch zerstoßenem Pfeffer und Kräutern wie Thymian und Rosmarin ein. Das macht Steaks, Koteletts und Braten wunderbar zart.
- Wenn Sie eingefrorenes Brot vor dem Aufbacken mit etwas Leitungswasser und Olivenöl beträufeln, bekommt es eine knackige Kruste.
- Zu allen Sorten an Pasta sollten Sie einen guten Schluck Olivenöl ins Kochwasser geben. Es verhindert das Zusammenkleben der Nudeln.
- Pizzateig wird geschmeidiger, wenn Sie ein bis zwei Esslöffel Olivenöl hinzugeben. Vor dem Belegen den Teig mit Olivenöl bestreichen.
- Während des Erhitzens können Sie Olivenöl etwas frisch gepressten Knoblauch, frische Kräuter oder getrocknete Chili-Schoten zugeben – das sorgt für einen aromatischen Geschmack. Bevor Sie das Bratgut einlegen, werden die Gewürze mit einer Gabel wieder herausgeholt.
- Frische Kräuter lassen sich gut mit Olivenöl konservieren: Einfach waschen, gut trocknen, zerkleinern und vollständig mit Olivenöl bedeckt in einem Tongefäß aufbewahren.
- Parmesan am Stück hält sich monatelang frisch, wenn Sie ihn in einem verschlossenen Behälter mit Olivenöl bedeckt aufbewahren.

Einlegen mit Olivenöl

Um Nahrungsmittel haltbar zu machen, legte man diese früher in Olivenöl ein – eine Methode, die sich in den Mittelmeerländern trotz chemischer Konservierungsstoffe bis heute erhalten hat. Da die Lebensmittel unter dem Öl luftdicht abgeschlossen sind, können keine Bakterien eindringen. Ein weiterer Vorteil vom sott'olio *(italienisch für „unter Öl") ist, dass sich das Aroma der Speisen durch das Öl intensiviert. Prinzipiell können Sie jede Speise in Öl einlegen. In der Regel legt man Gemüse, Käse oder Früchte in Öl ein. Wichtig ist nur, dass die Nahrungsmittel vollständig mit Öl bedeckt sind. Zudem sollten sie vorher gekocht und/oder luftgetrocknet werden, um ihnen Wasser zu entziehen und um Schimmelbildung vorzubeugen.*

Einfache Rezepte mit guten Zutaten

Die folgenden Rezepte sind in jeweils einzelne Gänge unterteilt aufgeführt. Sie bringen Ihnen auch an trüben Tagen die Sonne des Südens auf den Tisch. Und obendrein liefern sie jede Menge Gutes für die Gesundheit.

Zutaten frei variabel

Bei den Rezepten sind bis auf wenige Ausnahmen, in denen es nicht erforderlich ist, die Zutaten für eine bestimmte Personenzahl angegeben. Sie können diese Mengen jedoch beliebig variieren. Die Mengen der Zutaten sind allerdings nach der jeweiligen Anzahl der Personen zu erhöhen oder zu reduzieren, was ein wenig Rechnen verlangt.

Mediterrane Vorspeisen

Ob sie Antipasti, Hors d'oeuvre, Mezes oder Tapas heißen – kalte und warme Vorspeisen sind aus der mediterranen Küche nicht wegzudenken. Wer in den Mittelmeerländern zu Gast war, weiß um die große Vielfalt der Vorspeisen. Manchmal lässt man dafür sogar den Hauptgang ausfallen.

Artischockenböden

Zutaten für 4 Personen

- 4 große Artischocken
- Saft von 2 Zitronen
- ½ Zucchini
- ½ Aubergine
- ¼ gelbe Paprikaschote
- 1 Fleischtomate
- 6 Knoblauchzehen
- 4 EL Olivenöl
- Salz und Pfeffer aus der Mühle

Zubereitung

Brechen Sie die Stiele der Artischocken ab, und entfernen Sie sämtliche Blätter. Die Böden werden mit etwas Zitronensaft beträufelt, und das harte Heu entfernen Sie mit einem Löffel oder einem Kugelausstecher. Dann geben Sie die Artischockenböden in einen Topf und bedecken sie knapp mit Wasser.

Nun geben Sie den restlichen Zitronensaft hinzu. Garen Sie die Böden 10 bis 15 Minuten. In der Zwischenzeit waschen Sie die anderen Gemüse, enthäuten die Tomaten und entkernen die Paprikaschote und schneiden alles in kleine Würfel. Diese dünsten Sie in einem Topf mit Olivenöl an und schmecken sie mit Salz und Pfeffer ab. Anschließend wird die Gemüsemischung auf den Artischockenböden verteilt. Schließlich tropfen Sie vor dem Servieren noch etwas Olivenöl darüber. Die Artischockenböden schmecken übrigens auch kalt sehr gut!

Olivenbrot

Zutaten für 2 Personen

- 250 g weißes Mehl
- 250 g Vollkornmehl
- 50 g Trockenhefe
- 100 g gehackte, entsteinte Oliven (schwarz oder grün)
- 200 g gehackte Zwiebeln
- 1 TL frischer, gehackter Rosmarin
- 1 TL Salz
- 6 EL Olivenöl für den Teig sowie 1 EL zum Bestreichen des Brotes

Zu den mediterranen Vorspeisen wird stets Brot gereicht. Wie wäre es, wenn Sie ein selbstgebackenes servieren würden? Diese Brotspezialität ist hervorragend dazu geeignet, sie einfach so zum Aperitif oder zum Wein zu reichen.

Zubereitung

Die beiden Mehlsorten in einer großen Schüssel mischen, die Hefe in etwas warmem Wasser auflösen und die Hälfte der Mehlmischung mit der Hefe verrühren. Anschließend das Salz, drei EL Öl und 250 Milliliter warmes Wasser hinzugeben. Den Teig etwa 15 Minuten mit der Hand oder mit dem Rührgerät kneten und dann nach und nach das restliche Mehl hinzufügen, bis ein elastischer, fester Teig entsteht. Dieser wird mit einem Tuch zugedeckt und an einen warmen Platz gestellt, bis er zur doppelten Größe aufgegangen ist. Unterdessen wird das restliche Olivenöl in einer Pfanne erhitzt und die Zwiebeln darin weich gedünstet. Dann werden die Oliven und der Rosmarin unterrührt und unter den Teig gerührt. Nun wird der Teig noch einmal gut durchgeknetet und halbiert, um daraus zwei runde, flache Laibe zu formen. Diese werden auf ein geöltes Backblech gelegt und noch einmal für eine Stunde an einen warmen Ort gestellt, damit sie weiter aufgehen können. In der Zwischenzeit heizen Sie den Backofen auf 190 °C (Gasherd Stufe 5) vor und backen die Brote etwa 25 Minuten goldbraun. Um zu testen, ob sie fertig sind, klopfen Sie vorsichtig von unten daran – wenn die Brote hohl klingen, können Sie sie aus dem Ofen nehmen und servieren.

Gefüllte Oliven

Eine gehaltvolle Vorspeise, die sehr gut zum Aperitif schmeckt.

Zutaten für 2 Personen

- 1 EL mageres Rinderhack
- 1 EL frisch geriebener Parmesan
- 2 Eier
- 30 entsteinte, sehr große grüne Oliven
- etwas weißes Mehl und etwas Paniermehl
- 1 in feine Scheiben geschnittene, unbehandelte Zitrone
- ½ Teelöffel gemahlener Muskat
- frisch gemahlener schwarzer Pfeffer
- etwas Salz
- 4 EL Olivenöl

Zubereitung

Das Hackfleisch mit dem Parmesan und einem Ei in einer tiefen Schüssel zu einer feinen Masse kneten, den Muskat hinzugeben und mit Salz und Pfeffer abschmecken. Anschließend die Oliven mit dieser Mischung befüllen und dann zuerst im weißen Mehl, dann in dem zweiten geschlagenen Ei und zuletzt in dem Paniermehl wenden. Nun wird das Olivenöl in einer Pfanne auf etwa 180 °C erhitzt und die Oliven darin goldbraun gebraten. Die gebratenen Oliven mit den Zitronenscheiben garnieren und heiß servieren.

Fischrogen-Creme – Tarama

Diese außergewöhnliche Spezialität ist weit über die Grenzen Griechenlands hinaus bekannt und begehrt.

Zutaten für 2 Personen

- 200 g geräucherter Kabeljaurogen (aus dem Fischfachhandel oder dem Feinkostgeschäft)
- 1 EL Zitronensaft
- je 1 Prise süßer und scharfer Paprika
- 100 ml junges, fruchtiges Olivenöl

Zubereitung

Entfernen Sie die Haut von dem Rogen und geben Sie ihn gemeinsam mit dem Zitronensaft und dem Öl in einen Mixer (alternativ geht auch ein Pürierstab). Dann werden je nach Geschmack beziehungsweise je nach gewünschter Schärfe die beiden Paprikasorten hinzugegeben und alles so lange püriert, bis eine geschmeidige Creme entsteht. Diese füllen Sie dann in eine Schale.

Geröstetes Weißbrot – Crostini

Zutaten für 2 Personen

- 2 vollreife große Tomaten
- 8 große Scheiben Weißbrot (oder Baguette)
- 3 Stück Mozzarella
- 8 Scheiben Parmaschinken
- 1 Bund Basilikum
- etwas frisch im Mörser zerstoßener Pfeffer
- 3 EL Olivenöl

Eine Variante des bekannten Appetithäppchens aus der Emilia Romagna.

Zubereitung

Die Tomaten werden geschält und geviertelt. Der Mozzarella wird in gleichmäßig dicke Scheiben geschnitten. Dann träufelt man etwas Olivenöl auf die Brotscheiben und belegt sie mit dem Parmaschinken. Nun werden die Mozzarella-Scheiben und die geviertelten Tomaten auf das Brot mit Parmaschinken gelegt. Den Rest des Olivenöls auf die Crostini träufeln und diese in den vorgeheizten Backofen schieben. Darin lässt man die Crostini so lange rösten, bis der Mozzarella zerläuft. Dann werden die Crostini aus dem Ofen genommen, gepfeffert und mit Basilikum verziert. Anschließend sofort servieren, denn diese Vorspeise schmeckt ganz frisch am besten.

Eine Variante der Crostini sind Bruschetta – auch *fett'unta*, „ölige Schnitte" genannt. Dazu werden mehrere Scheiben Weißbrot geröstet und mit einer Knoblauchzehe bestrichen, gesalzen und gepfeffert. Dann werden die so vorbereiteten Brotscheiben in reichlich Olivenöl getränkt. Bruschetta passt sehr gut zu Wein oder vor dem Essen zum Aperitif. Gerne gegessen werden Crostini wie Bruschetta auch mit Schafskäse belegt. Dazu passen dann „obendrauf" Gewürzkräuter wie Rosmarin und Thymian bestens.

Gebratener Feta – Saganaki

Zutaten für 4 Personen
- 250 g Feta
- Saft einer unbehandelten Zitrone
- etwas Mehl zum Wenden
- 4 EL Olivenöl

Griechenlandreisende kennen diese traditionelle Spezialität, die übersetzt „Pfännchen mit Henkel“ heißt, längst. Das kommt daher, weil der Feta üblicherweise tatsächlich in einer Pfanne mit Henkel gebraten wird.

Zubereitung
Der Feta wird in etwa 2 Zentimeter dicke Scheiben geschnitten, kurz in Wasser getaucht und anschließend in Mehl gewendet. Dann werden die Käsescheiben in Olivenöl auf beiden Seiten knusprig braun gebraten, mit dem Zitronensaft beträufelt und mit etwas Weißbrot serviert. Saganaki schmeckt frisch nach der Zubereitung am besten.

Marinierter Ziegenkäse

Zutaten für 2 Personen
- 400 g junger Ziegenkäse (am besten als Rolle)
- je 4 Zweige frischer Thymian, Rosmarin und Bohnenkraut
- 8 schwarze Pfefferkörner
- 250 ml Olivenöl

Diese vor allem in Südfrankreich beliebte Vorspeise schmeckt außer zu Baguette auch wunderbar zu einem knackigen Salat.

Zubereitung
Den Ziegenkäse in dicke Scheiben schneiden und ihn abwechselnd mit den Kräutern und den Pfefferkörnern in einem großen Einmachglas schichten. Das Glas mit Olivenöl auffüllen, sodass der Ziegenkäse und die anderen Zutaten vollkommen bedeckt sind. Das Einmachglas gut verschließen und den Käse eine Woche im Keller oder an einem dunklen, kühlen Platz marinieren lassen. Nun ist er bereit zum Servieren. Wenn nicht alles aufgegessen wird – was bei diesem leckeren Gericht selten passiert – lässt es sich gut im Kühlschrank aufbewahren. So hält es sich bis zu acht Wochen. Nehmen Sie den Ziegenkäse jedoch stets nur mit frisch gespültem Besteck heraus, damit keine Bakterien in die Öllake kommen.

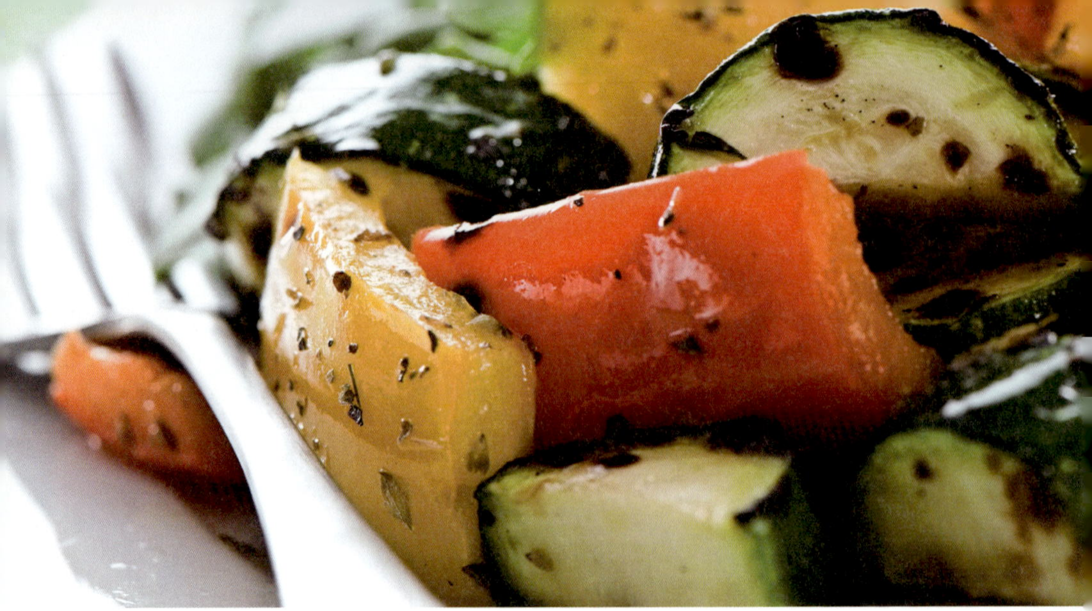

In Olivenöl angebraten, kann Gemüse nicht nur Beilage sein, sondern eignet sich auch ideal als Vorspeise.

Spinatsalat mit Schafskäse

Zutaten für 2 Personen

- 150 g frischer Blattspinat
- 5 mittelgroße Champignons
- 150 g Schafskäse
- 2 Schalotten
- 20 g Pinienkerne
- 2 EL saure Sahne
- ½ TL gemahlener Thymian
- 1 TL mittelscharfer Senf
- 1 TL Milch
- 1 TL Balsamico-Essig
- Salz
- frisch gemahlener schwarzer Pfeffer
- 3 EL Olivenöl

Ideal als leichte und gesunde Vorspeise vor Pasta oder einem Fleischgericht.

Zubereitung
Die Hälfte vom Schafskäse, Olivenöl, Sahne, Senf und Milch in einer tiefen Schüssel zu einem cremigen Dressing verrühren. Mit Salz, Pfeffer und Thymian abschmecken, dann kühl stellen. Die Pinienkerne rösten, die Schalotten fein hacken und die Champignons in feine Scheiben schneiden. Den restlichen Schafskäse in kleine Stücke schneiden. Den gewaschenen und etwas zerkleinerten Spinat auf 2 tiefen Tellern anrichten. Dann Pinienkerne, Schalotten, Champignons und Schafskäse gleichmäßig darüber verteilen und das Dressing darübergeben. Mit Balsamico-Essig beträufeln und servieren.

Cremige Gaumenfreuden

Pasten und ölhaltige Cremes sind im mediterranen Raum Teil jedes größeren Essens. Man nimmt sie üblicherweise zu Beginn des Mahls – auf einem Stück Fladen- oder Weißbrot, als Crostini auf geröstetem Weißbrot oder aufgespießt auf Karotten- oder Gurkenschnitzen.

Anchoviade

Die Anchoviade schmeckt auf geröstetem Weißbrot oder als Dip zu rohem Gemüse ebenso wie als Marinade zu gemischtem Salat oder Tomatensalat.

Zutaten für 2 Personen

- 50 g Anchovis-Paste
- 2 TL Dijon-Senf
- 2 Knoblauchzehen
- 1 EL Aceto balsamico (Balsamessig)
- 150 ml junges, fruchtiges Olivenöl

Zubereitung
Die Knoblauchzehen schälen, mit der Knoblauchpresse zerdrücken und in einer Schüssel mit der Anchovis-Paste, dem Senf und dem Essig verrühren. Dann langsam das Olivenöl dazugeben und die Paste mit einem Pürierstab (alternativ einem Schneebesen) leicht schaumig schlagen .

Käsesauce

Dieses interessante Rezept ist ein Vorläufer der bekannten Roquefort-Sauce.

Zutaten für 2 Personen

- je 1 Handvoll Pinienkerne und Rosinen
- 5 Datteln
- 100 g milder Weichkäse (z.B. Ricotta)
- 1 TL Bienenhonig
- 1 TL Weinessig
- 1 Tasse Olivenöl

Zubereitung
Weichkäse, Honig, Essig und Öl mit einem Mixer oder Pürierstab verrühren. Danach die Pinienkerne, Rosinen und die zuvor zerkleinerten Datteln hinzugeben, alles gut umrühren und die Käsesauce in eine flache Schale füllen, damit sie besser getunkt und gedippt werden kann.

Knoblauchpaste

Zutaten für 2 Personen
- 2 Knoblauchzehen
- 2 Eigelb
- etwas Zitronensaft
- etwas Salz
- 250 ml fruchtiges Olivenöl

Diese beliebte und leicht zuzubereitende Sauce kennen Sie möglicherweise auch als Aoli. Sie wird vor allem in Spanien und auf den kanarischen Inseln traditionell zu den verschiedensten Gerichten serviert, beispielsweise zu gegrilltem Gemüse, Fisch oder ganz schlicht und einfach zu gekochten Kartoffeln.

Zubereitung
Den Knoblauch schälen, über einer Schüssel durch eine Presse drücken und ihn mit den Eigelben und etwas Salz verrühren. Die Paste 5 Minuten ziehen lassen und dann das Öl unter ständigem Quirlen mit einem Schneebesen unterrühren, bis eine feste Masse entsteht. Zum Abschluss die Knoblauchpaste mit dem Zitronensaft abschmecken.

Römische Olivenpaste

Zutaten für 2 Personen
- 1 Tasse grüne Oliven
- 1 Tasse schwarze Oliven
- je 1 TL zerhackte Fenchel- und Korianderfrüchte, Minzblätter sowie Kumin (Kreuzkümmel)
- 1 TL Aceto balsamico (Balsamessig)
- 1 EL Olivenöl

Bei der römischen Olivenpaste handelt es sich um ein antikes Rezept, das aus dem „De condituris“ von Apicius stammt: einem Saucen-Kochbuch. Die Olivenpaste wurde von den Römern zusammen mit Käse gegessen.

Zubereitung
Die Oliven werden entkernt und in einem Mixer oder mit einem Pürierstab zu Brei gerührt. Anschließend die Kräuter, den Essig und das Öl in den Olivenbrei geben und alles gut miteinander verrühren, in eine Schale füllen und mit etwas Kräutern garnieren. Übrigens: Die Römische Olivenpaste ist eine tolle Idee für den nächsten Grillabend. Denn sie schmeckt ganz ausgezeichnet zu gebratenem und gegrillten Fleisch und Fisch.

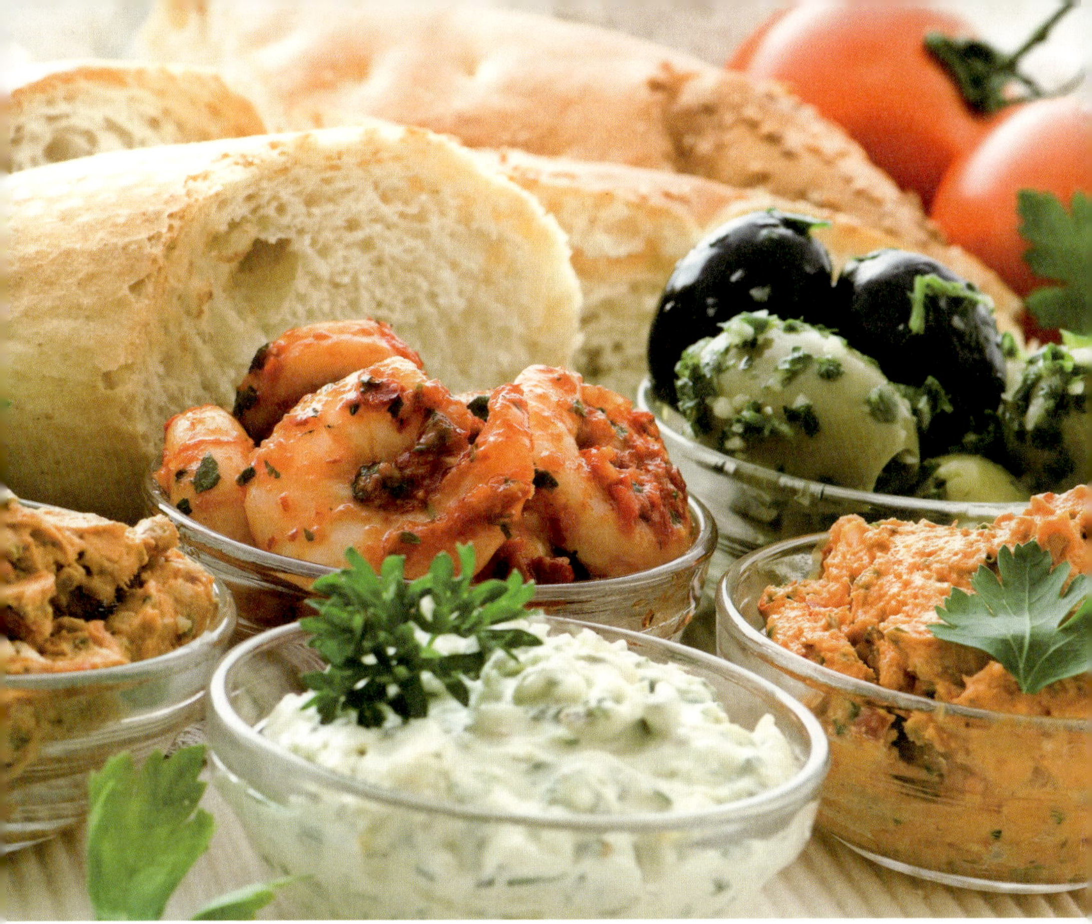

Dips schmecken zu jeder Gelegenheit und fast jedem …

Olivencreme

Dies ist eine Variante der oben genannten Olivenpaste.

Zubereitung
Alle Zutaten in eine tiefe Schüssel geben und mit einem Mixer oder Pürierstab pürieren. Anschließend die Olivencreme in eine Schale umfüllen. Die Creme eignet sich auch hervorragend als Sauce zu Pasta oder Reisgerichten.

Zutaten für 2 Personen
- 500 g grüne Oliven ohne Stein
- 50 g Kapern (im Glas)
- 2 Sardellenfilets
- 2 gehackte Knoblauchzehen
- je 1 TL getrockneter Rosmarin und Oregano
- Pfeffer zum Abschmecken
- 1 EL Olivenöl

Mediterrane Suppen

Zutaten für 4 Personen

- 16 mittelgroße Scampi
- 1 Knolle Fenchel
- 1 Bund Basilikum
- 2 Knoblauchzehen
- 1 unbehandelte Zitrone
- 1 unbehandelte Orange
- 1 unbehandelte Limette
- 50 ml Pastis
- 400 g Joghurt
- grobes Meersalz und normales Haushaltssalz
- gemahlener Kurkuma
- weißer Zucker
- 4 EL Olivenöl

Fenchel-Scampi-Suppe

Eine außergewöhnliche Mischung, die Ihre Gäste begeistern wird.

Zubereitung

Den Joghurt in ein Tuch geben, in eine Schale legen und die im Joghurt enthaltene Flüssigkeit über Nacht im Kühlschrank abtropfen lassen. Am nächsten Tag den Knoblauch sehr klein hacken und die Zitrusfrüchte auspressen. Den Saft und den gehackten Knoblauch mit dem abgetropften Joghurt verrühren und ihn mit Kurkuma und Haushaltssalz abschmecken. Dann den Zitrus-Joghurt in kleine Schälchen füllen. Anschließend den Fenchel waschen und in sehr feine Scheiben hobeln.

Jetzt werden die Einmachgläser befüllt: Zuerst eine Schicht Fenchel hineingeben, darauf einige Basilikumblätter und schließlich jeweils vier Scampi legen. Dann folgt nochmals eine Schicht mit Fenchel und wiederum Basilikum. Zum Abschluss gibt man etwas Meersalz darauf.

Einen großen Topf mit Wasser füllen, sodass die Gläser bis zur Hälfte im Wasser stehen können. Das Wasser zum Kochen bringen. In einem weiteren Topf einen halben Liter Wasser mit dem Pastis aufkochen, die Gläser damit aufgießen und sie danach sofort verschließen. Die Gläser anschließend in den großen Topf stellen und für fünf Minuten im kochenden Wasser stehen lassen, dann herausnehmen, weitere zwei Minuten ziehen lassen und die Suppe in den geschlossenen Gläsern mit dem Zitrus-Joghurt servieren.

Kürbissuppe

Der auch hierzulande beliebte Klassiker in der mediterranen Version.

Zutaten für 2 Personen
- 750 g Kürbis, in Stücke geschnitten
- 2 Karotten, in Scheiben
- 1 mittelgroße Zwiebel
- 2 mittelgroße Kartoffeln, in kleinen Würfeln
- 1 l Gemüsebrühe
- 125 g saure Sahne
- 3 EL gehackter Rosmarin
- 100 ml Weißwein
- 1 TL Zitronensaft
- Salz und Pfeffer
- Olivenöl

Zubereitung
Die Zwiebel fein hacken und mit dem fein gehackten Rosmarin in einem Topf in etwas Olivenöl anschwitzen. Dann die Gemüsebrühe und den Weißwein dazugießen und die Kürbis-, Kartoffel- und Karottenstücke in den Topf geben. Sobald die Gemüse weichgekocht sind, den Topf vom Herd nehmen und die Suppe mit einem Pürierstab pürieren. Anschließend die saure Sahne und den Zitronensaft unterrühren und die Suppe mit Salz und Pfeffer abschmecken.

Knoblauchcreme-Suppe

Diese Suppe sollten Sie nicht servieren, wenn am gleichen oder am nächsten Tag wichtige Termine anstehen – der Knoblauch könnte sich unangenehm bemerkbar machen. Abgesehen davon, können Sie die Knoblauchcreme-Suppe unbeschwert genießen, denn sie schmeckt nicht nur gut, sondern ist auch sehr gesund.

Zutaten für 2 Personen
- 3 Knollen frischer Knoblauch
- 1 mittelgroße Zwiebel
- 300 ml Sahne
- 1 l Gemüsebrühe
- 1 großes Ciabatta
- 2 EL Sherry- oder Weißweinessig
- 200 g ganze Mandeln
- Meersalz und frisch gemahlener schwarzer Pfeffer
- 3 geschälte und filetierte Orangen
- 1 Handvoll frisch gehacktes Koriandergrün
- 1 Handvoll frisch gehackte Minze
- 6 EL Olivenöl

Zubereitung
Die Knoblauchknollen auseinander nehmen, die Zehen schälen und sie bei 180 °C im vorgeheizten

Ofen eine halbe Stunde backen, bis sie ganz weich sind. In der Zwischenzeit die Zwiebel schälen, schneiden und sie in einem großen Topf in Olivenöl anbraten – sie soll ebenfalls ganz weich werden. Dann die Sahne und die Brühe angießen und alles für zehn Minuten zum Köcheln bringen. Nun den Knoblauch aus dem Ofen nehmen und ihn etwas abkühlen lassen. Anschließend das goldgelbe Mus aus den Knoblauchzehen bis auf den letzten Rest herausdrücken und es mit einem Schneebesen unter die Suppe heben.

Jetzt das Ciabatta entrinden, in Stücke rupfen und in die Suppe werfen. Dann den Essig einrühren und weitere fünf Minuten kochen lassen. Nun die Suppe zusammen mit den Mandeln in eine Küchenmaschine geben und alles gut durchpürieren. Mit Salz und Pfeffer abschmecken, in Suppenteller füllen und mit Orangenfilets, Koriander und Minze garnieren. Zum Abschluss auf jede Suppenportion einen guten Schluck Olivenöl geben.

Fischsuppe

Ein etwas komplexes Rezept, doch die Mühe wird reichlich belohnt.

Zutaten für 2 Personen

- 1 kg Rotbarsch, Seeteufel und Kabeljau gemischt
- 2 Karotten
- 2 Zucchini
- ½ Bund Petersilie
- 2 Blätter Sellerie
- 2 Zwiebeln
- 2 Tomaten
- 2 Kartoffeln
- 50 g Langkornreis
- 2 Eier
- Saft von 2 unbehandelten Zitronen
- Salz und Pfeffer
- 3 EL Olivenöl

Zubereitung

Die Fische unter fließend kaltem Wasser waschen, bis das verbrauchte Wasser klar ist und die Fische anschließend in Stücke schneiden. Die Gräten dabei nicht entfernen, da sie für die Suppe besonders gehaltvoll sind. Dann die Karotten und Zucchini waschen und in Scheiben schneiden, die Petersilie waschen und die Blätter klein hacken. Auch die Sellerieblätter waschen und grob hacken sowie die Zwiebeln schälen und grob würfeln. Die Tomaten mit heißem Wasser überbrühen, häuten und das Fruchtfleisch grob würfeln. Die Kartoffeln waschen, schälen und in große Stücke schneiden. Anschließend das Gemüse in einen großen Topf mit dem Olivenöl geben und etwas Salz einstreuen und das Ganze zum Kochen bringen. Bei geringer Hitze 15 Minuten köcheln lassen, dann die Fischstücke dazugeben und für weitere 15 Minuten in der Suppe ziehen lassen. In der Zwischenzeit den Backofen auf 60 °C vorheizen. Nun die Fische aus dem Topf nehmen, die Gräten entfernen und das Fischfleisch auf eine vorgewärmte Servierplatte legen. Die restliche Flüssigkeit durch ein Sieb in einen anderen Topf abgießen und das Gemüse – bis auf je zwei EL Karotten, Zucchini und Kartoffeln – um die Fischstückchen herum auf die Servierplatte legen. Alles mit Alufolie zudecken und es im Backofen warm halten. Das restliche Gemüse mit einem Mixer oder Pürierstab pürieren und es in die aufgefangene Brühe rühren. Dann die Suppe wieder auf den Herd stellen, den Reis dazugeben und alles 20 Minuten bei geringer Hitze köcheln lassen.

Jetzt ist Zeit für die Ei-Zitronensauce: Die Eier in einer kleinen Schüssel mit dem Zitronensaft verrühren und etwas heiße Fischbrühe unter ständigem Rühren hinzulöffeln. Anschließend die Ei-Zitronensauce in die Fischsuppe geben und sie mit Pfeffer abschmecken. Die Platte mit den Fischen und dem Gemüse aus dem Backofen nehmen und zusammen mit der Suppe servieren.

Melonensuppe

Die Suppe wird kalt serviert und ist ideal für heiße Tage.

Zutaten für 6 Personen

- 1 kg Wassermelone
- 2 Tomaten
- 1 kleine rote Paprikaschote
- 1 kleine rote Zwiebel
- 100 ml Tomatensaft
- 1 TL Granatapfelsirup
- Salz und Pfeffer aus der Mühle
- 2 EL Olivenöl

Zubereitung

Zuerst werden sechs kleine, schmale Dreiecke aus der Wassermelone herausgeschnitten, die später zur Dekoration der Suppe gebraucht werden. Dann die Melone schälen, entkernen und in grobe Würfel schneiden. Die Paprika und die Tomaten ebenfalls entkernen, in grobe Würfel schneiden und die Zwiebel fein würfeln. Anschließend alle Zuta-

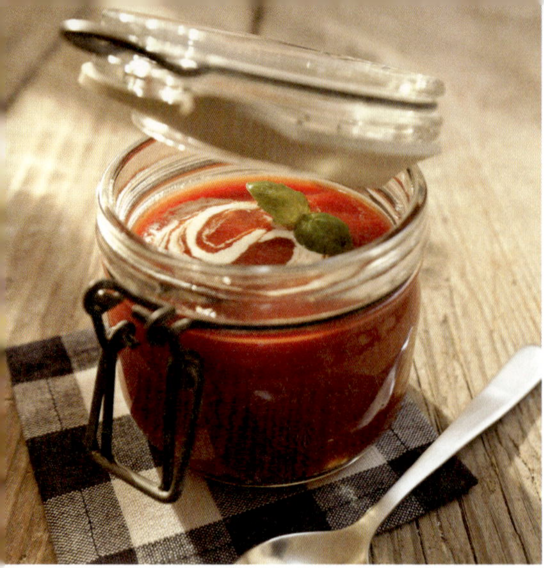

Suppe im Glas ... eine neue, interessante Spielart!

ten in ein hohes Gefäß geben, das Olivenöl und den Granatapfelsirup sowie den Tomatensaft hinzugeben und alles pürieren. Anschließend die Suppe mit Salz und Pfeffer abschmecken und durch ein nicht zu feinmaschiges Sieb passieren. Nun wird die Suppe für zwei Stunden kalt gestellt, zum Servieren in Gläser umgefüllt und mit den Wassermelonen-Ecken garniert. Die Melonensuppe ist ganz wunderbar für Picknicks im Freien geeignet – da sicher verpackt in Einmachgläsern.

Olivensuppe

Sie darf in diesem Buch natürlich nicht fehlen...

Zutaten für 4 Personen

- 500 g Ochsenschwanz
- 1 mittelgroße Zwiebel
- 1 Bund Petersilie
- 3 TL Tomatenmark
- 1 kleine Dose Tomaten
- 1 Prise Piment
- 2 Prisen Paprika rosenscharf
- 1 Prise schwarzer Pfeffer
- 5 mittelgroße Karotten
- 4 mittelgroße Knoblauchzehen
- 500 g grüne Oliven, entkernt
- 5 TL Olivenöl

Zubereitung

Zwiebel und Knoblauch ganz klein würfeln, in einem großen Topf mit Olivenöl andünsten und dann das Fleisch dazugeben. Wenn das Fleisch kurz angebraten ist, Wasser hinzugeben, bis alles gut bedeckt ist. Anschließend die Ganze mit Gewürzen versehen und rund eine Stunde kochen lassen, bis das Fleisch gar ist. In der Zwischenzeit die Oliven kochen, um das Salz zu entfernen. Wenn das Fleisch gar ist, die Oliven, die klein geschnittenen Karotten, die Dosentomaten und das Tomatenmark hinzufügen. Dann die Suppe noch einmal für eine Stunde leicht köcheln lassen und in tiefe Teller füllen, mit Petersilie verzieren und servieren.

Mediterrane Salate

„Nimm Essig wie ein Geizhals, Salz wie ein Weiser und Öl wie ein Verrückter …", rät ein bekanntes italienisches Sprichwort zum Anmachen von Salaten. Sehr zu Recht, denn diese Relation der Mengen leistet der Gesundheit die besten Dienste. Und auch der Gaumen profitiert davon, wie sehr, das zeigen die folgenden Rezepte.

Auberginensalat

Zutaten für 4 Personen

- 5 längliche Auberginen
- 100 g gebröckelter Schafskäse
- 1 große Tomate klein gehackt
- ½ Bund Petersilie klein gehackt
- 1 Knoblauchzehe gepresst
- 3 EL Olivenöl
- 1 EL Balsamessig
- Salz und Pfeffer zum Abschmecken

Ein ungewöhnliches Rezept, mit dem Sie Ihre Gäste in jeder Hinsicht positiv überraschen können, sowohl optisch wie geschmacklich.

Zubereitung
Die Auberginen gut waschen und für 15 Minuten im Backofen bei mittlerer Hitze grillen, bis sie schrumpeln und sich die Haut ablöst. Dann die Auberginen der Länge nach halbieren und das innere Fleisch entfernen. Das Auberginenfleisch in eine große Schüssel geben und mit den anderen Zutaten verrühren. Anschließend Essig und Öl dazugeben und alles noch einmal gut durchmischen. Die Salatmischung in die ausgehöhlten Auberginenhälften füllen und servieren.

Fenchel-Möhren-Salat

Zutaten für 2 Personen

- 1 große Knolle Fenchel
- 3 Karotten
- 2 TL Apfelessig
- Kräutersalz
- 2 EL Olivenöl

Der Fenchen-Möhrensalat lässt sich einfach zubereiten und ist dazu auch noch überaus lecker!

Zubereitung
Den Fenchel schälen und in kleine

Stücke hacken. Die Karotten ebenfalls schälen und mit einem Hobel reiben. Dann alles in eine Schüssel geben und den Salat mit Essig und Öl anmachen. Zum Schluss mit dem Kräutersalz abschmecken.

Griechischer Bauernsalat

Zutaten für 2 Personen
- 250 g Kalamata-Oliven
- 500 g reife Fleischtomaten
- 300 g Feta (griechischer Schafskäse)
- ½ Salatgurke
- 50 g Kapern
- 1 EL Oregano
- 1 EL Balsamessig
- Meersalz und frisch gemahlener Pfeffer
- 100 ml Olivenöl

Ein Klassiker, der auch hierzulande bei keinem griechischen Restaurant auf der Speisekarte fehlt. So können Sie ihn selbst zubereiten.

Zubereitung
Die Tomaten waschen und vierteln, die Gurke waschen und in Scheiben schneiden. Dann den Feta würfeln und alles zusammen mit den Oliven in eine große Schüssel geben. Nun die Kapern und den Oregano darüberstreuen und den Salat mit Salz, Pfeffer und Essig abschmecken. Zum Schluss Olivenöl darübergießen.

Gemüsesalat

Zutaten für 4 Personen
- 1 Aubergine
- je 1 rote und grüne Paprika
- 6 reife Tomaten
- 5 Knoblauchzehen
- 2 EL frischer Saft einer unbehandelten Zitrone
- etwas grobes Meersalz
- 100 ml junges, fruchtiges Olivenöl

Eine traditionelle Spezialität aus dem nordafrikanischen Mittelmeergebiet, vor allem aus Tunesien und Marokko.

Zubereitung
Zunächst den Backofen auf etwa 200 Grad (Gasherd Stufe 6) vorheizen und dann das gewaschene Gemüse auf den Backrost legen. Das Gemüse rund eine halbe Stunde

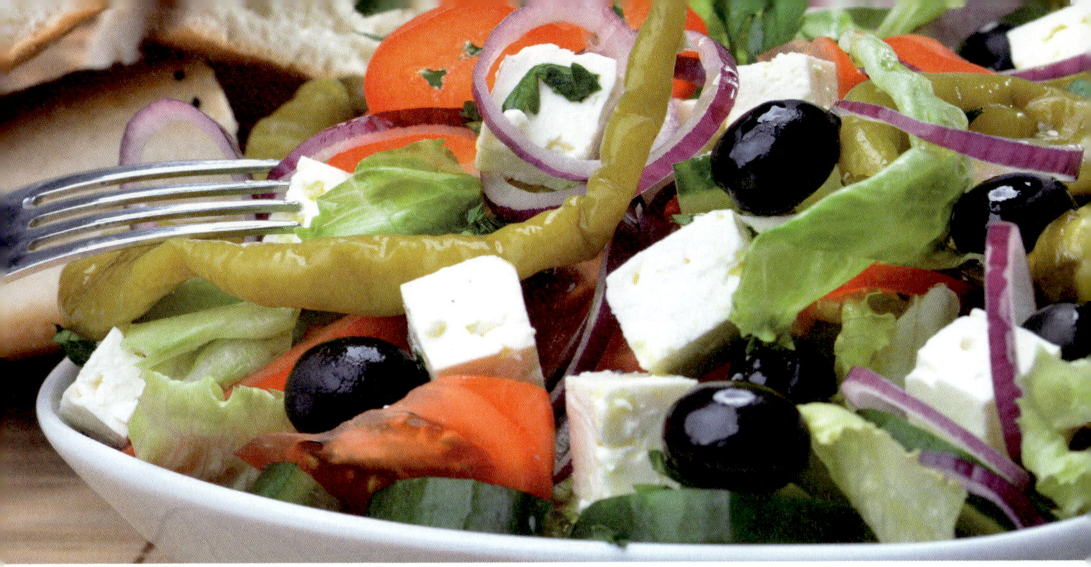

Wer kennt ihn nicht: Griechischer Bauernsalat ist ein Klassiker.

grillen, bis es leicht bräunlich ist. Anschließend das Gemüse aus dem Ofen nehmen, etwas abkühlen lassen, die Schalen abziehen und die Kerne sowie die Zwischenwände der Paprikas entfernen. Das Gemüse nun in einer tiefen Schüssel in große Stücke schneiden und die geschälten und in Scheiben geschnittenen Knoblauchzehen darübergeben. Nun den Salat mit dem Olivenöl und dem Zitronensaft begießen, mit dem Meersalz abschmecken und ihn noch lauwarm servieren.

Brotsalat

Ein ungewöhnliches Rezept aus dem antiken Rom, in das Lavendelblüten kommen – allerdings nicht zum Dekorieren, sondern als Zutat zum Mitessen. Mit dem Brotsalat werden Sie Ihre Gäste überraschen.

Zutaten für 4 Personen
- 50 g grüne oder schwarze Oliven gemischt
- 4 Scheiben Mischbrot
- 1 Kopf Lollo rosso oder 2 Bund Rucola
- 1 EL Lavendelblüten
- eine kleine Tasse Balsamessig
- etwas Meersalz
- frisch im Mörser zerstoßener Pfeffer
- 4 EL Olivenöl

Zubereitung
Die Oliven entkernen, zerkleinern und in eine große Keramikschüssel

legen. Dann die Brotscheiben kurz in den Balsamessig tunken, sie etwas zerpflücken und die Stücke mit den Lavendelblüten und dem Öl zu den Oliven geben. Das alles eine Stunde ziehen lassen und dann den gewaschenen und zerkleinerten Lollo rosso oder Rucola untermischen. Zum Schluss den Brotsalat mit Salz und Pfeffer abschmecken.

Venezianischer Fischsalat

Zutaten für 2 Personen als Hauptgericht (Für 4 Personen als Vorspeise)

- 1 Bleichsellerie
- 1 Frühlingszwiebel
- 1 Stange Lauch
- 2 Forellenfilets
- 300 g Heilbuttfilets
- 4 Hummerkrabbenschwänze
- 200 g Grönlandkrabben
- 100 g Scampi
- 1 ungespritzte Zitrone
- grobes Meersalz
- 9 EL Olivenöl

Das Rezept zu dieser raffinierten Salatmischung aus Fisch und Meeresfrüchten kommt aus Venedig und dem Veneto.

Zubereitung

Den Sellerie putzen und ihn für den Sud würfeln, dann das Innere für die Marinade in Scheiben schneiden. Den Lauch waschen und ihn ebenfalls in Scheiben schneiden. Anschließend die Lauchscheiben in zwei Liter Salzwasser aufkochen und darin dann auch die Selleriewürfel und den Saft der Zitrone etwa zehn Minuten kochen lassen. Inzwischen den Heilbutt und die Forellenfilets in mundgerechte Stücke schneiden und sie etwa fünf Minuten in dem Sud gar ziehen lassen – sie sollen jedoch keinesfalls kochen. Danach die Fischstücke herausnehmen, sie kurz in eiskaltes Wasser tauchen und dann die Scampi, Krabben und Hummerkrabbenschwänze in den Sud legen und sie 3 Minuten ziehen lassen. Dann die Meeresfrüchte aus den Schalen lösen und sie zerteilen. Für die Marinade die Frühlingszwiebel putzen, in feine Ringe schneiden und sie mit dem Sellerieherz und dem Olivenöl mischen. Mit Salz abschmecken und die Marinade über den abgetropften Fisch und die Meeresfrüchte gießen. Vorsichtig mischen und servieren. Die angegebenen Fischsorten und auch die Schalentiere können selbstverständlich variiert werden. So lässt sich der Fischsalat ganz individuell dem eigenen Geschmack anpassen.

Dressingrezepte

Salatmarinaden und Dressings mit Olivenöl sind wie das Tüpfelchen auf dem i bei Salaten. Denn in ihnen kommt der typische Olivenölgeschmack besonders gut zum Tragen. So können Sie jeden Salat zu einem kulinarischen Erlebnis machen. Im Folgenden einige Anregungen.

Meerrettich-Dressing

Passt gut zu Blattsalaten.

Zutaten für 4 Personen

- 3 Eigelb
- 1 TL gemahlener Meerrettich
- 50 g gehackte rote Paprika
- 6 Blatt gehacktes Basilikum
- Weinessig
- etwas Salz
- weißer Pfeffer
- 5 EL Olivenöl

Zubereitung
Die Eigelbe mit dem Olivenöl schaumig schlagen, mit etwas Essig verdünnen und dann die restlichen Zutaten hinzugeben. Alles gut verrühren und vor dem Anmachen des Salates noch etwa zehn Minuten im Kühlschrank ruhen lassen.

Thunfisch-Dressing

Ideal zu Blattsalaten und griechischem Salat. Darüber hinaus schmeckt das Thunfisch-Dressing auch als Dip für Fondues sowie zu Gegrilltem.

Zutaten für 4 Personen

- 250 g Thunfisch aus der Dose
- ½ gehackte Zwiebel
- je ½ gehackte grüne und rote Paprika
- 1 Gewürzgurke
- 3 EL Balsamessig
- etwas Kräutersalz
- frisch gemahlener schwarzer Pfeffer
- 6 EL Olivenöl

Zubereitung
Den Thunfisch abtropfen lassen und ihn mit den Zwiebeln und der Paprika vermischen. Dann Essig und Öl zugeben und das Dressing mit Salz und Pfeffer abschmecken.

Käse-Marinade

Zutaten für 4 Personen

- 50 g Roquefort (oder anderer Blauschimmelkäse)
- 50 g geriebener Pecorino
- 3 Knoblauchzehen
- 2 Bund Basilikum
- 1 Zweig frischer (oder 1 TL getrockneter) Thymian
- 4 EL gehackte Pistazien
- etwas Salz und weißer Pfeffer
- 8 EL Olivenöl

Schmeckt besonders köstlich zu Gemüsesalaten.

Zubereitung
Die Knoblauchzehen schälen und klein schneiden (dabei die grünen Keime entfernen), den Basilikum waschen und die Thymianblättchen von den Stielen zupfen. Diese Zutaten mit dem Roquefort, dem Pecorino und den Pistazien sowie dem Öl mit einem Pürierstab oder Mixer pürieren. Anschließend die Marinade mit Salz und weißem Pfeffer abschmecken.

Die Rotbarbe ist sehr beliebt unter Anhängern des Schuppentiergenusses.

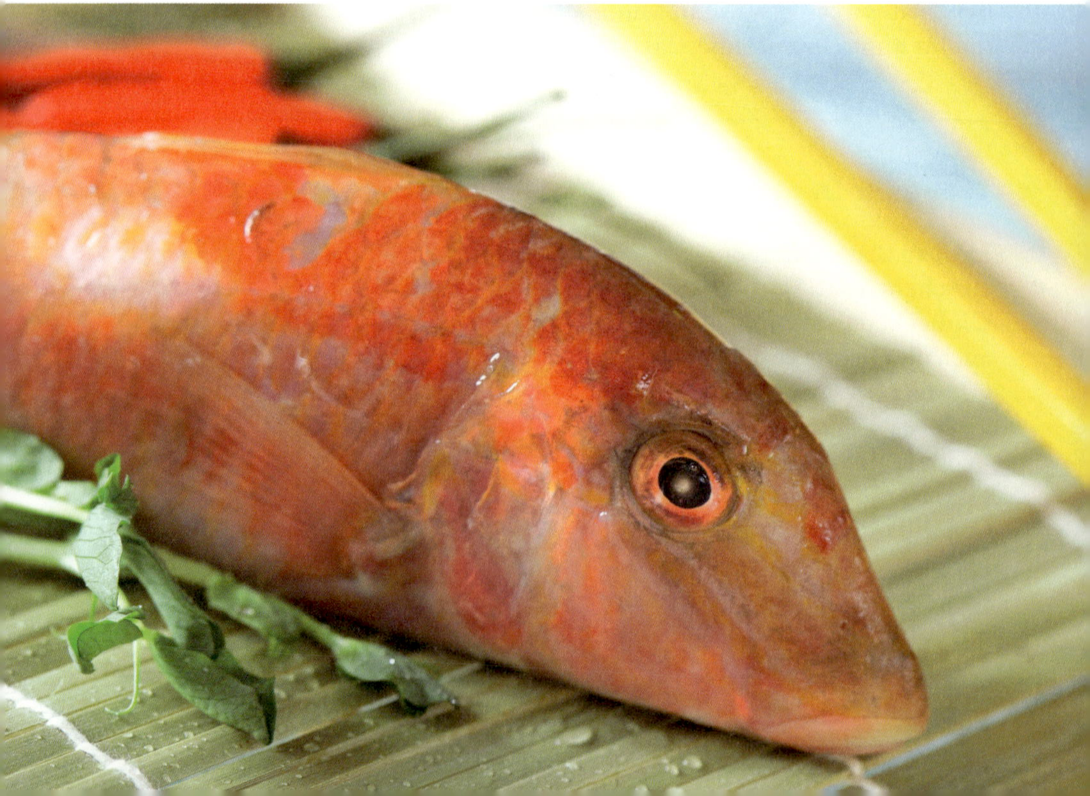

Mediterrane Fischgerichte und Meeresfrüchte

Fisch und Meeresfrüchte gehören zu den Säulen der Mittelmeerküche. Denn ebenso wie Gemüse, Salate und Pasta kommen sie regelmäßig mehrmals die Woche auf den Tisch (S. 26, 163).

Gebratene Rotbarben

Zutaten für 4 Personen

- 12 küchenfertige Rotbarben (je rund 120 g)
- 2 unbehandelte Zitronen in Scheiben geschnitten
- etwas Salz
- Mehl zum Wenden
- frisch im Mörser zerstoßener schwarzer Pfeffer
- ¼ l Olivenöl

Gebratene Rotbarben sind ein einfaches griechisches Fischgericht, zu dem Sie am besten einen griechischen Bauernsalat (S. 64) reichen.

Zubereitung

Die Fische waschen, mit Küchenkrepp trocken tupfen, salzen, pfeffern und im Mehl wenden. In der Zwischenzeit das Olivenöl in einer Pfanne heiß werden lassen und die Fische hineinlegen. Die Fische auf jeder Seite goldbraun anbraten. Anschließend die heißen Rotbarben auf vorgewärmte Teller legen, mit Zitronenscheiben garnieren und etwas Olivenöl darüberträufeln.

Marinierte Sardellen

Zutaten für 4 Personen

- 700 g frische, ausgenommene Sardellen
- 1 Bund Schnittlauch
- 2 EL Zitronensaft
- 4 EL grobes Meersalz
- frisch im Mörser zerstoßener schwarzer Pfeffer
- 5 EL fruchtiges, junges Olivenöl

Viele kennen dieses einfache Fischgericht vom Urlaub am Mittelmeer. Dort kriegt man es in nahezu jedem Fischerort serviert.

Zubereitung

Die Sardellen mit Wasser abspülen, trocken tupfen und sie von beiden Seiten mit Meersalz bestreuen.

Anschließend die Fische auf eine große Platte oder ein Blech legen und sie etwa 30 Minuten ziehen lassen. Die Sardellen wieder mit Wasser abspülen, in Filets zerteilen und die Gräten entfernen. Nun das Olivenöl mit dem Zitronensaft verrühren und die Hälfte dieser Marinade auf vier Teller verteilen. Die Sardellenfilets mit der Haut nach unten in die Marinade legen, mit der restlichen Marinade übergießen und sie etwa eine Stunde in den Kühlschrank stellen. Dann mit dem gehackten Schnittlauch und dem Pfeffer bestreuen und servieren. Zu den Sardellen passen sehr gut geröstetes Weißbrot und ein gemischter Salat mit Tomaten und reichlich Oliven.

Garnelentopf

Zutaten für 6 Personen

- 1 kg große Garnelen
- 2 mittelgroße passierte Tomaten (auch aus der Dose)
- 1 EL Tomatensaft
- 250 g gewürfelter Feta (griechischer Schafskäse)
- 1 mittelgroße gehackte Zwiebel
- ½ Bund gehackte Petersilie
- 1 gehackte scharfe Peperoni
- 1 TL Zucker
- Salz und schwarzer Pfeffer
- 1 Tasse Olivenöl

Ein außergewöhnliches Gericht, das gut für eine größere Gästerunde geeignet ist. Dann müssen lediglich die Zutaten der Anzahl der Personen angepasst werden.

Zubereitung

Die Garnelen von den Därmen befreien und in Salzwasser garen. Anschließend die Garnelen in einem Sieb abtropfen lassen und eine Tasse vom Kochsud aufbewahren. Dann die Garnelen schälen, die Zwiebeln in einem Topf in Olivenöl glasig braten, Tomatensaft, passierte Tomaten, den aufbewahrten Garnelensud, Peperoni, Salz und Zucker hinzufügen. Die Sauce etwa zehn Minuten köcheln lassen, bis das Wasser verdampft ist und die Sauce mit dem Olivenöl übrigbleibt. Anschließend die Petersilie, den Feta und die Garnelen dazugeben und alles verrühren. Die Mischung auf sechs kleine feuerfeste Tontöpfe verteilen und das Ganze im vorgeheizten Ofen bei 200 °C etwa zehn Minuten backen. Statt der Garnelen können auch Scampi verwendet werden. Zudem eignen sich auch Muscheln wie Mies- oder Venusmuscheln als Alternative für dieses Gericht – dann wird aus dem Garnelen- ein Muscheltopf …

Thunfisch mit Kräutern

Zutaten für 4 Personen

- 4 oder 6 Scheiben frischer Thunfisch (je nach Dicke)
- 20 Datteln
- 100 ml trockener Weißwein
- ½ TL Bienenhonig
- ½ TL frisch im Mörser zerstoßener schwarzer Pfeffer
- 1 Handvoll gemischte frische Kräuter (Petersilie, Thymian, Zitronenmelisse und Rosmarin)
- 2 EL Olivenöl

Ein köstliches und raffiniertes Rezept, das zudem ganz unkompliziert ist.

Zubereitung
Zunächst wird die Sauce zubereitet: Dazu die Datteln entkernen, klein hacken und die ebenfalls gehackten Kräuter, Wein, Öl, Honig und Pfeffer hinzugeben. Alles in eine tiefe Pfanne geben und kurz aufkochen lassen. Nach etwa zehn Minuten die zuvor in etwas Mehl gewendeten Thunfischscheiben in die Sauce legen und bei mittlerer Hitze langsam dünsten. Bei Scheiben von rund drei Zentimetern Dicke beträgt die Kochzeit etwa eine Viertelstunde. Dann ist der Thunfisch gar und kann mitsamt der Sauce sowie Reis oder Weißbrot serviert werden.

Wolfsbarsch

Zutaten für 2 Personen

- 2 ausgenommene und geschuppte Wolfsbarsche (vom Fischfachhandel)
- 6 frische Lorbeerblätter
- 1 ungespritzte Zitrone in Scheiben
- 8 EL trockener Weißwein
- Saft von ½ unbehandelten Zitrone
- frisch gemahlener weißer Pfeffer
- etwas Meersalz
- 14 EL Olivenöl

Ein exquisites Gericht, das sich obendrein sehr leicht zubereiten lässt.

Zubereitung
Die Barsche waschen, trocknen, innen und außen pfeffern und salzen. Danach beidseitig tiefe Einschnitte in die Fische schneiden und die Lorbeerblätter hineinstecken. Die Wolfsbarsche nun in eine tiefe feuerfeste Form legen, mit 7 EL Olivenöl beträufeln, den Weißwein darübergießen und die Zitronenscheiben dazulegen. Die

Form in den auf 250 °C vorgeheizten Ofen (Gasherd Stufe 7) schieben und die Fische eine Viertelstunde backen. Anschließend den Zitronensaft mit dem restlichen Olivenöl verschlagen und über die fertigen Barsche gießen. Sofort servieren und eventuell grünen Salat dazu reichen.

Zahnbrasse in der Salzkruste

Zutaten für 2 Personen

- 1 entschuppte, ausgenommene Zahnbrasse (etwa 1 kg)
- 1 Zweig frischer Rosmarin
- 3 Eiweiß
- 1 kg grobes Meersalz
- 3 EL Olivenöl

Der Brauch, Fisch in einer Salzkruste zu garen, hat eine lange Tradition im Mittelmeerraum. Das Salzmäntelchen bewahrt das gesamte Aroma des Fisches und verhindert zudem sein Anbraten.

Zubereitung

Den Backofen auf 225 Grad (Gasherd Stufe 6-7) vorheizen, die Brasse waschen, trocknen und den Rosmarinzweig in ihre Bauchhöhle stecken. Dann das Eiweiß schaumig schlagen und unter das Salz mischen und dieses fingerdick in eine feuerfeste Form füllen. Den Fisch hineinlegen und mit dem restlichen Salz zudecken. Im vorgeheizten Ofen 25 Minuten backen, dann die Salzkruste aufschlagen und vorsichtig von der Brasse abheben. Nun den Fisch tranchieren, mit dem Olivenöl beträufeln und sofort servieren.

Gefüllte Calamares

Zutaten für 4 Personen

- 1.300 g Baby-Calamares
- 4 mittelgroße weiße Zwiebeln
- 100 g Wildreis
- 4 frische geschnittene Tomaten
- Salz und schwarzer Pfeffer
- 150 ml Olivenöl

Dieses Gericht verlangt etwas Zeit, belohnt dafür aber mit reichlich Gaumenfreuden.

Zubereitung

Die Calamares gut waschen, den Knorpel (Schulp) im Innern

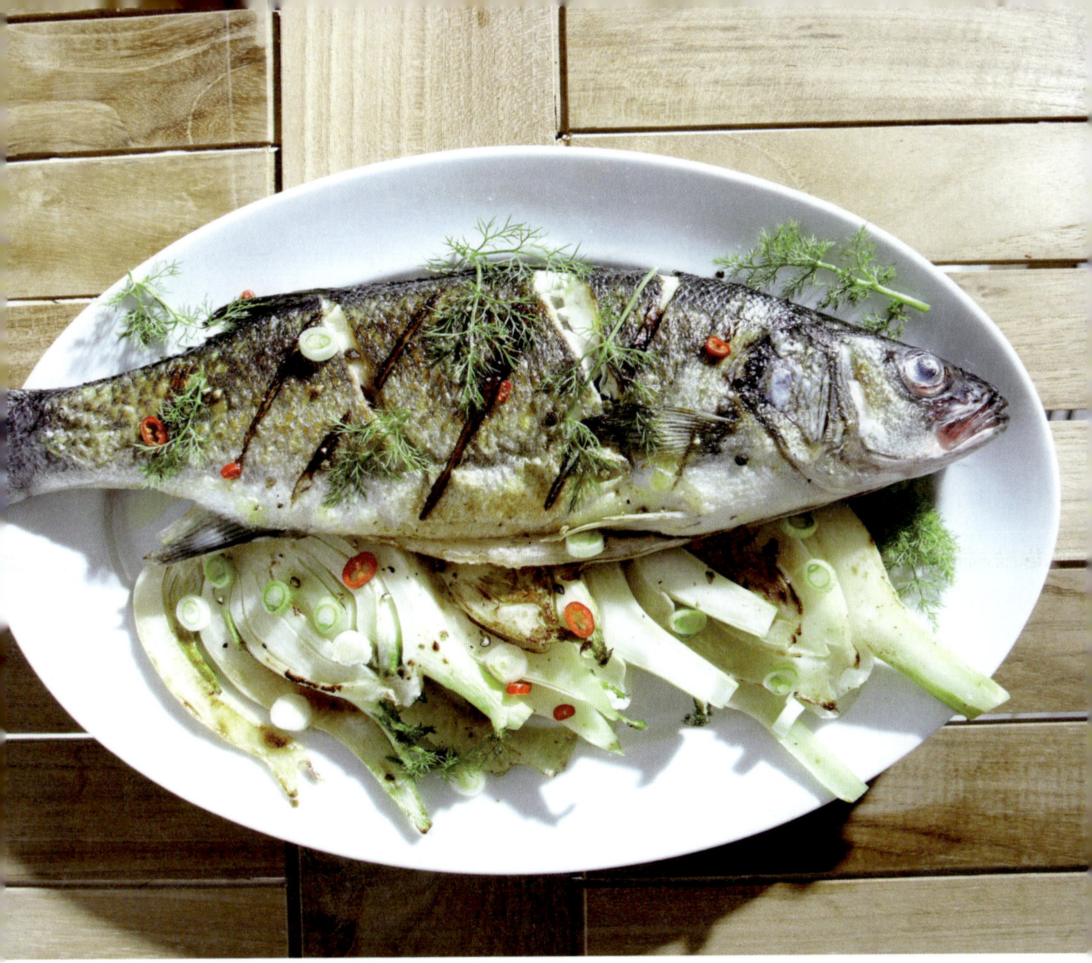

Wolfsbarsch ist eine echte Delikatesse, für die sich der höhere Preis lohnt.

entfernen und die Greifarme in kleine Stückchen schneiden. Dann die Zwiebeln fein hacken, mit der Hälfte des Olivenöls in einen Kochtopf geben und leicht andünsten. Die Greifarme der Calamares dazulegen und ständig mit einem Holzlöffel im Topf umrühren, bis die Calamares eine leicht bräunliche Farbe haben. Nun den Reis dazugeben, alles ein wenig vermischen und dann die Tomaten hinzufügen. Sobald die Flüssigkeiten verdunstet und aufgesogen sind, den Topf vom Herd nehmen. Die Masse ein wenig abkühlen lassen und damit die Baby-Calamares füllen. Am besten die zwei Enden zunähen, damit alles gut verschlossen ist. Die gefüllten Calamares auf ein tiefes Backblech geben und das restliche Olivenöl sowie ein wenig Wasser darübergießen. Bei 180 Grad Celsius langsam garen lassen und dann sofort servieren.

Mediterrane Fischpfanne

Zutaten für 2 Personen

- 4 Fischfilets (Steinbutt oder Rotbarsch)
- 200 g Shrimps oder Garnelen
- 1 Bund frisches Basilikum
- 1 TL gehackter Rosmarin
- frisch gemahlener schwarzer Pfeffer
- 1 Knoblauchzehe, gerieben
- 5 EL Olivenöl

Zu diesem herrlichen Fischgericht passen sehr gut grüner Salat und Weißbrot.

Zubereitung

Olivenöl in einer Pfanne erhitzen und den Rosmarin kurz anschwitzen. Dann die Shrimps oder Garnelen kurz anbraten, Knoblauch dazugeben und die Meeresfrüchte wieder aus der Pfanne heben und warm stellen. Nun die Fischfilets mit Pfeffer würzen, in das heiße Fett legen und auf beiden Seiten kurz anbraten. Basilikum fein hacken und über die Fischfilets geben. Diese fertig braten, gemeinsam mit den Shrimps auf einem Teller anrichten und servieren.

Red Snapper mit Limetten

Zutaten für 2 Personen

- 2 mittelgroße Filets vom Red Snapper
- Schale von 2 ungespritzten Limetten, in Streifen geschnitten
- 1 EL Limettensaft
- 1 EL Mehl
- Salz und Pfeffer
- 1 Prise weißer Zucker
- 4 EL Olivenöl

Dieses Gericht bekommt durch die Limetten einen richtigen Kick.

Zubereitung

Das Olivenöl mit den Limettenschalenstreifen, dem Limettensaft, Zucker und einer Prise Salz verrühren. Beiseitestellen. Nun die Fischfilets pfeffern und salzen, leicht mit Mehl bestäuben und in etwas Olivenöl in einer Pfanne bei mittlerer Hitze braten. Eine zerkleinerte Limette mit in die Pfanne geben. Zum Servieren mit dem Olivenöl-Dressing beträufeln und mit Limettenscheiben garnieren. Red Snapper ist nicht immer so einfach zu bekommen. Alternativ kann auch gut Wolfsbarsch oder Dorade verwendet werden.

Mediterrane Gemüse

In der mediterranen Küche gibt es seit jeher eine große Zahl an Gerichten mit allerlei frischem Gemüse. Nachfolgend einige Kostproben.

Gebratene Zucchini

Zucchini sind klassische Gemüse der Mittelmeerküche, die Teil vieler Gerichte sind.

Zutaten für 2 Personen

- 3 große Zucchini
- 1 EL Meersalz
- 2 Tassen weißes Mehl
- 200 ml Olivenöl

Zubereitung
Die Zucchini waschen und die äußere Haut abschaben. Dann die Zucchini in Scheiben schneiden, in eine Schüssel legen und mit dem Mehl und dem Salz vermischen. Nun das Olivenöl in eine Bratpfanne geben und es bei mittlerer Flamme erhitzen. Die panierten Zucchini von beiden Seiten braten, bis sie eine goldbraune Farbe und eine feine Kruste bekommen. Kleiner Tipp: Vor dem Servieren der Zucchini kann man sie in Küchenpapier einwickeln, um ihnen das überflüssige Öl zu entziehen.

Gratin von Auberginen

Ein tolles Gericht aus Südfrankreich, das sich als Hauptgang oder auch gut als Beilage zu gegrilltem Fisch oder Fleisch eignet.

Zutaten für 4 Personen als Hauptgericht

- 1 ½ kg Auberginen
- 75 g frisch geriebener Parmesan
- 3 Eier (getrennt in Eiweiß und -gelb)
- 150 ml Milch
- 3 EL weißes Mehl
- 4 EL Paniermehl
- Salz
- frisch gemahlener schwarzer Pfeffer
- 6 EL Olivenöl

Zubereitung
Zunächst den Backofen auf 220 Grad (Gasherd Stufe 7) vorheizen. Dann die Auberginen etwa fünf Minuten in Salzwasser kochen, und sobald sie etwas abgekühlt sind, in

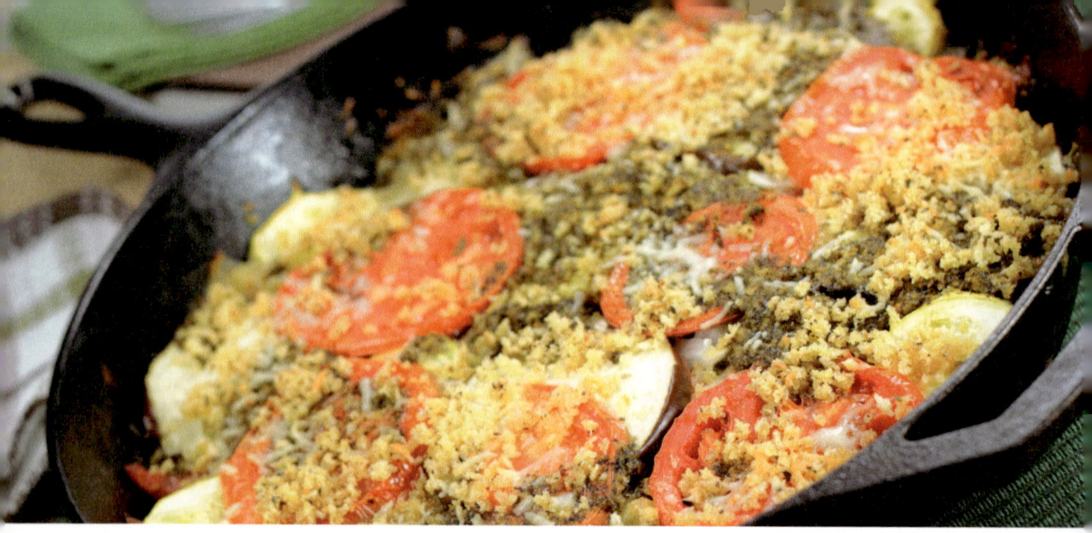

Das Auberginen-Gratin kann als Variation auch sehr gut mit Tomaten zubereitet werden.

kleine Stücke schneiden. Anschließend das Olivenöl in einem großen Topf erhitzen, die Auberginen darin langsam goldbraun braten und den Parmesan sowie das weiße Mehl darüberstreuen. Jetzt die Eigelbe mit etwas Milch schaumig schlagen, den Rest der Milch zu den Auberginen gießen und danach die Eigelbmischung unterrühren. Mit Salz und Pfeffer abschmecken und vom Herd nehmen. Anschließend die Eiweiße schaumig schlagen, vorsichtig unter die Auberginen-Masse heben und diese in eine geölte Auflaufform gießen. Das Paniermehl, etwas Pfeffer und Olivenöl darübergeben und etwa 15 Minuten im Ofen backen. Wenn das Gratin goldbraun ist, wird es aus dem Ofen genommen und sofort serviert.

Rote Rüben mit Senf

Zutaten für 2 Personen
- 2 große rote Rüben
- 1 EL mittelscharfer Senf
- 1 TL Balsamessig
- 4 EL Olivenöl

Statt Roter Bete kann man auch Mangold verwenden.

Zubereitung
Die Roten Rüben in Wasser bissfest kochen und dann in Scheiben schneiden. Anschließend Öl, Senf und Essig verrühren und die Rüben mit dieser Sauce übergießen und sie noch warm servieren.

Bohnen mit Zitronensauce

Zutaten für 4 Personen

- 750 g zarte grüne Bohnen
- 1 ungespritzte Zitrone
- 1 Lauchzwiebel
- 1 Bund Petersilie
- frisch gemahlener schwarzer Pfeffer
- etwas Salz
- 7 EL Olivenöl

Ein raffiniertes Bohnengericht aus Südfrankreich, das besonders gut zu Fleisch passt.

Zubereitung
Die Bohnen putzen und waschen und in einem Liter Wasser bissfest kochen. Dann mit kaltem Wasser abschrecken, um die grüne Farbe zu erhalten, abtropfen lassen und in eine Schüssel geben. Die Zitrone waschen, dünn abschälen und die Schale in sehr feine Streifen schneiden. Dann kurz in kochendem Wasser blanchieren. Von der geschälten Zitrone zwei Scheiben abschneiden, vom Rest den Saft herauspressen und diesen mit dem Olivenöl, etwas Pfeffer und der blanchierten Schale verrühren. Danach die gehackte Lauchzwiebel, die gehackte Petersilie untermischen und die Sauce unter die Bohnen mengen. Mit den beiden Zitronenscheiben anrichten und sofort servieren.

Gemüsefondue

Zutaten für 2 Personen

- 1 Zucchini
- 1 grüne Paprika
- 6 Stangen Staudensellerie
- 4 Lauchzwiebeln
- 1 Knolle Fenchel
- 1 kleiner Blumenkohl
- 4 Knoblauchzehen
- 100 g Sardellen
- 1 EL süße Sahne
- 100 ml Olivenöl

Auf Italienisch *bagna cauda*, das „warme Bad" – eine wahre Vitaminbombe.

Zubereitung
Das Gemüse putzen, waschen und in mundgerechte Stücke schneiden, in einen Gefrierbeutel packen und für eine Stunde im Kühlschrank kühlen. In der Zwischenzeit den Knoblauch schälen, in Streifen schneiden, die Sardellen waschen und klein hacken und den Knoblauch im Olivenöl glasig dünsten. Die Sardellen hinzugeben und bei schwacher Hitze so lange rühren, bis sie

sich aufgelöst haben. Dann die Sahne dazugeben – dabei soll die Sauce nicht kochen, sondern nur flüssig werden. Nun die fertige Sauce in einen Fondue-Topf geben und diesen auf ein Stövchen stellen. Die Gemüsestückchen werden in die Sauce getunkt und roh gegessen. Statt roh können die Gemüse zum *Bagna cauda* auch bissfest gekocht serviert werden.

Römische Artischocken

Zutaten für 2 Personen

- 8 Artischocken
- je 1 TL Pfefferminze, Koriander, Liebstöckel und Fenchel (möglichst frisch, ansonsten getrocknet)
- ½ TL frisch im Mörser zerstoßener schwarzer Pfeffer
- 1 TL Bienenhonig
- etwas Salz
- 1 Tasse Olivenöl

Artischocken sehen auf dem Teller dekorativ aus und sind einfach zuzubereiten.

VIDEO
http://youtu.be/ZrlqYNM6yWI

Zubereitung
Die äußeren Blätter von den Artischocken abzupfen, die Spitzen kappen und das Heu entfernen. Dann Artischocken dicht nebeneinander in einen tiefen Topf setzen, in jede klein gehackte Kräuter geben und Honig darüberträufeln. Die Artischocken mit Salzwasser und Olivenöl bedeckt weich kochen, ca. 30 Minuten.

Spanische Tortilla

Zutaten für 2 Personen

- 750 g Kartoffeln
- 1 Zwiebel
- 100 g schwarze kleine Oliven
- 4 Eier
- etwas Salz
- 250 ml Olivenöl

Die Tortilla ist ein bekanntes Gericht von der iberischen Halbinsel. Sie wird wie ein Kuchen in Stücke zerteilt und kann warm oder kalt serviert werden.

Zubereitung
Die Kartoffeln waschen und schälen, in Scheiben schneiden und leicht salzen. Die Zwiebel schälen und ebenso fein würfeln. Dann von dem Olivenöl sechs EL abnehmen und den

Rest in einer großen Pfanne erhitzen. Darin die gesalzenen Kartoffeln etwa zehn Minuten braten, die Zwiebeln hinzufügen und alles unter Wenden weiterbraten. In der Zwischenzeit die Eier schaumig schlagen, die Kartoffeln aus der Pfanne nehmen. Das Öl abtropfen lassen und die Kartoffeln unter die Eimasse heben. Anschließend den Rest des Öls in die Pfanne geben, die Tortilla-Mischung hineinfüllen und diese bei mittlerer Hitze fest werden lassen. Sobald sie fest ist, einen großen Teller auf die Pfanne legen und die Tortilla daraufstürzen. Die leere Pfanne auf den Ofen zurückstellen, erneut Olivenöl hineingeben, heiß werden lassen und die Tortilla von der anderen Seite drei bis vier Minuten fertig braten.

Provenzalischer Gemüseeintopf – Ratatouille

Dieses typische provenzalische Gemüsegericht schmeckt als Beilage zu kurz gebratenem Fleisch sowie mit Reis oder Weißbrot als vegetarischer Hauptgang. Da sich Ratatouille problemlos einige Tage im Kühlschrank hält, lohnt es sich, gleich etwas mehr davon zuzubereiten.

Zutaten für 2 Personen

- 6 reife Tomaten
- je 1 grüne und rote Paprika
- 250 g Zucchini
- 250 g Auberginen
- 1 große Zwiebel
- 3 Knoblauchzehen
- etwas Salz
- frisch gemahlener schwarzer Pfeffer
- je 1 TL getrockneter Thymian und Rosmarin
- 5 EL Olivenöl

Zubereitung

Das Gemüse waschen, dann die Tomaten vierteln, die Auberginen und Zucchini würfeln sowie die Paprika in dünne Scheiben schneiden. Danach die Zwiebel schälen, fein würfeln und den geschälten Knoblauch in einer Presse zerdrücken. Nun das Olivenöl in einem Topf erhitzen, die Zwiebel darin glasig dünsten, die Tomatenviertel hinzugeben und sie leicht andünsten lassen. Dann die Paprikascheiben sowie die Auberginen- und die Zucchiniwürfel hinzufügen. Anschließend den gepressten Knoblauch zu dem Gemüse geben, mit Salz und Pfeffer abschmecken und alles etwa 15 bis 20 Minuten schmoren lassen – je nachdem, wie weich das Gemüse bevorzugt wird. Dann Thymian und Rosmarin darüberstreuen, noch einen Schuss Olivenöl zum Verfeinern daraufgeben und servieren.

Gekühlte Gemüsesuppe

Zutaten für 4 Personen
- 750 g vollreife Tomaten
- 1 grüne Paprika
- 1 Gurke
- 1 Selleriestange (mit Blättern)
- 125 g trockenes (älteres) Weißbrot
- ½ ungespritzte Zitrone
- 1 Zwiebel
- 1 Knoblauchzehe
- 5 Tropfen Tabasco
- ½ EL Weinessig
- etwas Salz
- frisch im Mörser zerstoßener schwarzer Pfeffer
- 4 EL Olivenöl

Gazpacho bedeutet „eingeweichtes Brot". Die Suppe ist für Sommertage und als Vorspeise das ganze Jahr über geeignet.

Zubereitung
Die Rinde vom Weißbrot entfernen und mit dem Pürierstab zerkleinern. Dann das Gemüse waschen, die Tomaten achteln, die Paprika in Scheiben und die Selleriestange in fingerdicke Stücke schneiden. Anschließend die Knoblauchzehe schälen und die Gurke in dicke Scheiben schneiden, die Zwiebel halbieren und die Zitrone würfeln. Nun Tomaten, Sellerie, Gurken, Paprika, Knoblauch, Zwiebeln und Zitrone in den Entsafter geben. Danach das pürierte Brot in eine Schüssel geben, Gemüsesaft darübergießen und gut durchmischen. Mit Essig, Tabasco, Salz und Pfeffer würzen und erneut umrühren. Die Schüssel zudecken und für etwa drei Stunden in den Kühlschrank stellen. Abschließend die Gazpacho in tiefe Teller füllen und vor dem Servieren mit etwas Olivenöl beträufeln.

Polenta mit Rosmarin

Zutaten für 4 Personen
- 80 g Polenta
- 150 ml süße Sahne
- 2 EL Frischkäse
- 2 EL frischer, gehackter Rosmarin
- 50 g Parmesan, gerieben
- Salz und Pfeffer
- 2 EL Olivenöl

Polenta war stets ein fester Bestandteil der Mittelmeerküche. Sie ist allerdings – zu Unrecht – ein wenig in Vergessenheit geraten.

Zubereitung
Polenta in einem Topf mit dem Olivenöl anschwitzen. Mit ½ l

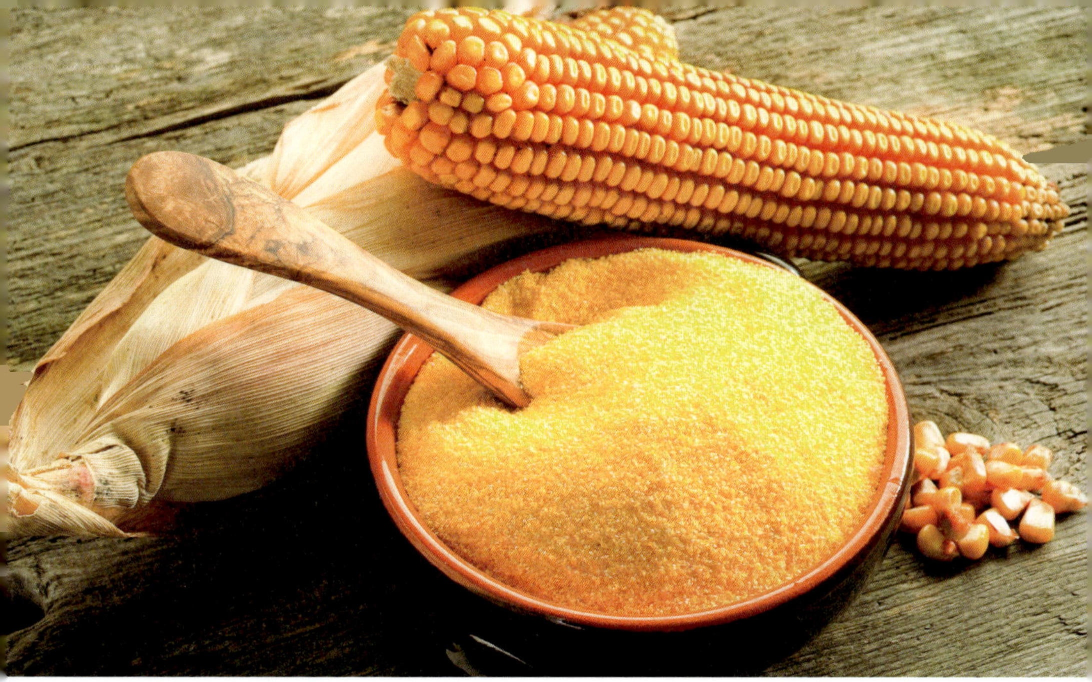

Ganz allmählich erobert sich Polenta ihren Platz auf unseren Tischen zurück.

Wasser aufgießen und bei mittlerer Hitze unter gelegentlichem Rühren kochen, mit Salz und Pfeffer abschmecken. Sahne steif schlagen und mit Frischkäse, Rosmarin und 30 g geriebenem Parmesan unter die vorbereitete Polenta rühren. Dann die Polenta mit restlichem Parmesan bestreuen und servieren.

Gemischtes Gemüse mit Pilzen

Dieses Gericht ist gut als Beilage zu gebratenem Fleisch wie auch als „Soße“ zu Pasta geeignet.

Zutaten für 4 Personen
- 200 g frische Pilze (Steinpilze, Pfifferlinge oder Champignons)
- 2 Auberginen
- 2 große Zucchini
- 1 Handvoll gehackte Petersilie
- 1 Knoblauchzehe
- 1 Prise Oregano
- etwas Salz
- 100 ml Olivenöl

Zubereitung
Die Auberginen in dünne Scheiben schneiden mit Salz bestreuen und eine halbe Stunde ziehen lassen. In der Zwischenzeit die Zucchini ebenfalls in dünne Scheiben

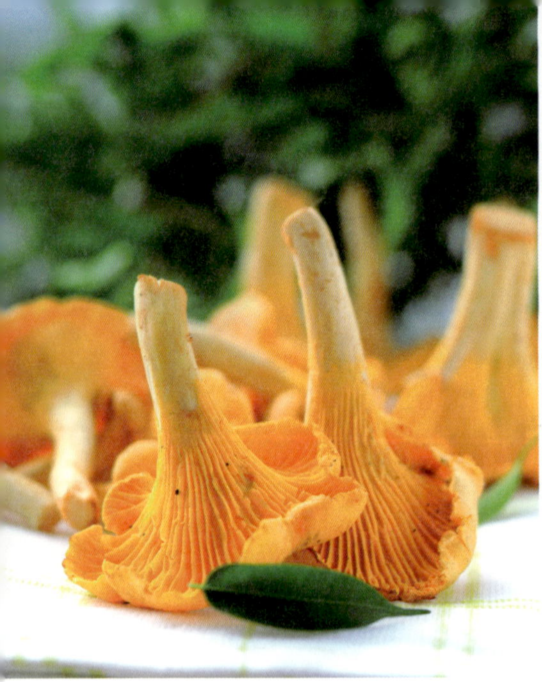

Für viele sind Pfifferlinge mit Abstand die Besten unter den Pilzen.

schneiden und die gewaschenen Pilze zerkleinern. Dann das Olivenöl in einem großen Topf erhitzen, den zerdrückten Knoblauch und die Petersilie darin anbraten und anschließend die Zucchini, Pilze und Auberginen hinzugeben und sie ebenfalls anbraten.

Dann mit Oregano bestreuen und bei kleiner Flamme rund zehn Minuten leicht köcheln lassen. Abschließend den Topf vom Herd nehmen, das Pilzgemüse zu Nudeln oder Fleisch anrichten und vor dem Servieren noch etwas Olivenöl darüberträufeln.

Gemüse-Omelett

Ein schnelles Gericht voller gesunder Vitalstoffe.

Zutaten für 4 Personen
- 1 mittelgroße Zwiebel
- 2 Knoblauchzehen
- 100 g magerer roher Schinken, in Würfeln
- 4 mittelgroße Tomaten
- 1 grüne Paprikaschote
- 1 gelbe Paprikaschote
- 4 Eier
- Salz und Pfeffer
- 5 EL Olivenöl

Zubereitung
Das Olivenöl in einer tiefen Pfanne erhitzen. Die in Würfel geschnittene Zwiebel, den gehackten Knoblauch und den Schinken darin glasig dünsten, dann die Paprikastreifen hinzufügen und anschmoren. Die Tomaten untermischen und das Gemüse fast gar kochen. Mit Salz und Pfeffer abschmecken und weiter bei schwacher Hitze köcheln lassen. Inzwischen die Eier verquirlen und über das Gemüse gießen, nicht unterrühren. Bei kleiner Hitze stocken lassen. Vor dem Servieren auf einen großen Teller stürzen.

Pasta und Pizza

Pasta und Pizza gehören zur mediterranen Küche – wenngleich sich diese Gerichte bekanntlich auf Italien beschränken. Hier einige klassische Rezepte aus Teigwaren.

Spaghetti aglio e olio

Bei diesem Gericht dreht sich alles um das „flüssige Gold", deshalb muss es auch unbedingt Erwähnung finden.

Zutaten für 2 Personen
- 400 g Spaghetti
- 1 Handvoll gehackte Petersilie
- 3 Knoblauchzehen
- reichlich frisch gemahlener schwarzer Pfeffer
- etwas Salz
- 1 Chilischote (sofern scharf gewünscht ist)
- 150 ml Olivenöl

Zubereitung
Den Knoblauch schälen, zerdrücken und in einen Topf legen. Mit dem Öl begießen, erhitzen und so lange dünsten, bis er hellbraun ist. Dann die Petersilie, die Chilischote, zwei EL vom Spaghettikochwasser und gleich danach die in Salzwasser bissfest – al dente – gekochten Spaghetti dazugeben. Alles gut vermischen und sofort servieren.

Fettuccine mit Räucherlachs

Statt der Fettuccine können auch Spaghetti oder Linguine verwendet werden.

Zutaten für 4 Personen
- 250 g Fettuccine
- 100 g Räucherlachs in Scheiben
- 50 g frische Brunnenkresse
- 1 Knoblauchzehe, gepresst
- frisch gemahlener schwarzer Pfeffer
- Salz
- 1 EL Olivenöl

Zubereitung
Die Fettuccine in Salzwasser bissfest kochen. Inzwischen das Olivenöl in einer Pfanne erhitzen und darin den Knoblauch unter

ständigem Rühren anbraten. Lachs in Streifen schneiden und zusammen mit der Kresse in die Pfanne geben. Mit Salz und Pfeffer abschmecken und alles etwa 1 Minute anbraten, bis die Kresse zusammenfällt. Dann die bissfest gegarten Fettuccine mit in die Pfanne geben, alles umrühren und auf tiefen Tellern servieren.

Thunfisch-Spinat-Pizza

Zutaten für 4 Personen
Für den Belag
- 2 Pakete tiefgekühlter Spinat (je 600 g)
- 2 Dosen Thunfisch (je Pizza)
- 1 Bund Petersilie
- 100 g geriebener Parmesan
- 12 Basilikumblätter
- 50 g Pinienkerne
- 1 Zwiebel
- frisch gemahlener schwarzer Pfeffer
- 5 EL Olivenöl

Für den Teig
- 500 g Weizenmehl
- 1 TL Salz
- 20 g frische Hefe

Pizza schmeckt in zahllosen Variationen. Hier ein ausgefallenes Rezept mit Thunfisch und Spinat. Wer möchte, ersetzt den Spinat durch Rucola – auch das schmeckt ganz ausgezeichnet.

Zubereitung
Den Backofen auf 250 °C (Gasherd Stufe 6) vorheizen, die Hefe in eine Tasse bröckeln, mit etwas lauwarmem Wasser begießen und etwa 10 Minuten gehen lassen. Dann das Mehl in eine große Schüssel geben, in der Mitte eine Mulde bilden, die Hefe hineingießen und das Salz und etwas Olivenöl auf dem Mehlrand verteilen. Alles gut durchkneten und zugedeckt an einem warmen Platz aufgehen lassen. Anschließend zwei runde Fladen formen, diese auf ein bemehltes Backblech legen und sie zugedeckt noch einmal eine halbe Stunde gehen lassen. In der Zwischenzeit den Spinat auftauen, grob hacken und die gewürfelte Zwiebel im Öl glasig dünsten. Nun den Spinat hinzugeben, mit Salz und Pfeffer abschmecken und die Zwiebel-Spinat-Masse auf den Pizzen verteilen. Anschließend die Pizzen mit zerpflücktem Thunfisch, gehackter Petersilie, zerschnittenen Basilikumblättern, Pinienkernen und Parmesan bestreuen. Dann salzen und pfeffern, mit Olivenöl beträufeln und im Ofen etwa zwanzig Minuten backen.

Pasta Bolognese – Nudeln mit Hackfleischsauce

Ein beliebtes Gericht, das – wie sein Name schon sagt – ursprünglich aus Bologna stammt.

Zutaten für 4 Personen
- 500 g Hackfleisch
- 1 Bund Suppengrün
- 2 gehackte mittelgroße Zwiebeln
- 3 Dosen gehackte Tomaten
- ½ Tube Tomatenmark
- ¼ l trockener Rotwein
- ½ l Gemüsebrühe
- 3 Lorbeerblätter
- 10 EL frische Milch
- 3 gehackte Knoblauchzehen
- frisch gemahlener schwarzer Pfeffer
- getrockneter Rosmarin
- 5 EL Olivenöl
- 500 g Pasta nach Wahl

Zubereitung
Suppengrün und Zwiebeln in einem großen Topf in Olivenöl leicht bräunen, herausnehmen und beiseitestellen. Nun den Knoblauch dazugeben, ihn kurz anbraten und das Hackfleisch portionsweise hinzufügen. Jetzt folgt das Suppengrün sowie die Zwiebeln. Alles fünf Minuten leicht köcheln lassen, mit dem Rotwein ablöschen und kurz einkochen. Anschließend Dosentomaten, Tomatenmark, Gemüsebrühe, Lorbeerblätter und Milch in die Sauce geben und ohne Deckel etwa eine ½ Stunde, danach eine weitere ½ Stunde bei geschlossenem Deckel köcheln lassen. Mit Pfeffer und Rosmarin abschmecken, zusammen mit den Nudeln auf Tellern anrichten und servieren.

Eines der ersten Pasta-Gerichte, das hierzulande Furore machte.

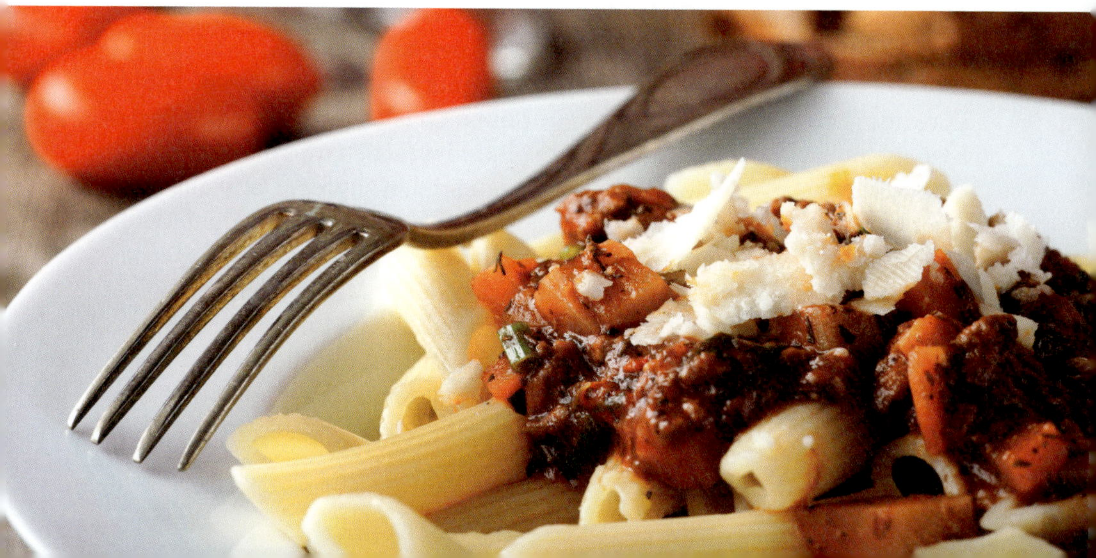

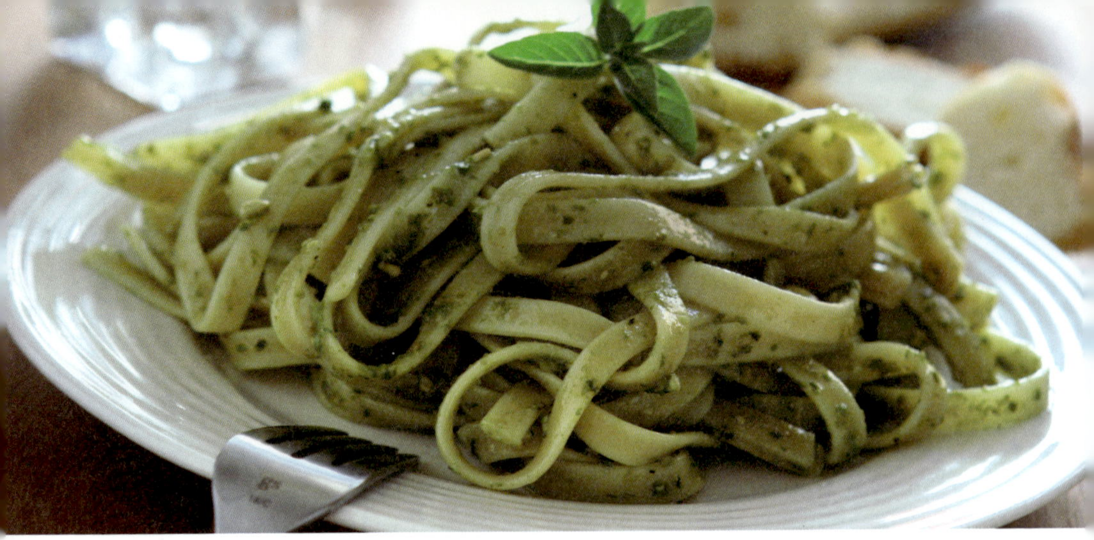

Pesto selbst zuzubereiten ist etwas aufwändig – aber wesentlich besser als fertig gekauft.

Pasta-Saucen

Pasta-Saucen gibt es in unzähligen Varianten. Hier drei Klassiker, die immer gut ankommen.

Zutaten für 2 Personen

- 20 g Pinienkerne
- 100 g Basilikum
- 1 Knoblauchzehe
- 2 EL geriebener Parmesan oder Pecorino
- frisch gemahlener schwarzer Pfeffer
- 1 TL grobes Meersalz
- 6 EL Olivenöl

Basilikumsauce

Besser bekannt als Pesto, das außer zu Pasta auch zu Fleischgerichten sehr gut passt.

Zubereitung
In einer Pfanne die Pinienkerne ohne Öl leicht anrösten, das Basilikum waschen und die Blätter von den Stielen zupfen. Dann alle Zutaten bis auf das Öl in einen Mixer geben und so lange rühren, bis eine weiche Paste entstanden ist. Alternativ die Zutaten mit einem Pürierstab pürieren. Die Masse in eine Schüssel füllen, unter ständigem Rühren langsam das Olivenöl hinzugeben und mit Pfeffer abschmecken. Anschließend das Pesto unter die bissfest – al dente – gekochten Nudeln mischen und servieren.

Tomatensauce

Die einfache Variante des klassischen *Sugo al pomodoro*, die im Handumdrehen fertig ist. Sie können diese Tomatensauce übrigens auch gut auf Vorrat zubereiten und einfrieren.

Zutaten für 2 Personen

- 800 g reife Tomaten
- 1 Bund frisches Basilikum
- 3 Knoblauchzehen
- Salz
- frisch im Mörser zerstoßener Pfeffer
- 6 EL Olivenöl

Zubereitung

Die Tomaten mit einem scharfen Messer einritzen, mit heißem Wasser überbrühen und die Haut abziehen. Anschließend die Kerne sowie den Blütenansatz entfernen und das Fruchtfleisch in Streifen schneiden. Das Basilikum waschen, trocken tupfen und grob zerhacken. Die Knoblauchzehen schälen, halbieren und zerkleinern. Dann das Olivenöl in einer tiefen Pfanne erhitzen, den Knoblauch darin goldbraun braten und ihn anschließend mit einer Gabel herausnehmen. Nun die Tomaten in die Pfanne geben, leicht salzen und ohne Deckel bei mittlerer Hitze zwanzig Minuten eindampfen. Kurz vor dem Servieren das grob gehackte Basilikum hinzugeben und mit Pfeffer abschmecken.

Gorgonzola-Sauce

Gorgonzola-Sauce lässt sich auch sehr gut mit Olivenöl zubereiten.

Zutaten für 2 Personen

- 1/8 l Weißwein
- 200 g Sahne
- 100 g Gorgonzola
- 2 Eigelb
- Salz
- weißer Pfeffer
- 3 EL Olivenöl

Zubereitung

Olivenöl in einen Topf geben, Weißwein und Sahne hinzufügen und bei schwacher Hitze leicht köcheln lassen. In der Zwischenzeit den Gorgonzola würfeln, in den Topf geben und in der Sauce auflösen lassen. Dann den Topf vom Herd nehmen und die Eigelbe unter die Sauce rühren – sie darf nicht mehr zu heiß sein, da sonst die Eigelbe gerinnen. Zum Schluss die Sauce mit Salz und Pfeffer abschmecken und zum Pasta-Gericht servieren.

Fleisch und Geflügel

Auch Rind, Lamm, Kalb sowie Huhn und anderes Geflügel haben ihren Platz in der mediterranen Küche – wenngleich sie nicht so häufig serviert werden wie Fisch und Meeresfrüchte.

Reispilaw mit Geflügel

Zutaten für 4 Personen

- 400 g Geflügelfleisch, ohne Knochen und in kleinen Stücken
- ½ l Hühnerbrühe
- 300 g Risotto-Reis (Arborio)
- 1 klein geschnittene Zwiebel
- 4 gehackte Knoblauchzehen
- 1 Zimtstange
- 4 EL geschälte Mandeln
- 1 EL Mandelsplitter
- 1 EL Pinienkerne
- 1 EL Saft einer unbehandelten Zitrone
- 2 EL helle Sultaninen
- ½ TL gemahlener Muskat
- frisch gemahlener schwarzer Pfeffer
- Salz
- 4 EL Olivenöl

Ein etwas aufwändiges, aber sehr lohnenswertes Rezept aus dem Libanon. Auch in dieser Region hat die mediterrane Küche eine sehr lange Tradition.

Zubereitung

2 EL des Olivenöls in einem Topf erhitzen und darin die Zwiebel und den Knoblauch weich dünsten. In einem anderen Topf die Hühnerbrühe erhitzen und Geflügelfleisch, Zitronensaft, Zimtstange, Zwiebeln und Knoblauch dazugeben. Mit Salz und Pfeffer abschmecken und leicht köcheln lassen, bis das Fleisch gar ist. Inzwischen den Reis eine halbe Stunde in kaltem Wasser weichen lassen, das restliche Olivenöl in einem Topf erhitzen und darin die geschälten Mandeln, die Pinienkerne und die Sultaninen leicht anrösten. Anschließend den abgetropften Reis dazugeben und ihn unter ständigem Rühren fünf Minuten kochen lassen. Nun die Geflügelstücke mit einem Löffel aus dem Sud heben, mit einem Drittel der Hühnerbrühe zu dem Reis geben und alles leicht köcheln lassen. Sobald die Flüssigkeit aufgesogen ist, erneut Hühnerbrühe hinzugeben, bis der Reis gar ist. Abschließend die Mandelsplitter ohne Fett leicht anrösten und sie vor dem Servieren gemeinsam mit dem Muskat über den Pilaw streuen.

Griechisches Fleischragout

Eine gelungene Mischung, zu der Sie am besten Wildreis servieren.

Zutaten für 4 Personen

- 750 g mageres Rindfleisch
- 4 Tomaten
- 2 Knoblauchzehen
- 1 kg kleine Zwiebeln
- 1 Lorbeerblatt
- 1/8 l Gemüsebrühe
- frisch gemahlener schwarzer Pfeffer
- Meersalz
- 8 EL Olivenöl

Zubereitung

Das Rindfleisch würfeln, die Tomaten schälen und klein schneiden, dann den Knoblauch schälen, klein hacken und die Zwiebeln häuten. Nun das Öl in einem großen Topf erhitzen und das Fleisch darin anbraten. Anschließend die Tomaten, den Knoblauch, das Lorbeerblatt und die ganzen Zwiebeln dazugeben und alles im geschlossenen Topf bei kleiner Hitze durchschmoren lassen. Nach 15 Minuten die Brühe zugießen, mit Salz und Pfeffer abschmecken und bei sehr schwacher Hitze eine gute Stunde leicht köcheln lassen, bis das Fleisch weich ist.

Lammkeule aus der Provence

Statt der Lammkeule können Sie auch Lammkoteletts verwenden. Dann sollten Sie diese vor dem Braten allerdings eine halbe Stunde in Olivenöl und Kräutern wie Rosmarin marinieren.

Zutaten für 4 Personen

- 1 Lammkeule (etwa 1 ½ kg)
- 4 Knoblauchzehen
- 20 g Sardellen aus dem Glas
- frisch gemahlener schwarzer Pfeffer
- 2 EL scharfer grober Senf (z.B. Dijon-Senf)
- 2 EL Kräuter der Provence
- 1 Tasse Olivenöl

Zubereitung

Die Keule mit Küchenkrepp abreiben und mit einem spitzen Messer rundum mehrmals einstechen. Dann die Knoblauchzehen schälen, in Stifte schneiden und dabei die grünen Keime entfernen. Anschließend die Sardellen mit Wasser abspülen und halbieren. Dann in die Einstiche der Lammkeule jeweils einen Knoblauchstift und ein Stück Sardelle stecken, die Keule pfeffern und mit dem Senf bestreichen. Nun das Fleisch dick

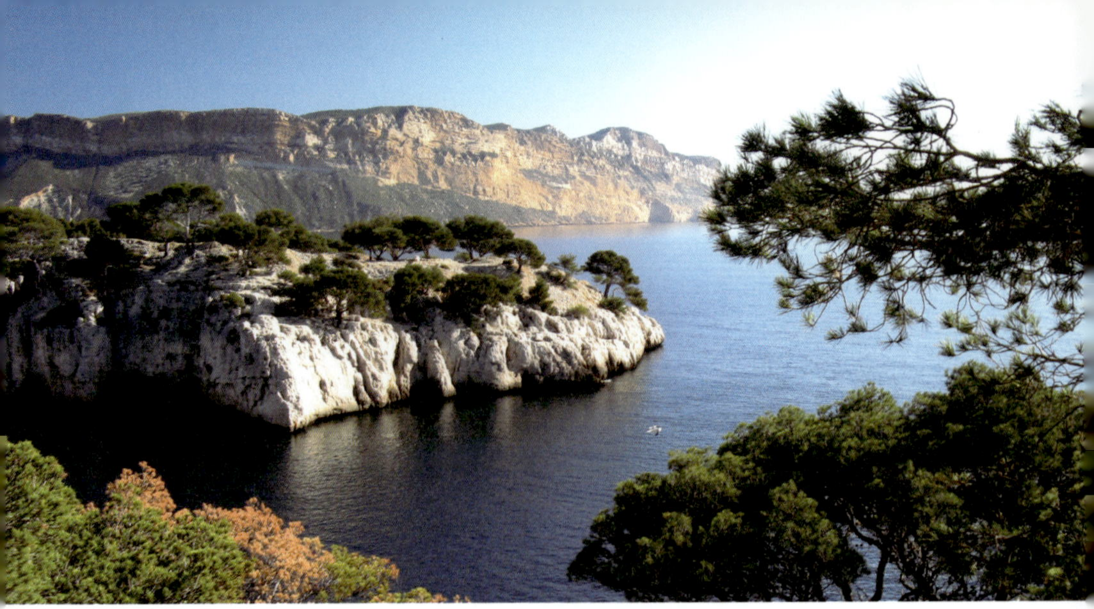

Die besten Olivenöle der Provence sind durch eine eigene Appellation – eine kontrollierte Herkunftsbezeichnung – geschützt.

mit der Kräutermischung bestreuen, diese etwas andrücken und es dann in eine Bratreine mit Olivenöl legen. Anschließend in den vorgeheizten Ofen schieben und bei 200 °C (Gasherd Stufe 6) etwa zwei Stunden braten lassen, dabei die Lammkeule nicht wenden. Dazu grüne Bohnen (S. 77) und Reis oder Weißbrot servieren.

Zucchinilamm

Zutaten für 2 Personen
- 300 g Lammfilet
- 400 g Zucchini
- 250 ml Fleischbrühe
- 1 kleine Zwiebel
- 1 Knoblauchzehe
- 1 TL gemahlener Thymian
- 1 EL Saft einer ungespritzten Zitrone
- Salz
- frisch gemahlener weißer Pfeffer
- 2 EL Olivenöl

Eine raffinierte Kombination, zu der Wildreis besonders gut passt.

Zubereitung
Lammfilet würfeln, Olivenöl in einem Topf erhitzen und das Fleisch darin etwa 5 Minuten bei starker Hitze anbraten. Zwiebel und Knoblauch schälen, beides fein hacken, zum Fleisch geben und bei schwacher Hitze weich dünsten.

Zucchini putzen, dazu Stiel- und Blütenansatz entfernen. Die Zucchini auf dem Gurkenhobel direkt in den Topf hobeln und unter Rühren kurz andünsten. Fleischbrühe angießen und alles aufkochen lassen. Mit Salz, Pfeffer, Thymian und dem Zitronensaft würzen. Alles zugedeckt weitere 10 Minuten bei schwacher Hitze köcheln lassen und dann servieren.

Reispfanne

Die Paella ist eigentlich ein Resteessen. So können Sie die Mengen der Zutaten wie auch die Gemüsesorten je nach Anzahl der Esser und der Saison beliebig variieren.

Zutaten für 6 Personen

- 700 g Rundkornreis
- 1 grüne Paprika
- 1 Hähnchen (1 kg)
- 150 g Rindfleisch
- 100 g Kalbsfilet
- 12 Miesmuscheln
- 12 Gambas
- 200 g Tintenfischringe
- 500 ml pürierte Tomaten aus der Dose
- 300 g tiefgefrorene Erbsen
- 2 Knoblauchzehen
- 1 Gemüsezwiebel
- 1 ½ l Fleischbrühe
- ½ Dose Safran-Pulver
- 10 EL Olivenöl

Zubereitung

Den Backofen auf 200 °C (Gasherd Stufe 6) vorheizen, Zwiebel und Knoblauch schälen und hacken, die Paprika klein schneiden und das Hähnchen (Haut entfernen) sowie das Rind- und Kalbfleisch in Stücke teilen. Anschließend die Muscheln und die Tintenfischringe waschen und sechs Gambas schälen. Nun das Öl in einer großen Pfanne erhitzen und die Zwiebel darin glasig braten, Knoblauch, Paprika und Fleisch dazugeben, salzen, pfeffern und anbräunen. Dann die Tomaten und einen halben Liter Fleischbrühe dazugeben und 10 Minuten köcheln lassen. Jetzt die Tintenfische und nochmals ein ½ l Fleischbrühe in die Pfanne geben. Das Ganze weitere zehn Minuten köcheln lassen. Restliches Olivenöl in einer anderen Pfanne erhitzen und den Reis darin anrösten, den Safran mit der restlichen Fleischbrühe auflösen und sie mit dem Reis verrühren. Die anderen Zutaten sowie die Erbsen, Gambas und Muscheln zum Reis geben und in den vorgeheizten Backofen schieben. 20 Minuten grillen lassen, die restlichen Gambas darauflegen und in der Pfanne servieren.

Toskanischer Auflauf

Zutaten für 4 Personen
- 500 g Schweinefilet
- 800 g kleine, festkochende Kartoffeln
- 3 mittelgroße Tomaten
- 1 EL Honig
- je 3 EL Chili- und Sojasauce
- 2 Knoblauchzehen
- 1 große Zwiebel
- 1 EL Preiselbeeren (aus dem Glas)
- 1 TL gehackter Thymian
- 1 TL gehackter Rosmarin
- 250 ml Hühnerbrühe
- 3 EL Olivenöl

Eine außergewöhnliche Kreation, die sich auch gut für mehrere Gäste eignet. Dann müssen die Zutaten entsprechend der Gästezahl erhöht werden

Zubereitung
Backofen auf 200 °C vorheizen. Olivenöl, Honig, Soja- und Chilisauce sowie Preiselbeeren in einer kleinen Schüssel verrühren. Das Fleisch darin mindestens 1 Stunde marinieren. Inzwischen die Kartoffeln schälen, halbieren und in etwas Olivenöl in einer Pfanne 10 Minuten leicht braun braten. Anschließend die Kartoffeln in eine gefettete Auflaufform geben. Nun Knoblauch, Zwiebeln und Kräuter hacken, in der Kartoffelpfanne dünsten und über die Kartoffeln geben. Das Fleisch mit der Marinade auch über die Kartoffeln geben. Im Backofen für etwa 15 Minuten backen. Brühe zum Auflauf angießen, Rosmarin und Thymian zugeben. Die Tomaten in Scheiben auf dem Auflauf verteilen, weitere 30 Minuten garen und dann servieren.

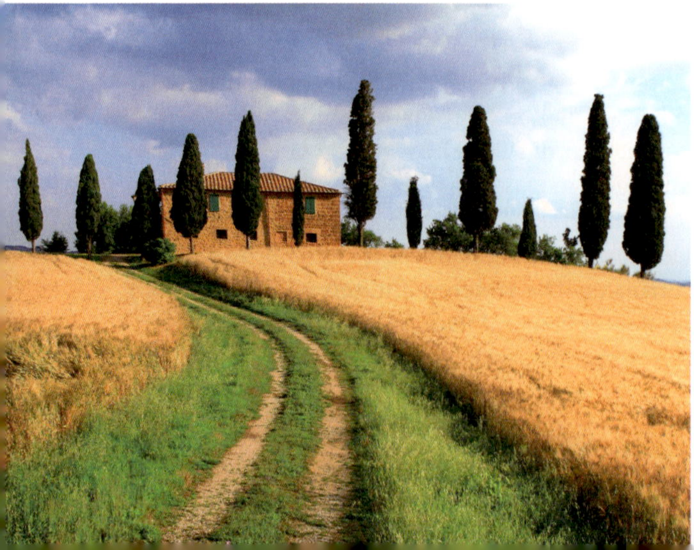

Die Toskana ist bekannt für ihre hügelige Landschaft, die von Pinien, Weinstöcken und Olivenbäumen geprägt ist.

Mediterrane Desserts und Süßspeisen

Auch wenn man es kaum glauben kann: Aus dem *flüssigen Gold* lassen sich auch Süßspeisen und Desserts zubereiten.

Mousse au Chocolat mit Olivenöl

Zutaten für 2 Personen
- 4 Eigelb
- 4 Eiweiß
- 80 g brauner Zucker
- 80 g geschlagene Sahne
- 175 g dunkle Schokoladen-Kuvertüre
- 100 ml Olivenöl

Eine sicher außergewöhnliche Kreation, die Sie unbedingt ausprobieren sollten!

Zubereitung
Die Kuvertüre klein hacken und im Wasserbad auflösen. Nun langsam das Olivenöl unter die Schokoladenmasse rühren. Dann die Eigelbe mit 30 g braunem Zucker schaumig schlagen und drei EL davon unter die flüssige Kuvertüre heben. Das Ganze anschließend vorsichtig mit der geschlagenen Sahne und der restlichen Eimasse mischen. Danach die Eiweiße mit den restlichen 50 g Zucker schaumig schlagen und dies ebenso vorsichtig unter die Schokomischung heben – wichtig ist dabei, dass das Volumen nicht verloren geht. Vor dem Servieren die Mousse au Chocolat etwa drei Stunden im Kühlschrank kühlen.

Ananas in Olivenöl gebraten

Zutaten für 4 Personen
- 1 frische Flugananas
- 1 Bund frische Minze
- brauner Zucker
- 5 EL Olivenöl

Es geht mit einem vitaminreichen Import exotisch weiter, da die Ananas ja in der Mittelmeerregion nicht heimisch ist.

Zubereitung
Die Ananas komplett schälen, den harten Kern in der Mitte stehen lassen und rundherum dicke Scheiben abschneiden und in kleine Stücke zertei-

len. Dann das Olivenöl in einer tiefen Pfanne erhitzen und die Ananasstücke darin anbraten. Sobald diese leicht bräunlich werden, die Minzblätter dazugeben und alles durchmischen. Anschließend braunen Zucker über die Ananas streuen, der kurz karamellisieren soll. Dann zügig servieren.

Türkische Kekse

Zutaten für ca. 20 Stück
- 500 g weißes Mehl
- 100 ml frische Vollmilch
- ½ Päckchen Backpulver
- 300 g Puderzucker
- etwas Saft einer unbehandelten Zitrone
- 200 ml Olivenöl

Ein schnelles Rezept, das zu vielen Anlässen passt.

Zubereitung
Das Mehl zusammen mit dem Backpulver in eine Schüssel sieben, eine Mulde bilden und das Öl sowie die Milch hineingeben. Mit der Hand zu einem weichen Teig verkneten, davon pflaumengroße Stücke abstechen, zu einem Oval formen und mit beiden Seiten in ein Sieb drücken. Die Teighaufen dann auf ein Blech mit Backpapier setzen und im Ofen bei 200 °C (Gasherd Stufe 6) rund 20 Minuten goldbraun backen. Inzwischen den Puderzucker, den Zitronensaft und zwei EL Wasser in einen Topf schütten und zum Kochen bringen. Kurz einkochen lassen und die fertigen Kekse mit der noch kochenden Glasur bestreichen.

Olivenöl-Eiscreme

Zutaten für 4 Personen
- 500 ml frische Vollmilch
- 5 Eigelbe
- 100 g Zucker
- 2 EL Bienenhonig
- 1 Vanilleschote
- 30 g Nougat-Masse
- 3 EL Olivenöl

Auch eine Eiscreme lässt sich mit Olivenöl zaubern.

Zubereitung
Die Vanilleschote der Länge nach halbieren und mit der Milch leicht aufkochen. Inzwischen in einem weiteren Topf die Eigelbe mit dem

Zucker verquirlen und die kochende Milch unter Rühren dazugießen. Den Topf bei kleiner Flamme auf den Ofen stellen und weiterrühren, bis die Masse dickflüssig ist. Nicht kochen lassen! Anschließend den Topf vom Herd nehmen, die Creme etwas abkühlen lassen und Honig sowie Olivenöl unterrühren. Weiter abkühlen lassen, die Nougat-Masse unterrühren und das Eis in der Tiefkühltruhe gefrieren lassen.

Dinkel-Kekse

Zutaten für ca. 25 Stück
- 250 g Dinkelmehl
- 50 g Rohrzucker
- 75 g gemahlene Mandeln
- 1 Ei
- 1 TL gemahlener Zimt
- 1 Prise Muskat
- ½ TL Backpulver
- 1 Eigelb zum Bestreichen
- 100 ml Olivenöl

Ein Rezept, das sehr gut in die Weihnachtsbäckerei passt.

Zubereitung
Alle Zutaten zu einem glatten Teig verrühren und eine Stunde im Kühlschrank abkühlen. Anschließend den Teig auf einer Arbeitsplatte ausrollen und mit einer Form runde Kekse ausstechen. Diese mit dem gequirlten Eigelb bestreichen, auf ein mit Backpapier ausgeschlagenes Blech legen und bei 180 Grad im vorgeheizten Ofen etwa 15 Minuten backen.

Flambierte Honigmelone

Zutaten für 4 Personen
- 1 mittelgroße Honigmelone
- 1 Glas Pastis
- 4 Kugeln Nuss- oder Vanilleeis
- 2 EL Olivenöl

Eine raffinierte Überraschung!

Zubereitung
Olivenöl in einer Pfanne erhitzen. Mit einem TL Kugeln aus der Melone ausstechen und 5 Minuten im Olivenöl schmoren lassen. Pastis im Stieltopf erwärmen, anzünden und über die Melonenkugeln geben. 2 Minuten köcheln lassen. Melonenkugeln heiß in 4 Schälchen füllen und jeweils 1 Kugel Eis daraufgeben.

Biskuit mit Olivenöl

Zutaten
- 150 g weißer Zucker
- 3 Eier
- 100 ml Muskatellerwein
- 200 g weißes Mehl
- 1 Päckchen Backpulver
- 1 Prise Salz
- 100 ml Olivenöl

Ein leichtes Gebäck – wunderbar zum Kaffee oder mit Vanilleeis und frischen Erdbeeren zu servieren.

Zubereitung
Zunächst den Ofen auf 200 °C (Gasherd Stufe 6) vorheizen und eine runde Springform mit etwas Olivenöl einfetten. Dann die Eier mit dem Zucker schaumig rühren, unter Rühren das Öl, den Wein, das gesiebte Mehl, das Backpulver und das Salz hinzugeben. Alles so lange rühren, bis ein geschmeidiger Teig entsteht. Diesen in die Backform füllen und den Biskuit rund 40 Minuten goldbraun backen. Aus dem Ofen nehmen, ein wenig abkühlen lassen und noch lauwarm servieren. Je nach Geschmack, kann man den Biskuit mit etwas geriebenem Muskat und frisch zerstoßenem Pfeffer bestreuen, was ihm ein interessantes Aroma verleiht.

Portugiesischer Zimtkuchen

Zutaten
- 4 Eier
- 1 Tasse Zucker
- 1 Tasse frische Vollmilch
- 3 Tassen Weizenmehl
- 1 Tasse gemahlene Mandeln
- 1 TL gemahlener Zimt
- 1 TL Backpulver
- 1 Tasse Olivenöl

In Portugal tunkt man diesen würzigen Kuchen in den Frühstückskaffee. In Alufolie eingewickelt und im Kühlschrank aufbewahrt, bleibt er bis zu zwei Wochen frisch.

Zubereitung
Zunächst den Backofen auf 180 °C (Gasherd Stufe 5) vorheizen, dann Eier und Zucker mit einem Mixer schaumig schlagen. Danach Olivenöl, Milch und Zimt unterrühren. Mehl mit Backpulver und Mandeln mischen, es den anderen Zutaten hinzufügen und zu einem glatten, geschmeidigen Teig verrühren. Diesen in eine gefettete Springform füllen, in die zweite Schiene von unten in den Ofen schieben und den Kuchen eine knappe Stunde gar backen.

Olivenöl-Brownies

Mit Vanilleeis schmecken die Brownies ausgezeichnet.

Zutaten für 4 Personen
- 200 g Zartbitterschokolade
- 4 Eier
- 200 g brauner Zucker
- ½ TL Salz
- 1 TL Backpulver
- 1 EL Vanillezucker
- Schokoladenraspel zum Bestreuen
- 170 ml Olivenöl

Zubereitung
Den Backofen auf 180 °C vorheizen und ein Backblech mit Olivenöl einfetten. Die Schokolade im warmen Wasserbad schmelzen und abkühlen lassen. Anschließend die Eier schaumig schlagen, langsam den Zucker dazugeben und weiterrühren, bis sich der Zucker aufgelöst hat und die Masse cremig ist. Die geschmolzene Schokolade und das Olivenöl dann der Eimasse unterrühren. In einer weiteren Schüssel Mehl, Salz, Vanillezucker und Backpulver mit einem Schneebesen verrühren und zur Schoko-Eierschaum-Mischung geben – vorsichtig unterrühren, bis ein weicher Teig entstanden ist. Diesen dann auf das eingefettete Backblech legen, die Schokoladenraspel darüberstreuen und die Brownies 20 bis 25 Minuten backen. Auskühlen lassen und in Quadrate schneiden.

Schokoladen-Olivenöl-Kuchen

Olivenöl in der „süßen Küche".

Zutaten
- 200 g Bitterschokolade (70% Prozent Kakaogehalt)
- 100 g Butter
- 6 Eier
- 200 g Zucker
- 1 EL Puderzucker
- 100 ml Olivenöl

Zubereitung
Den Backofen auf 175° C vorheizen und eine runde Kuchenform (28 cm Durchmesser) mit etwas Butter einfetten. Schokolade fein hacken und im Wasserbad schmelzen lassen. Butter stückchenweise mit dem Schneebesen unterrühren. Dann das Olivenöl unterrühren, vom Herd nehmen und abkühlen lassen. Die Eier mit dem Zucker verrühren und unter die Schokoladenmasse geben. Dann den Teig in die Kuchenform füllen und etwa 25 Minuten backen. Danach den Kuchen mit Puderzucker bestäuben.

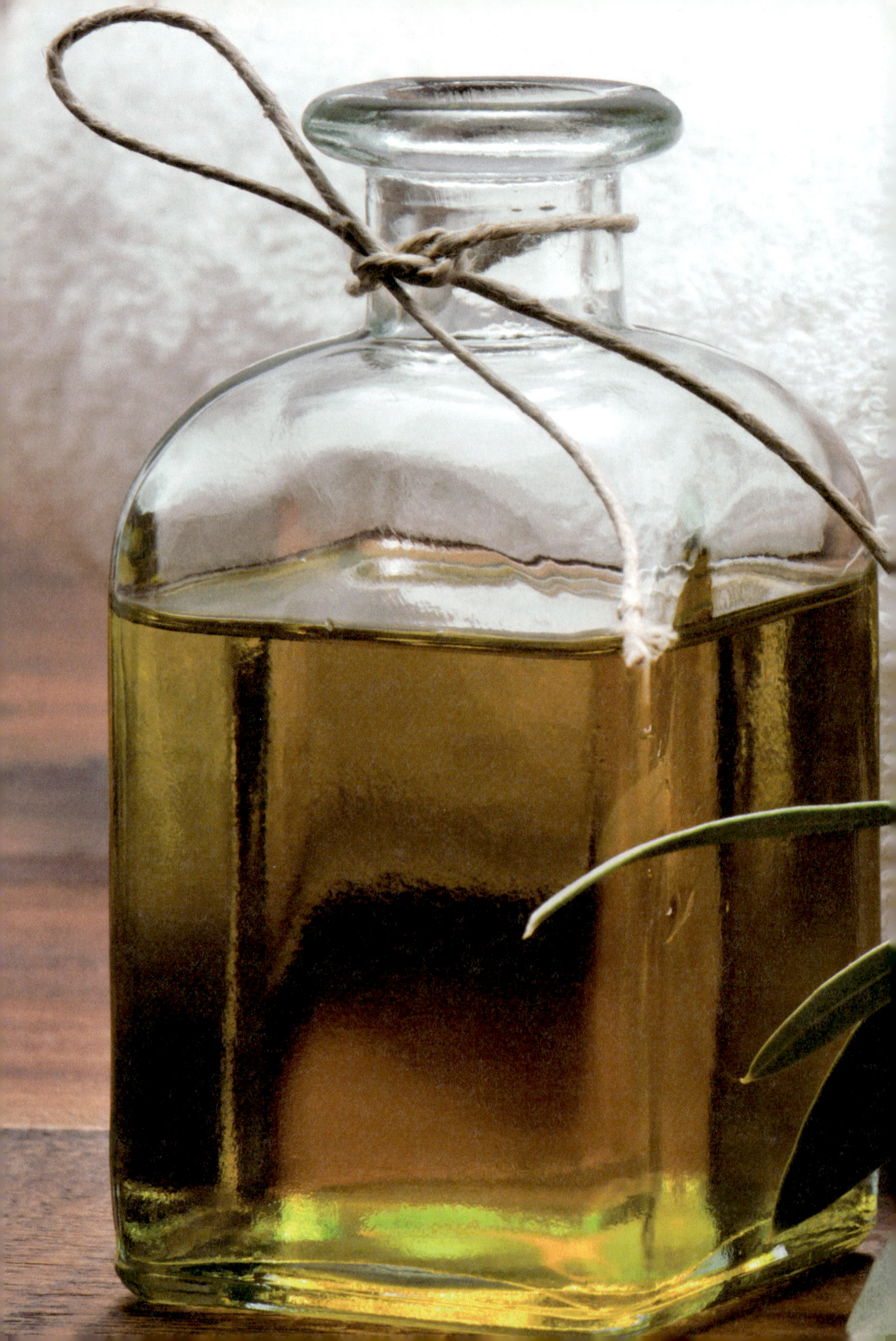

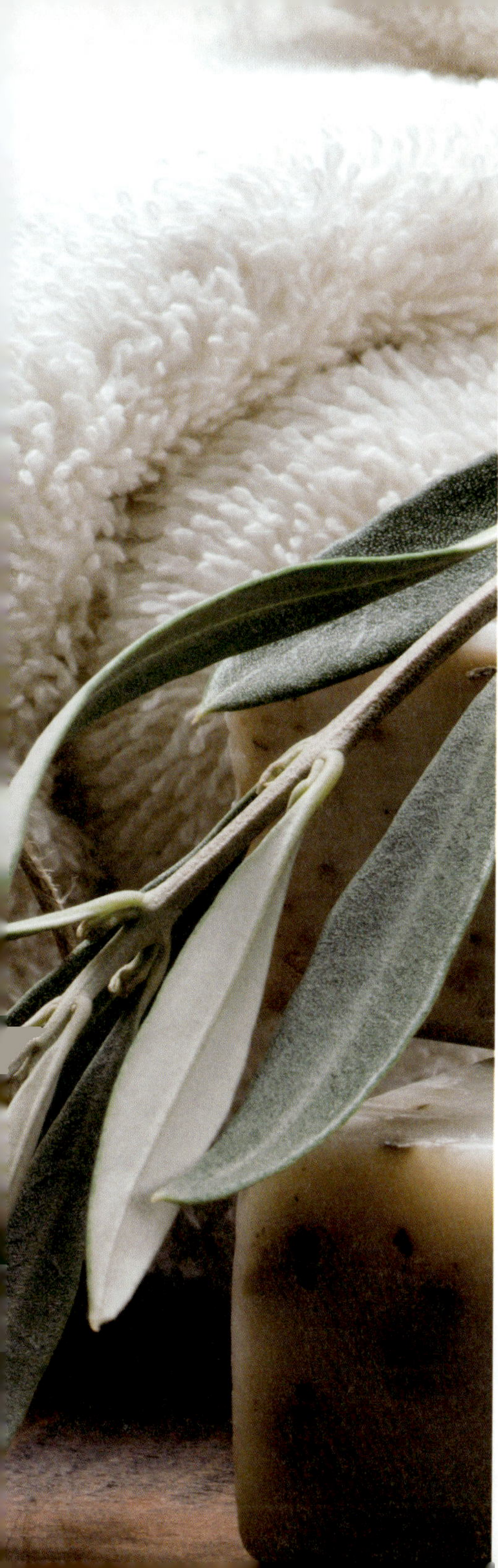

Mediterrane Apotheke

Der *Fruchtsaft der Götter*, wie Olivenöl in der Antike vielfach genannt wurde, war nicht nur dem kulinarischen Einsatz vorbehalten. Vielmehr kommt Olivenöl seit Jahrtausenden ebenso häufig auf die Haut wie auf den Tisch. Darüber hinaus diente es auch immer der Erhaltung und Wiederherstellung der Gesundheit. Es wurde rund ums Mittelmeer gewissermaßen als universelles Heilmittel gegen viele Krankheiten und Beschwerden verabreicht: von Atembeschwerden über Muskelkater bis hin zu Zahnfleischbluten. Daran hat sich bis heute nicht viel geändert – was sich angesichts der vielen positiven Eigenschaften von Olivenöl, die Sie nun ja kennengelernt haben, gut nachvollziehen lässt. Nachfolgend finden Sie zahlreiche einfache und wirksame Anwendungen aus dem großen Repertoire der mediterranen Apotheke.

Alle genannten Zutaten erhalten Sie in Apotheken, Drogerien, Reformhäusern und Naturkostgeschäften sowie beim Lebensmittelhändler. Das Olivenöl, das Sie zu Pflege- wie auch zu Heilzwecken nutzen, sollte selbstverständlich allererster Qualität und Güteklasse sein. Verwenden Sie auch sonst nur hochwertige und naturbelassene Zutaten zur Zubereitung von Heil- und Pflegemitteln. Das gilt ganz besonders für Bienenhonig.

Heilsames rund um Olivenöl

Das außerordentliche Spektrum an gesundheitsfördernden Wirkungen, das Olivenöl besitzt, lässt sich ganz allgemein zur Vorbeugung und Gesundheitspflege nutzen, und zwar wenn man es zum festen Bestandteil der täglichen Ernährung macht und sich möglichst häufig Gerichte aus der traditionellen mediterranen Küche serviert. Abgesehen davon, können Sie Olivenöl auch ganz gezielt zur Behandlung und Linderung bei bestimmten Beschwerden einsetzen.

Wie Sie dabei vorgehen, lesen Sie im Folgenden. Der besseren Übersichtlichkeit halber sind die Beschwerden den einzelnen Organbereichen und Strukturen unseres Körpers zugeordnet.

Olivenöl als Träger von Essenzen

Olivenöl ist ein exzellenter Trägerstoff für pflanzliche Essenzen – nicht von ungefähr nutzte man es bereits im Altertum zur Herstellung von Duft- und Parfümölen. Bis heute gilt Olivenöl neben Jojoba- und Mandelöl als eines der besten Trägeröle für ätherische Essenzen. Es wird deshalb auch in der Aromatherapie sehr gerne verwendet.

Essenzen, ätherische Öle, sind gewissermaßen die *duftenden Schwestern* der fetten Öle wie Olivenöl und unterscheiden sich von ihnen in vieler Hinsicht. So sind sie überaus flüchtig, was bedeutet, dass sie zu verdunsten beginnen, sobald sie in Kontakt mit Sauerstoff kommen. Darüber hinaus haben ätherische Öle einen anderen chemischen Aufbau als fette Öle. In ihrer Konsistenz dem Wasser sehr ähnlich, bestehen sie aus Alkohol, Estern, Ketonen, Phenolen, Aldehyd und Terpenen. Ätherische Öle sind meist farblos und hell und in fetten Ölen, Alkohol, Äther oder Honig löslich.

Trägeröle wie eben Olivenöl dienen dazu, unverdünnte ätherische Öle und Ölmischungen aufzulösen und zu verdünnen. Auf diese Weise bilden sie die Ausgangsbasis für ölhaltige Zubereitungen zur Körper- und Haarpflege, für Massagen und andere Anwendungen. Außer Vehikel für Duftstoffe zu sein, entfalten Trägeröle auch selbst heilkräftige Wirkungen, die jene der darin verdünnten ätherischen Öle noch verstärken können. Gerade bei Olivenöl sind das bekanntlich eine ganze Menge.

Ölmischungen mit Heilkräutern

Heilkräuter in Öl einzulegen ist eine der ältesten Methoden, um Arzneimittel herzustellen: Die Wirkstoffe der Pflanzen gehen in das Öl über und bleiben nahezu unbegrenzt lang erhalten. Ölmischungen mit Heilkräutern empfehlen sich besonders zum Betupfen von schlecht heilenden Wunden, für Umschläge bei bestimmten Hauterkrankungen, Verbrennungen und Erfrierungen sowie für Massagen und Einreibungen, für Inhalationen sowie als Badezusatz.

Am vielseitigsten einsetzbar ist Johanniskraut-Öl: Es hilft bei Gallen- oder Leberbeschwerden, Gicht, bestimmten Hautleiden, Kopf- oder Magenschmerzen sowie Verrenkungen oder Verstauchungen. Rotöl, wie man Johanniskraut-Öl auch nennt, lässt sich selbst einfach herstellen.

Rezept für Johanniskraut-Öl

Auf ½ l Olivenöl 3 Handvoll frisches Johanniskraut geben und diese Mischung in einem verschlossenen Glasgefäß 14 Tage lang an der Sonne stehen lassen. Danach geben Sie noch einmal 3 Handvoll frisches Johanniskraut dazu und lassen es wieder ein paar Tage an der Sonne stehen. Sobald das Öl eine dunkelrote Farbe angenommen hat, seihen Sie es durch einen feinen Filter ab. Das Johanniskraut-Öl bewahren Sie an einem dunklen und kühlen Ort auf.

Rezept für Königsöl

Für diese ölige Arznei übergießen Sie eine Handvoll frischer Königskerzenblüten in einer Glasflasche mit 100 ml Olivenöl. Dann verschließen Sie die Flasche und lassen den Inhalt drei bis vier Wochen im Freien ziehen; während dieser Zeit die Mixtur einmal täglich durchschütteln. Danach seihen Sie die Blüten durch ein feines Sieb oder ein Tuch ab und bewahren das Königsöl kühl und dunkel auf.

Grundrezept Ölmischung

Natürlich eignen sich noch viele andere heilkräftige Kräuter für Ölmischungen. Die Mengen richten Sie nach Ihrem jeweiligen Bedarf.

Die Pflanzenteile säubern und trocknen und sie locker nebeneinander in eine gut gesäuberte Flasche aus hellem Glas geben. Gießen Sie dann hochwertiges natives Olivenöl extra darüber, sodass die Pflanzen vollkommen bedeckt sind. Die Flasche wird fest mit einem Korken verschlossen, auf eine sonnige Fensterbank gestellt und täglich einmal gut durchgeschüttelt. Nach etwa vier Wochen ist das Öl gebrauchsfertig. Seihen Sie nun den Flascheninhalt durch einen Trichter, in den Sie zuvor ein sauberes Baumwolltuch als feinen Filter gelegt haben. Das auf diese Weise gefilterte Öl füllen Sie dann in eine dunkle Flasche ab und bewahren es an einem kühlen Ort auf.

Zudem sorgen Trägeröle für das Rückfetten der Haut und führen ihr wertvolle pflegende Substanzen zu. Neben seinen herausragenden pflegenden Eigenschaften besitzt Olivenöl den Vorteil, nicht so schnell zu oxidieren, also sich zu zersetzen und ranzig zu werden. Auch dieser Umstand macht es zu einem so idealen Trägerstoff für Heil- oder Pflegezubereitungen mit ätherischen Ölen. Ein weiterer Pluspunkt von Olivenöl ist, dass es im Gegensatz zu vielen anderen Trägerölen nicht durch chemische Verfahren gewonnen wurde, sondern ein reines Naturprodukt ist – selbstverständlich nur dann, wenn es hochwertiges natives Olivenöl aus erster Pressung ist. Weiterhin wird Olivenöl nicht bei Zimmertemperatur fest und muss deswegen nicht vor der Anwendung im Wasserbad erwärmt werden, wie das etwa bei Kokosnuss- oder Palmöl der Fall ist. Angesichts dieser Vorzüge finden Sie unter den anschließend aufgeführten Pflege- und Heilrezepten so manches, das bei der Zubereitung die Vorzüge des Olivenöls mit denen anderer fetter pflanzlicher oder ätherischer Öle kombiniert. Damit Sie über diese Vorschläge hinaus selbst eine heilende oder pflegende Mischung mit Olivenöl zusammenstellen können, folgen hier einige Tipps dazu.

Gekonnt mischen

- *Kombinieren Sie nicht mehr als maximal vier verschiedene Öle miteinander; sonst wird es unüberschaubar, was die Wirkungen betrifft.*
- *Bei Kombinationen mit ätherischen Ölen sollten Sie darauf achten, keine Öle mit gegensätzlicher Wirkung – also etwa ein beruhigendes mit einem anregendem – zusammenzubringen.*
- *Füllen Sie die abgemessene Menge Olivenöl in ein dunkles Glasfläschchen mit Schraubdeckel; so kann beim Mischen nichts herausspritzen.*
- *Erst dann tropfen Sie die gewünschte Menge ätherisches oder fettes Öl hinzu. Schließen Sie anschließend die Flasche und schütteln Sie alles gut durch.*

Falls Sie nicht nach Rezept vorgehen, hier einige Dosierungsempfehlungen:

- *Für Massage- und Gesichtsöle 20 bis 25 Tropfen Öl (oder Ölmischung) auf 100 ml Olivenöl*
- *Für Teilmassagen eines Körperteils 35 Tropfen Öl (oder Ölmischung) auf 100 ml Olivenöl*
- *Für Badeöle 20 Tropfen Öl (oder Ölmischung) auf 60 ml Olivenöl*

Atemwege

Bronchitis

Dazu mischen Sie 10 Tropfen ätherisches Eukalyptus- oder Pfefferminzöl mit 50 ml Olivenöl und reiben damit mehrmals am Tag den gesamten Brustkorb – auch seitlich und am Rücken – ein.

Husten

Zitronensaft plus Olivenöl: Olivenöl mit Zitronensaft ergibt ein sehr wirksames Hustenmittel: Mischen Sie in einem kleinen Fläschchen 4 EL Olivenöl mit 4 EL frisch gepresstem Saft von ungespritzten Zitronen. Anschließend schütteln Sie dies gut durch und nehmen dann von der Mixtur stündlich einige kleine Schlucke ein.

VIDEO
http://youtu.be/r2pfH4Kmaww

Ysop-Einreibung: Die Wirkstoffe des Ysops lindern den Hustenreiz und helfen, den Schleim aus den Atemwegen zu lösen. Mischen Sie 5 Tropfen ätherisches Ysop-Öl mit 3 EL Olivenöl und reiben Sie sich mehrmals täglich die Brust damit ein.

Zitronenknoblauch: Diese Zubereitung stillt nicht nur Hustenreiz, sondern hilft auch ganz hervorragend gegen Halsschmerzen: Zerdrücken Sie 2 Zehen frischen, jungen Knoblauch und verrühren Sie die Masse mit 2 EL Olivenöl sowie dem Saft einer nicht gespritzten Zitrone. Davon nehmen Sie dreimal täglich einen TL ein.

Hustensalbe mit Thymian: Aus Sternkiefernharz, ätherischem Thymian-Öl und Olivenöl können Sie rasch eine gut wirksame Hustensalbe herstellen. Dazu verrühren Sie je ½ Tasse Olivenöl und Sternkiefernharz miteinander und geben 7 Tropfen Thymian-Öl hinzu. Diese Mixtur verteilen Sie großflächig auf Brust und Rücken. Anschließend mit einem Baumwolltuch abdecken, eine Wolldecke um den Brustkorb wickeln und 20 bis 30 Minuten zugedeckt ruhen.

Haut

Akne

Lavendel-Öl: Lavendel wirkt sanft desinfizierend und ist wie Olivenöl entzündungshemmend bei Akne und Hautunreinheiten: Betupfen Sie dazu die betroffenen Hautstellen mehrmals täglich mit einer Mischung aus 5 Tropfen ätherischem Lavendel-Öl und 2 EL Olivenöl.

Ekzeme und Furunkel

Leinsamenpflaster: Verrühren Sie 1 EL ganze Leinsamen mit 1 TL Olivenöl und 1 EL guten Bienenhonig. Dann streichen Sie die Mixtur auf ein Heftpflaster und befestigen es auf der betroffenen Hautstelle. Am besten ist es, wenn Sie das Leinsamenpflaster den ganzen Tag über wirken lassen; Sie können es übrigens auch gut über Nacht anlegen.

Hautpilz

Beinwell-Rosmarin-Öl: Dies ist ein Hausmittel, das seit Generationen mit Erfolg gegen Hautpilzerkrankungen angewendet wird: 20 g Beinwellwurzeln und 10 g Rosmarinblüten in 750 ml Olivenöl geben. Dann erhitzen Sie das Ganze vorsichtig etwa ½ Stunde im Wasserbad. Sobald die Ölmischung auf Körpertemperatur abgekühlt ist, seihen Sie sie durch ein Leinentuch ab und lassen sie über Nacht in einer verschlossenen Glasflasche ziehen. Am nächsten Tag schmelzen Sie 40 g Bienenwachs ebenfalls im Wasserbad und rühren dieses nach und nach unter die Ölmischung. Damit erhalten Sie einen Balsam von salbenartiger Konsistenz, den Sie mehrmals täglich auf die von Pilz befallene Hautstelle auftupfen können. Alternativ können Sie einen Umschlag mit dem Beinwell-Rosmarin-Öl machen. Dazu geben Sie einen oder zwei Teelöffel – je nach Größe des betroffenen Hautareals – auf ein Baumwolltuch. Dieses legen Sie auf die zu behandelnde Stelle und befestigen es mit einer Mullbinde.

Hilfreich bei Ohrenschmerzen

Zubereitungen aus Ölen eignen sich sehr gut zur Behandlung von Ohrenschmerzen, da sie sich gut in dem anatomisch gesehen recht unzugänglichen Organ verteilen können. Besonders empfehlenswert ist das Königsöl, von dem Sie bei akuten Ohrenschmerzen dreimal täglich 3 bis 4 Tropfen mit einer Pipette in das betroffene Ohr träufeln. Wie das Königsöl hergestellt wird, lesen Sie auf S. 101.

Eine andere wirksame Hilfe bei Ohrenschmerzen ist Knoblauchöl, das stündlich in das erkrankte Ohr geträufelt wird. Für das Knoblauchöl werden 3 geschälte Knoblauchzehen zerdrückt und mit 3 EL Olivenöl gemischt. Die Mischung wird in eine Glasflasche gefüllt, in der sie eine Woche bei Zimmertemperatur ziehen kann. Danach gießen Sie sie durch ein feines Sieb ab.

Hornhaut

Zucker mit Olivenöl: Das ist ein absolutes Verwöhn-Programm, mit dem Ihre Füße wieder samtweich werden. Mit dem Peeling aus Zucker und Olivenöl entfernen Sie abgestorbene Hautschüppchen und pflegen Ihre Füße geschmeidig glatt. Verrühren Sie in einer kleinen Schüssel 2 EL Haushaltszucker mit einem EL Olivenöl. Dann bereiten Sie sich ein warmes Fußbad – Sie können das Peeling auch im Anschluss an das Duschen anwenden – und massieren die Zucker-Öl-Masse mit sanften, kreisenden Bewegungen auf Ihren Füßen ein. An besonders verhornten Bereichen, wie zum Beispiel den Fersen, rubbeln Sie etwas kräftiger. Anschließend spülen Sie Ihre Füße mit warmem Wasser wieder sauber und trocknen sie mit einem Handtuch sorgfältig ab, vor allem in den Zehenzwischenräumen. Gut ist es auch, die Füße mit dem Fön trocken zu fönen. Führen Sie das Peeling regelmäßig einmal pro Woche durch.

Tipp bei eingewachsenen Nägeln

Wächst ein Finger- oder Fußnagel ein, bereitet dass meist unangenehme Beschwerden. Olivenöl hilft hier rasch weiter: Tränken Sie ein kleines Läppchen damit und binden Sie es um den Finger oder die Zehe mit dem betroffenen Nagel. Lassen Sie das Öl über Nacht einwirken. Am nächsten Morgen ist der eingewachsene Nagel so aufgeweicht, dass Sie ihn schmerzlos und bequem schneiden können.

Papaya-Packung: Papayas enthalten ein Enzym – das Papain –, das Eiweiß spaltet und auch verhärtete Hautstellen erweicht sowie Hornhaut an Fersen und Fußsohlen löst. Für die Papaya-Packung zerdrücken Sie das Fruchtfleisch einer mittelgroßen reifen Papaya mit der Gabel, rühren zwei EL Olivenöl drunter und tragen diese Mixtur auf die Füße auf. Nach 15 Minuten waschen Sie die Packung mit warmem Wasser wieder ab und ölen die Füße abschließend mit Olivenöl ein. Bei starker Verhornung sollten Sie die Packung zunächst zweimal in der Woche anwenden.

VIDEO
http://youtu.be/dH2MbbGled0

Ölsocken: Um Verhornungen an den Füßen vorzubeugen, empfiehlt sich einmal wöchentlich eine nächtliche Olivenöl-Kur an den Füßen. Dazu massieren Sie abends vor dem Schlafengehen reichlich Olivenöl in Ihre Füße ein. Danach ziehen Sie dicke Wollsocken darüber; diese bitte vor dem Massieren bereitlegen, damit Sie nicht mit öligen Füßen umherlaufen müssen und möglicherweise ausrutschen. Während Sie schlafen, zaubert Ihnen das Olivenöl wunderbar zarte Füße und schützt diese zudem vor Hornhaut.

Hühneraugen

Zitrone: Gegen die schmerzhaften Druckstellen hilft es, sie regelmäßig über mehrere Tage hinweg mit einer Mischung aus Olivenöl, das mit einigen Spritzern frisch gepresstem Zitronensaft versetzt wird, zu betupfen.

Neurodermitis

Olivenöl pur: Bei akuten Neurodermitis-Schüben hilft oft eine ganz einfache Maßnahme: Betupfen Sie die betroffenen Hautstellen mit purem Olivenöl. Gut ist es auch, dem Bade- oder Waschwasser stets einen Schuss Olivenöl beizugeben. Das trägt wirksam zur Beruhigung der bei Neurodermitis meist extrem gestressten Haut bei.
Milchbad: Bei bereits chronischer Neurodermitis sollten regelmäßig rückfettende Ölbäder genommen werden. Hierzu hat sich sich unter anderem ein Milchbad sehr gut bewährt: Vermischen Sie 1 EL Olivenöl mit ¼ l Vollmilch. Dann geben Sie diese Mischung in das nicht zu heiße Badewasser. Darin rund 10 Minuten baden und anschließend die Haut sehr vorsichtig trocken tupfen, um sie nicht erneut zu reizen. Sobald die Haut trocken ist, verwöhnen Sie sie mit einer feuchtigkeitsspendenden Salbe oder Lotion.

Rissige Haut

Rotöl: Eine der vielen Beschwerden, bei denen Johanniskraut-Öl, auch bekannt als Rotöl, angezeigt ist: Die rissigen Hautpartien mehrmals täglich damit einreiben. Wie Sie diese Ölmischung selbst herstellen, lesen Sie auf Seite 101.

Schuppenflechte

Ölbäder: Vor Beginn der bei Schuppenflechte erforderlichen ärztlichen Behandlung müssen die Schuppen von der Haut entfernt werden. Hierzu eignen sich Vollbäder mit Olivenöl ganz hervorragend. Geben Sie dazu 5 EL Olivenöl ins Badewasser. Dann rühren Sie das Wasser in der Wanne mit den Händen um und legen sich 10 bis 15 Minuten in das Ölbad.

Sonnenbrand

Waren Sie zu unvorsichtig beim Sonnenbaden? Falls ja, sollten Sie zu Olivenöl und einer unbehandelten Zitrone greifen: Mischen Sie in einer kleinen Schüssel 2 oder 3 EL Olivenöl, je nachdem, wie groß die vom Son-

Schwangerschaftsstreifen

Den unschönen Mutterschaftsspuren auf dem Bauch lässt sich bereits ab dem dritten Monat wirksam vorbeugen, und zwar so, wie es unzählige Mütter im Mittelmeerraum seit ewigen Zeiten tun. Sie reiben ihren gesamten Bauch und auch ihre beiden Oberschenkel zweimal täglich fest mit Olivenöl ein. Das stärkt die sich bei der Schwangerschaft dehnende Haut und hilft ihr, sich nach der Geburt wieder zusammenzuziehen.

nenbrand betroffene Hautstelle ist, mit dem Saft einer Zitrone. Diese Mischung tragen Sie vorsichtig auf die verletzten Regionen auf. Das versorgt das Hautgewebe mit Feuchtigkeit und Stoffen, die den Heilungsprozess unterstützen und beschleunigen.

Warzen

Knoblauch: Nein, es ist nicht erforderlich, des Nachts auf einen Friedhof zu gehen oder die Warze zu besprechen. Knoblauch tut es auch – umso mehr in Verbindung mit Olivenöl. Streichen Sie morgens und abends einige Tropfen Knoblauchöl auf die Warzen, das Sie nach dem Grundrezept auf Seite 101 herstellen.

Wundliegen

Kräutermischung: Wundliegen ist in Alten- und Pflegeheimen sehr gefürchtet, denn Wundliegen kann überaus dramatische Folgen für den Betroffenen haben. Vorbeugend und in noch leichten Fällen empfiehlt sich diese Kräutermischung bei wundgelegenen Hautstellen, die sich aus mehreren heilungsfördernden und entzündungshemmenden Heilkräutern zusammensetzt.

VIDEO
http://youtu.be/CxEY_Q5kzTw

Dazu werden 10 g Bärlauchblätter, 5 g Ringelblumenblüten sowie je 2 g Rosmarin- und Lavendelblüten in eine Tasse Olivenöl eingerührt. Diese Mischung wird dann leicht in einem Topf erhitzt. Achtung: Sie darf nicht kochen! Dann nehmen Sie den Topf vom Herd und lassen die Mischung über Nacht abkühlen. Am nächsten Tag erhitzen Sie die Kräutermixtur noch einmal kurz und rühren sie 10 Minuten gut durch. Sobald die Kräuterölmischung lauwarm geworden ist, seihen Sie sie

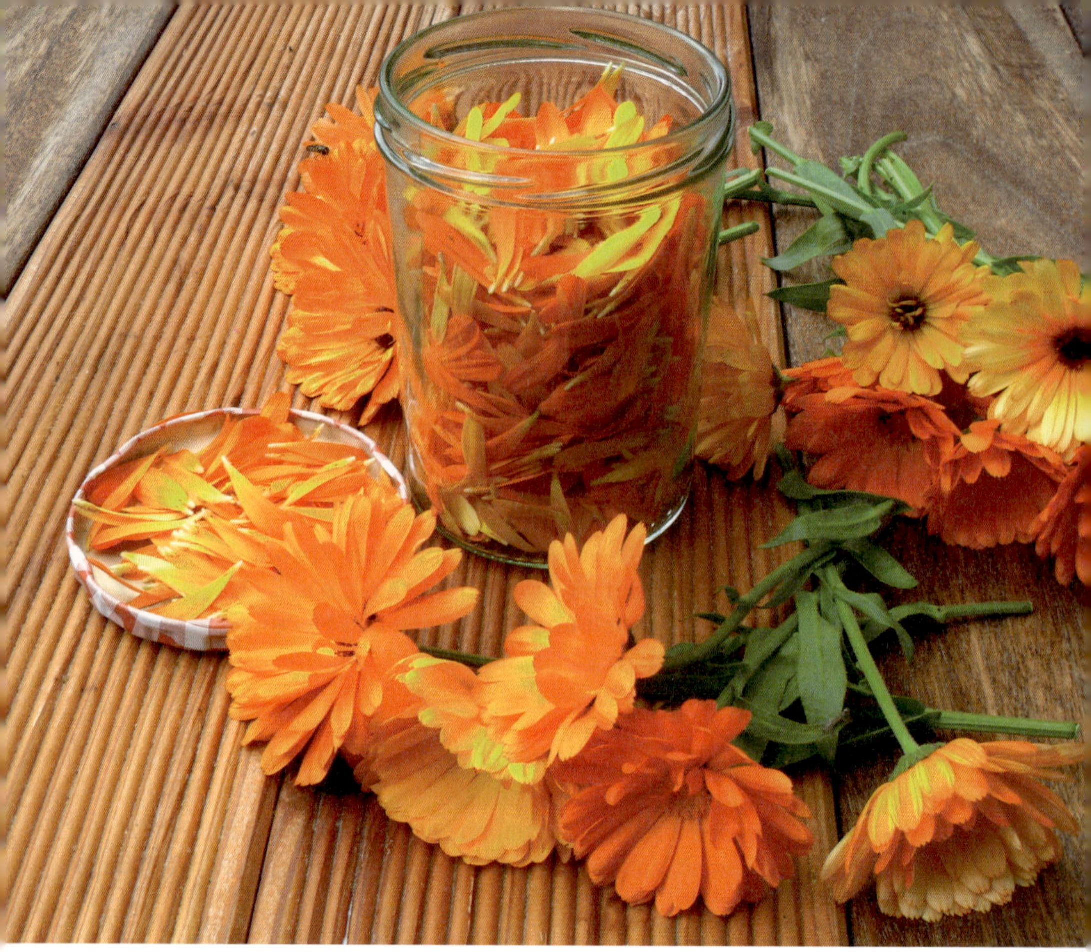

Die Ringelblume wird bis zu 70 Zentimeter hoch. Sie ist in ganz Europa verbreitet. Die Arzneipflanze wird in Kulturen gezogen.

durch ein Leinentuch ab und füllen sie in eine verschließbare Flasche um. Das Heilöl tragen Sie mehrmals täglich auf den wunden Hautstellen auf.

Zellulite

Orangenöl: Gegen Orangenhaut, wie Zellulite umgangssprachlich genannt wird, hilft Orangenöl. Dazu mischen Sie 10 Tropfen ätherisches Orangenöl mit einer ½ Tasse Olivenöl. Mit dieser Mischung massieren Sie die betroffenen Regionen – in der Regel Schenkel und Po – kräftig ein. Bei regelmäßiger, täglicher Anwendung sehen Sie in Kürze den Erfolg der Behandlung.

Muskeln und Gelenke

Gelenkschmerzen durch Arthritis und Arthrose

Massagen mit Cayenne-Pfeffer und Kampfer: Einreibungen mit Olivenöl eignen sich sehr gut zur wirksamen Linderung von Gelenkschmerzen. Versetzt mit Kampfer und Cayenne-Pfeffer, haben sie darüber hinaus einen antirheumatischen Effekt. Für die Mischung zur Massage verrühren Sie in einem kleinen Schälchen 2 g Cayenne-Pfeffer und 16 ml Kampfer-Essenz mit 1 EL Olivenöl. Damit massieren Sie mehrmals am Tag die schmerzenden Gelenke. Die Heilwirkung lässt sich verstärken, wenn Sie das Massageöl im Wasserbad ein wenig erhitzen. Bei Beschwerden durch Entzündungen in den Gelenken ist dies jedoch nicht angezeigt, denn dann ist Wärme nicht gut.

Öl mit Lavendel und Lilien: Ebenfalls sehr wirksam bei schmerzenden Gelenken durch Arthritis oder Arthrose ist diese Ölmischung aus Lilien und Lavendel. Geben Sie dazu in eine helle Glasflasche (Fassungsvermögen 0,7 l) 8 gehackte Blüten weißer Lilien sowie 2 Handvoll frische Lavendelblüten. Anschließend wird die Flasche mit Olivenöl aufgefüllt und fest verschlossen. Nun lassen Sie die Ölmischung 2 Wochen an einem sonnigen Platz ziehen und seihen diese dann durch ein Sieb ab. Mit dem von den Pflanzenteilen befreiten Öl werden die betroffenen Gelenke mehrmals täglich massiert.

Auflage mit Lorbeer: Etwas aufwändig, aber sehr wirkungsvoll: Zerstoßen Sie 5 getrocknete Lorbeerblätter in einem Mörser zu Pulver, verrühren Sie es mit 1 EL Olivenöl zu einem Brei und streichen Sie ihn auf eine Mullbinde. Dann wickeln Sie sie mit der bestrichenen Seite um die schmerzende Stelle. Mit Leukoplast oder einfach einem normalen Heftpflaster befestigen und den Umschlag etwa 30 Minuten einwirken lassen.

Pfefferminzöl: 1 ml ätherisches Pfefferminzöl in 100 ml Olivenöl einrühren und die schmerzenden Gelenke damit mehrmals täglich sanft einmassieren.

Rheumatische Beschwerden

Johanniskraut-Öl: Ein bewährtes Hausmittel, das auch von Rheuma geplagten Patienten seit Generationen hilft. Schließlich gehört diese ölige Arznei mit zu den besten Maßnahmen gegen rheumatische Schmerzen. Reiben Sie deshalb die betroffenen Regionen mehrmals täglich mit Johanniskraut-Öl ein. Wie Sie es herstellen, ist auf Seite 101 beschrieben.

VIDEO
http://youtu.be/l74erx5SzgA

Knoblauchöl: Das Allheilmittel Knoblauch bewährt sich auch bei rheumatischen Beschwerden. Für die Zubereitung von Knoblauchöl geben Sie 3 geschälte Knoblauchzehen in eine kleine Flasche Olivenöl und lassen diese einige Wochen ziehen (siehe Grundrezept Ölmischung auf Seite 101). Die schmerzenden Bereiche reiben Sie mehrmals täglich vorsichtig mit dem fertigen Knoblauchöl ein.

Schmerzen an Gelenken und Muskeln

Schmerzen an Gelenken und Muskeln, die nicht rheumatisch und durch Arthritis oder Arthrose hervorgerufen sind, können Sie sehr effektiv mit einer Mischung aus Olivenöl und Kamillenblüten-Öl behandeln. Dazu geben Sie 100 g frische oder getrocknete Kamillenblüten und 1 l Olivenöl in ein hitzebeständiges Gefäß. Dann erhitzen Sie die Ölmischung im Wasserbad bei sehr kleiner Flamme. Nach etwa 10 Minuten seihen Sie die Kamillenblüten durch ein Sieb ab und füllen das nun mit den entzündungshemmenden und schmerzberuhigenden Wirkstoffen der Kamille versetzte Öl in eine dunkle Glasflasche mit Deckel. Die schmerzenden Stellen können Sie nun vorsichtig mit dem Kamillenblüten-Öl massieren.

Muskelkater und Muskelverspannungen

Muskelkater und -verspannungen sind zwar in der Regel nicht gefährlich, aber äußerst unangenehm und lästig. Diese Beeinträchtigung lässt sich schnell lindern, wenn Sie die betroffenen Stellen mit Olivenöl massieren, das Sie zuvor ein wenig im Wasserbad erwärmt haben. Übrigens hilft dies auch ganz wunderbar gegen Wadenkrämpfe. Wer dazu neigt und meistens vorwiegend in der Nacht davon ereilt wird, sollte stets ein Fläschchen Olivenöl für den sofortigen Einsatz griffbereit haben.

Verdauungssystem

Bauchschmerzen und nervöse Magenbeschwerden

Olivenöl pur: Bei akuten Bauchschmerzen oder Magendrücken und -grimmen wirkt ein EL Olivenöl pur, möglichst auf nüchternen Magen geschluckt, regelrecht Wunder. Danach trinken Sie ein Glas lauwarmes Wasser mit 1 TL frisch gepresstem Zitronensaft versetzt, das verstärkt den guten Effekt zusätzlich.

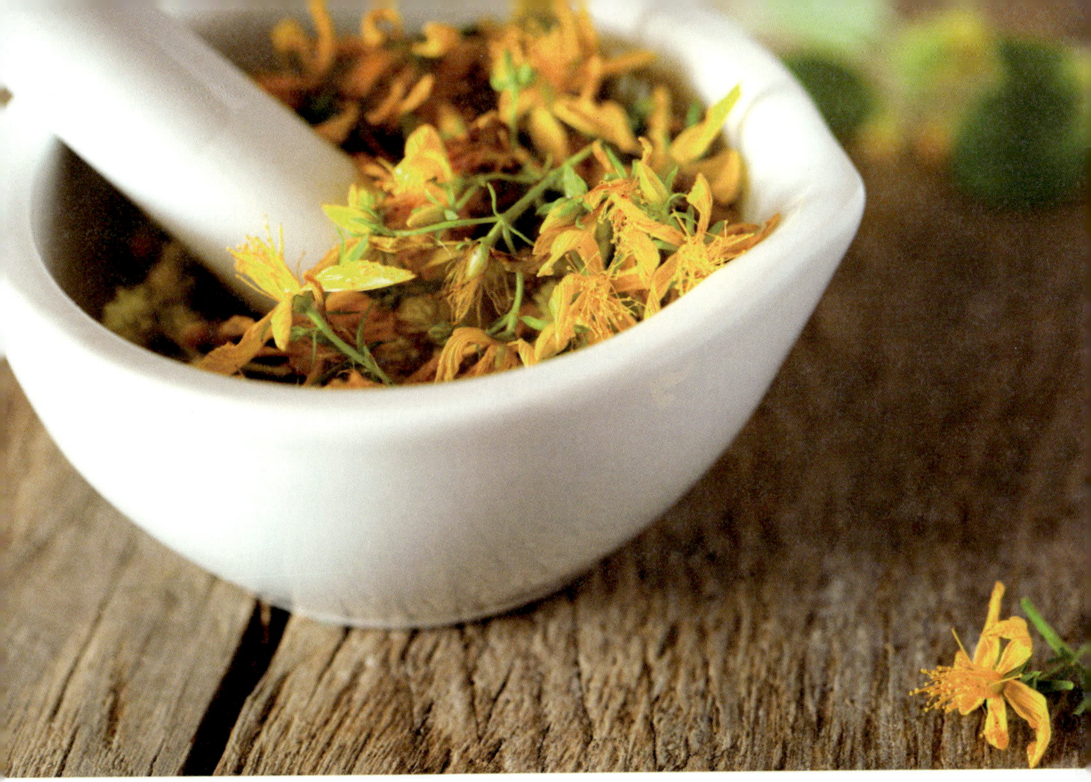

Hypericum perforatum – Echtes Johanniskraut wird im Volksmund auch Herrgottsblut, Blutkraut, Sonnwendkraut oder Tüpfelhartheu genannt.

Johanniskraut-Öl: Auch bei nervösem Magen und Bauchschmerzen findet Johanniskraut-Öl wirksam Anwendung, denn es beruhigt und hat entspannende Wirkung auf das Verdauungssystem. Am besten ist es, das Johanniskraut-Öl kurmäßig über rund 2 Wochen hinweg einzunehmen, täglich 1 bis 2 TL, jeweils vor oder nach den Mahlzeiten. Wie Sie Johanniskraut-Öl herstellen, lesen Sie auf Seite 101.

Blähungen

Knoblauchöl: Die vielseitig wirksamen Knollen sind auch ein altbewährtes Mittel gegen Magen- und Darmbeschwerden. Als Knoblauchöl äußerlich angewendet, lindern die Wirkstoffe von Knoblauch auch Blähungen. Dazu mischen Sie 3 Tropfen Knoblauchöl – wie Sie dieses herstellen, lesen Sie auf Seite 107 – mit 2 EL Olivenöl. Diese Mischung reiben Sie sanft im Uhrzeigersinn kreisend auf Ihrem Bauch ein. Das empfiehlt sich übrigens nicht nur im akuten Fall, sondern auch vorbeugend nach den Mahlzeiten, wenn Sie zu Blähungen neigen.

Verstopfung

Olivenöl in warmem Wasser: Im Mittelmeerraum schwören viele Menschen darauf: Wenn es mit dem Stuhlgang nicht klappt, hilft Olivenöl. Dazu gibt man 1 EL Olivenöl in 1 Glas warmes Wasser und verrührt es gut: Jeweils morgens auf nüchternen Magen sowie abends vor dem Schlafengehen getrunken, regt dies den trägen Darm sanft, aber wirksam an. Eine ebenso gegen Verstopfung schnell wirksame Variante ist es, zusätzlich zum Olivenöl ein paar Pfefferkörner mit in das Wasser zu geben.

Überlasteter Magen

Zitrone und Rosmarin: Oft ist es einfach zu viel der Gaumenfreuden, was der Magen entsprechend quittiert: Man fühlt sich matt, hat Sodbrennen, ein unangenehmes Druckgefühl in der Bauchgegend und oftmals auch Durchfall oder auch Verstopfung. Gegen solche und andere Folgen eines überlasteten Magens hilft folgendes Rezept: Mischen Sie 1 EL Olivenöl mit 1 EL frisch gepressten Zitronensaft und 5 Tropfen ätherischem Rosmarin-Öl. Von dieser Mischung nehmen Sie stündlich jeweils 1 TL ein.

Wenn Sie ohnehin unter einer eher schwachen Verdauung leiden oder wenn das bevorstehende Mahl ein umfangreiches Gelage zu werden droht, empfiehlt es sich, die genannte Mischung schon vorbeugend einzunehmen. Ihr Magen wird Ihnen das danken. Übrigens kann man mit Olivenöl auch den unangenehmen Konsequenzen von zu tiefen Blicken ins Glas vorbeugen: Einfach bereits im Vorfeld 1 EL Olivenöl einnehmen. Das Öl legt sich auf die Schleimhäute von Magen und Darm und hemmt so die Aufnahme des Alkohols um einiges. Zugleich beugen Sie damit auch einem Kater vor.

Weiße Zähne

Olivenöl macht die Zähne weiß und entfernt die Spuren von Kaffee, Tee, Rotwein und Nikotin: Tauchen Sie einen Finger in Olivenöl und reiben Sie damit Ihre Zähne ein. Wenn Sie Ihr Zahnfleisch regelmäßig mit Olivenöl massieren, wird es stärker und widerstandskräftiger.

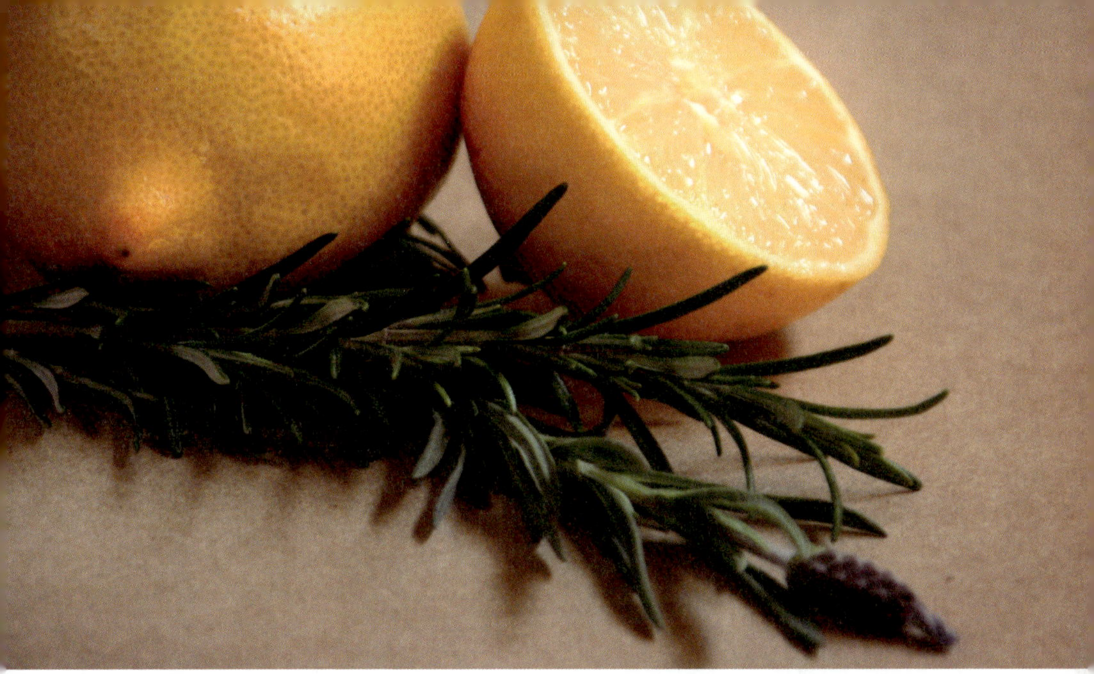

Rosmarin wird bis zu 1,50 Meter hoch. In der Küche werden nur seine Blätter verwendet.

Mundgeruch

Schlechter Atem entsteht meist durch Bakterien, die sich im Mundraum und hauptsächlich auf der Zunge im Übermaß ansiedeln. Olivenöl schränkt das Wachstum der kleinen Übeltäter ein und hindert sie auch an der weiteren Ausbreitung. Deshalb ist es eine wirksame Maßnahme gegen Mundgeruch, wenn Sie Ihren Mundraum morgens und abends mit einem guten Schluck Olivenöl ausspülen. Das Öl danach nicht schlucken, sondern ausspucken; ganz ähnlich wie beim Ölziehen (vgl. Seite 140).

Gallensteine

Kur mit Kaffee und Olivenöl: Ein altbewährtes Hausmittel zum Lösen und Ausschwemmen von Gallensteinen ist diese Kur mit Kaffee und Olivenöl. Dabei trinken Sie in einem Zug 0,1 l Olivenöl und 15 Minuten später eine Tasse starken Bohnenkaffee. Nach einer ½ Stunde trinken Sie erneut 0,1 l Olivenöl. Anschließend legen Sie sich hin, und zwar auf die linke Körperseite, denn die Gallenblase liegt in der linken Bauchregion. Diese Prozedur wiederholen Sie so lange, bis sich die Gallensteine lösen. Das ist in der Regel nach spätestens einem Tag der Fall.

Bessere Knochenheilung

Wer einen Knochenbruch hat, sollte viel Olivenöl zu sich zu nehmen. Denn das fördert die Knochenheilung, mithin das Zusammenwachsen des Knochens. Das liegt daran, dass Olivenöl reichlich Stoffe enthält, die für den Knochenaufbau wichtig sind – unter anderem Vitamin A und D sowie Kalzium (Seite 15).

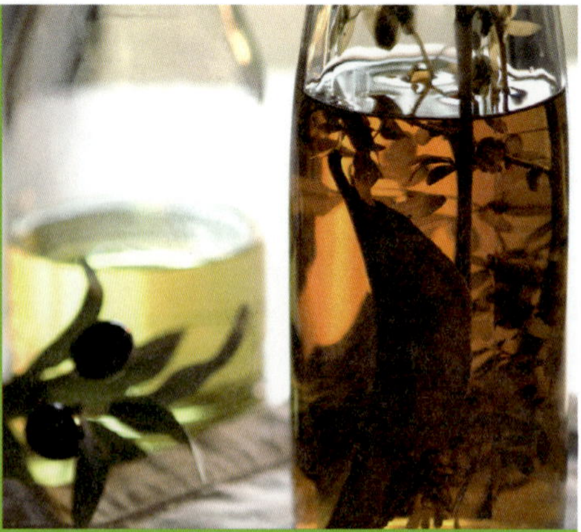

Kleine Verletzungen

Prellungen

Dillsalbe: Dillsalbe ist ein Hausmittel, das kühlt und den Schmerz rasch lindert. Mischen Sie 2 EL gehackte, frische Dillspitzen mit 1 EL Olivenöl und lassen Sie diese Mischung 24 Stunden stehen. Anschließend pressen Sie die Dillmischung durch ein Sieb und verrühren sie mit so viel warmem Bienenwachs, bis eine streichfähige Paste entsteht. Diese Dillsalbe verteilen Sie auf die verletzte Stelle und binden einen Mullverband darüber.

Verstauchungen

Ölauflagen: Legen Sie auf die verstauchte Körperpartie in Olivenöl getränkte Watte und wickeln Sie eine Mullbinde darüber. Diese Auflage erneuern Sie mehrmals täglich.

Holzsplitter in der Haut

Sich einen Holzsplitter in die Haut zu stoßen, verursacht ziemliche Schmerzen und kann zudem zu einer Entzündung führen. Deshalb gilt es, den Splitter rasch wieder loszuwerden. Dazu weichen Sie die betroffene Hautstelle in warmem Olivenöl ein: einen Waschlappen mit dem erwärmten Öl tränken und auf die Stelle legen. Mit Pflastern oder Leukoplast fixieren und nach einer halben Stunde wieder abnehmen. Nun können Sie den Splitter ganz leicht mit einer Pinzette aus der Haut ziehen.

Frauenleiden

Ziehen und Schmerzen in den Brüsten

Ringelblumenöl: Besonders vor der Menstruation leiden viele Frauen unter unangenehmem Ziehen und Schmerzen in den Brüsten. Hier helfen mehrmals tägliche, sanfte Einreibungen mit Ringelblumenöl. Wie Sie dieses herstellen, lesen Sie auf Seite 107.

Wechseljahrsbeschwerden

Zypresseneinreibung: Regelmäßige Einreibungen mit Zypressenöl helfen gegen die typischen Beschwerden bei der hormonellen Umstellung wie beispielsweise Hitzewallungen, nervöse Verstimmungen und Schlafstörungen. Dazu mischen Sie 4 Tropfen ätherisches Zypressenöl mit 3 EL Olivenöl, mit dem Sie Ihren Körper regelmäßig morgens und abends massieren.

Für stillende Mütter

In den Mittelmeerländern rät man stillenden Frauen, vermehrt Olivenöl zu sich zu nehmen. Denn das fördert zum einen die Milchbildung und ist zum anderen gut für die Qualität der ersten Nahrung für das Baby: Das Milchfett der Muttermilch ähnelt in seiner Zusammensetzung stark jenem des Olivenöls. Auch äußerlich empfiehlt sich Olivenöl während der Stillzeit: Es trägt dazu bei, dass etwaige Schwangerschaftsstreifen rasch verschwinden.

Tee als Blutdrucksenker

VIDEO

http://youtu.be/Td_BkYRNqlE

Ein Tee aus Olivenblättern (Seite 147) wirkt blutdrucksenkend: Übergießen Sie dazu 2 TL zerschnittene frische oder getrocknete Olivenblätter mit ¼ l kochendem Wasser. Lassen Sie die Mischung 10 Minuten ziehen und seihen Sie das Ganze dann durch ein Sieb ab. Anschließend fügen Sie den Saft von 3 ausgedrückten Knoblauchzehen hinzu und süßen mit etwas Honig. Trinken Sie von diesem Tee jeden Abend eine Tasse 3 Wochen lang. Ohne den Knoblauchzusatz wirkt der Olivenblättertee übrigens entspannend und beruhigend und kann – ebenfalls über 3 Wochen täglich eine Tasse vor dem Zubettgehen getrunken – gut gegen nervös bedingte Schlafstörungen eingesetzt werden.

Gepflegt und schön mit Olivenöl

In der Antike kam ein beachtlicher Teil des gewonnenen Olivenöls auch auf die Haut und nicht nur auf den Teller – ganz besonders bei Griechen und Römern. Sie verwendeten es vor allem zur Reinigung des Körpers und rieben sich vor sowie nach dem Baden großzügig damit ein, um die Durchblutung anzuregen. Dass sich unsere Vorfahren so gerne des Olivenöls zur Erhaltung von Gesundheit und Schönheit sowohl ihrer Haut wie ihrer Haare bedienten, hat seine guten Gründe – die längst auch wissenschaftlich bestätigt sind.

Olivenöl ist ein wahres Elixier für Haut und Haare. Denn es enthält ungesättigte Fettsäuren, die unserem Hautfett ähnlich sind. Dadurch kann das Olivenöl von der Haut gut aufgenommen werden und sich mit dem körpereigenen Hautschutzmantel verbinden. So kann es auch in tiefere Hautschichten vordringen und Feuchtigkeit binden. Darüber hinaus wirkt es rückfettend und beruhigt strapazierte Haut. Weiterhin ist Olivenöl reich an Stoffen, die Haut und Haare gesund erhalten helfen, wie unter anderem das sogenannte Schönheitsvitamin E. Nicht von ungefähr pflegt und regeneriert Olivenöl so effizient wie kaum ein anderes Öl. Daneben dient es in der Kosmetikindustrie als Trägersubstanz zur Herstellung von Cremes, da es diesen mehr Geschmeidigkeit verleiht. Aufgrund der Tatsache, dass Olivenöl auch desinfizierend und wundhei-

Statt auf den Teller auf die Haut

Vor allem die Athleten Griechenlands und Roms verbrauchten - wie man heute weiß - große Mengen an Olivenöl. Sie nutzten Massagen mit Olivenöl, um ihre Muskeln vor den Wettkämpfen zu erwärmen und geschmeidig zu machen. Darüber hinaus gewährleistete die Ölschicht auf der Haut einen Schutz vor Sonne und Wind und erschwerte – beispielsweise bei den traditionellen Ringkämpfen – den Griff des Gegners, da ölige Haut nur schwer zu fassen ist.

Übrigens kamen im antiken Griechenland nicht nur die Irdischen in den Genuss von Olivenöl: Man rieb auch die Statuen der Götter regelmäßig damit ein. Schließlich konnte es nicht sein, den Göttern etwas vorzuenthalten, was den Diesseitigen zuteil wurde.

lend ist, kann es hervorragend für die Pflege entzündeter und wunder Hautpartien angewendet werden. Davon profitieren zarte Babypopos in den Mittelmeerländern bereits seit undenklichen Zeiten.

Blumig und duftend geölt

Olivenöl kam stets auch mit Duftstoffen aus Blüten oder mit heilkräftigen Kräutern verfeinert auf Haut und Haare. Neben der Verwendung als Salböl diente Olivenöl auch zur Herstellung von Parfüm. Dazu wurden Rosen-, Iris-, Lavendel- und Jasminblüten – oder was es sonst noch in der betreffenden Region an duftenden Pflanzen gab – in einem Gefäß in Olivenöl eingelegt. Dies ließ man dann für einige Wochen ziehen. Bei den ersten Vorläufern der Parfüms handelte sich natürlich noch nicht um hochkonzentrierte Duftstoffe. Dennoch umgaben sie ihre Träger mit einem zarten feinen Duft und hatten zugleich den Vorteil, die Haut durch das Olivenöl zu pflegen – was bei unseren heutigen Parfüms nicht mehr der Fall ist.

Seifen aus Olivenöl

Die Vorliebe für Olivenöl zur Reinigung und Pflege des Körpers blieb zwar lange bestehen, allerdings kamen nach und nach auch Seifen in den Badestuben in Mode. Die damaligen Seifen hatten freilich nicht jene feste Konsistenz wie unsere heutigen – sie glichen vielmehr einer cremigen Emulsion. Diese, heute würde man dazu besser Seifen-Lotion sagen, gewann man durch das Aufkochen von Olivenöl mit Wasser und Asche und dem anschließenden Zufügen von etwas Kalk. Erst in der frühen Gotik begann man in den wichtigen kulturellen und wirtschaftlichen Zentren rund ums Mittelmeer, etwa in Marseille, Genua und Venedig, mit der Herstellung fester Seifen, und zwar, wie könnte es anders sein, aus Olivenöl. Die Rezepte und Verfahren zur Zubereitung unterschieden sich von Stadt zu Stadt und im Laufe der Epochen. Viele sind uns jedoch erhalten geblieben. Noch heute findet man beispielsweise in Marseille und an anderen Orten Südfrankreichs ein reiches Angebot verschiedener Farben, Formen und Größen von Seifen aus Olivenöl.

Bestimmung Ihres Hauttyps

Bevor Sie sich an die Lektüre und an die Anwendung der Pflegezubereitungen mit Olivenöl machen, sollten Sie Ihren Hauttyp bestimmen.

Denn erst wenn Sie diesen kennen, können Sie die Pflege gezielt auf die speziellen Bedürfnisse Ihrer Haut abstimmen. Um den Hauttyp zu bestimmen, kennt man in der Mittelmeerregion eine simple Methode. Dazu wird der Saft einer unbehandelten Zitrone mit einer ½ Tasse destilliertem Wasser verrührt. Dann gibt man 1 EL Olivenöl und 4 Eiswürfel dazu. Sobald die Eiswürfel geschmolzen sind, wird die Mixtur auf das Gesicht aufgetragen, um sie ½ Stunde einwirken zu lassen. Dann nimmt man einen Wattebausch und reibt mit diesem vorsichtig über die Stirn; mit zwei weiteren reibt man über Kinn und Nase. Sind alle drei Wattebäusche sauber geblieben, haben Sie eine trockene Haut. Sind sie hingegen dunkel geworden, ist die Haut eher fett. Bei nur leicht dunkel verfärbten Wattebäuschen handelt es sich um eine Mischhaut.

Alternativ können Sie zur Bestimmung des Hauttyps auch den bei uns bekannten Papiertuchtest anwenden. Alles, was Sie dazu benötigen, sind ein frisches Handtuch, ein Papiertüchlein – etwa Küchenkrepp oder auch ein Papiertaschentuch – und 2 Stunden Zeit. Zunächst reinigen Sie Ihr Gesicht mit warmem Wasser und trocknen es mit dem Handtuch ab. Anschließend lassen Sie Ihre Gesichtshaut etwa 2 Stunden völlig unbehandelt, tragen also keine Cremes und auch kein Make-up auf. Während dieser Zeit verlassen Sie auch am besten das Haus nicht, damit der Hauttest nicht durch Umwelteinflüsse wie Staub oder Zugluft verfälscht wird. Nach 2 Stunden legen Sie dann das Papiertüchlein etwa 1 Minute auf Ihr Gesicht, und zwar so, dass dieses vollkommen bedeckt ist.

Jetzt geht es an die Auswertung: Aus Lokalisation und Intensität der Fettabdrücke Ihrer Haut, die auf dem Papiertuch zu sehen sind, lässt sich auf den Hauttyp schließen – eine exakte Zuordnung zu einem bestimmten Hauttyp ist damit nicht möglich. Jedoch geben Ihnen diese Tests bereits gute Anhaltspunkte bei der Auswahl der Rezepturen zur Pflege.

Auswertung

- Fette Haut: deutliche Abdrücke von allen Gesichtspartien
- Mischhaut: die Abdrücke von Kinn, Stirn und Nase sind deutlicher als jene von den Wangen
- Normale Haut: leichte Abdrücke von Stirn und Nase
- Trockene Haut: keine Abdrücke

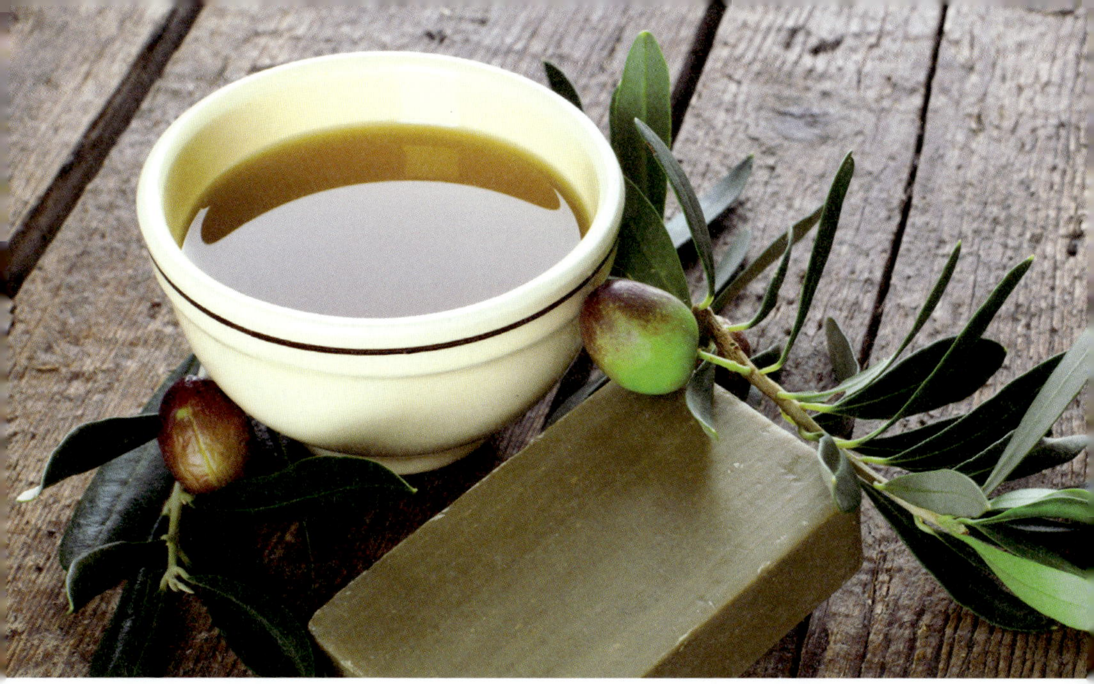

Seife (ital. sapone) wird hauptsächlich zur Körperreinigung verwendet. Das Olivenöl in der Seife führt dem Körper wertvolle Inhaltsstoffe zu.

Unerlässlich: Die Reinigung

Beginnen wir mit dem Wichtigsten: der gründlichen, dabei aber schonenden Reinigung. Denn wird die Gesichtshaut nicht täglich von Staub- und Schmutzpartikeln befreit, kann die beste Pflegezubereitung nicht richtig wirken. Außer sanft zu säubern, sollen Reinigungsmittel der Haut wertvolle Pflegestoffe zuführen. Ein Anspruch, dem die folgenden Rezepte zur Reinigung des Gesichts auf der Basis von Olivenöl vollauf gerecht werden. Nach der Reinigung mit den genannten Zubereitungen waschen Sie Ihr Gesicht mit viel lauwarmem Wasser sorgfältig ab.

Olivenöl pur – für normale Haut

Auch wenn es ungewöhnlich ist: Pures Olivenöl ist ideal zur Gesichtsreinigung, denn es pflegt und nährt die Haut bereits bei der Anwendung. Während das Öl sanft in die Haut einmassiert wird, nimmt es tief sitzende Schmutz- und Staubpartikel sowie Schlackenstoffe auf und führt der Haut im Gegenzug die wertvollen Inhaltsstoffe des Olivenöls zu. Pures Olivenöl eignet sich auch sehr gut zum Entfernen von Make-up an den Augen: Tränken Sie einen Wattebausch damit und betupfen Sie vorsichtig die Augenpartien; anschließend mit warmem Wasser nachspülen.

Sie brauchen dazu
- ¼ l Kurmolke
- 20 ml Olivenöl
- 60 g Hafermehl
- 20 g Mandelkleie

VIDEO
http://youtu.be/CguryV85zOY

Molke-Hafer-Öl – für fette und unreine Haut

Molke hat eine intensiv reinigende und leicht desinfizierende Wirkung – ideal also zur Reinigung unreiner und fetter Haut. Zusammen mit den wertvollen hautpflegenden Eigenschaften des Olivenöls hilft sie zudem, den natürlichen Schutzmantel der Haut besser zu erhalten.

Zubereitung

Verrühren Sie die Molke und das Hafermehl, geben Sie dann das Olivenöl und zuletzt die Mandelkleie dazu. Alles noch einmal gut durchrühren und in ein Cremedöschen mit Deckel abfüllen.

Massageöl mit Lavendel wirkt beruhigend. Es hilft gegen Neuralgien und Ischiasbeschwerden.

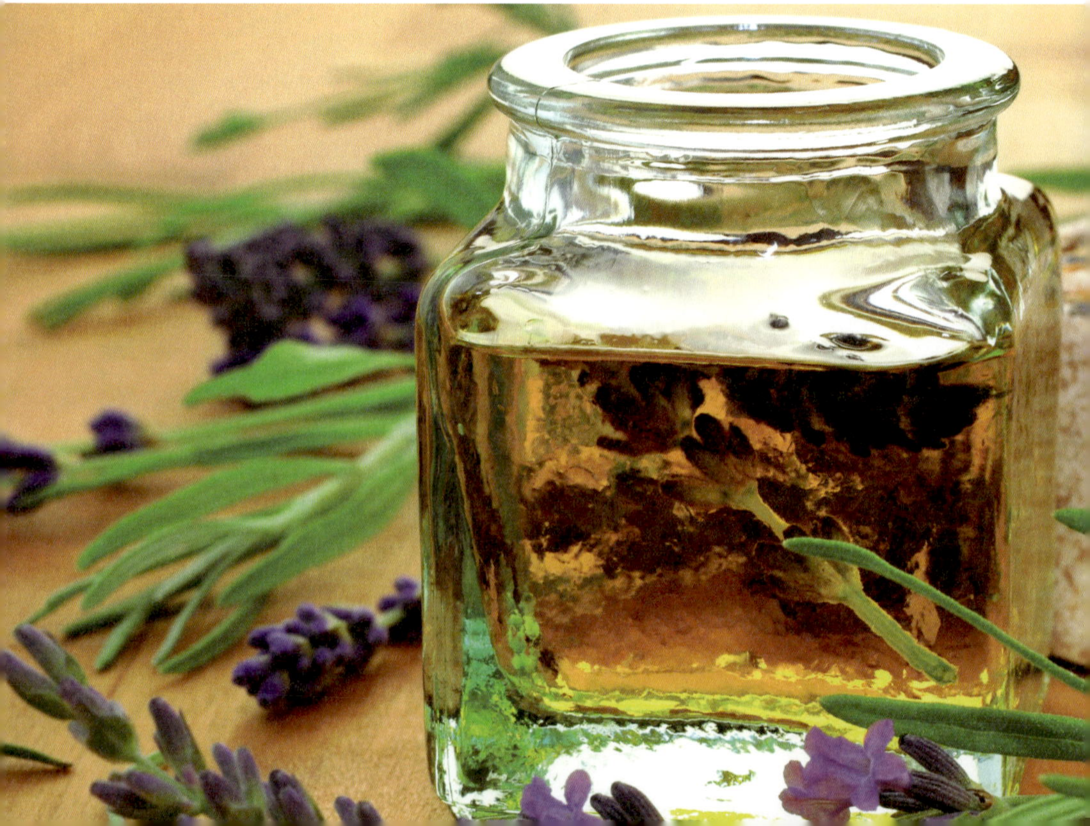

Petersilien-Öl – für empfindliche Haut

Sie brauchen dazu
- 1 EL gehackte, frische Petersilie
- 30 ml süßes Mandelöl
- 50 g Lanolin
- 50 ml Olivenöl

Diese Zubereitung ist sehr mild und eignet sich deshalb besonders gut für empfindliche und zu Rötungen neigende Haut.

Zubereitung
Übergießen Sie die gehackte Petersilie in einer hellen Glasflasche mit dem Olivenöl und lassen Sie die Mischung eine Woche ziehen. Dann gießen Sie die Petersilie durch ein Sieb ab. Lanolin, Mandelöl und den Olivenölrückstand lassen Sie anschließend im Wasserbad verschmelzen, rühren alles gut durch und füllen das Petersilien-Öl in ein verschließbares Glasfläschchen für die Anwendung ab.

Naturblütenseife – für fette Haut und Mischhaut

Sie brauchen dazu
- 60 g weiße Toilettenseife
- 50 ml Olivenöl
- 50 ml destilliertes Wasser
- 100 g Bienenwachs
- 20 g getrocknete Kamillenblüten
- 20 g getrocknete Ringelblumenblüten

Diese Seife eignet sich auch gut für zu Rötungen neigende Haut. Übrigens ist sie ein wunderbares Geschenk: Selbstgemachte Seife, zumal aus so wertvollen Zutaten, ist etwas ganz Besonderes. Mal etwas anderes als Blumen, Pralinen & Co.

Zubereitung
Die Blüten in einen Glasbehälter legen und mit dem Olivenöl übergießen. Dies lassen Sie zwei Tage zugedeckt ziehen und seihen die Blüten dann durch ein Sieb ab. Nun die Seife mit einem Messer ganz fein schnitzeln, gemeinsam mit dem Bienenwachs im Wasserbad schmelzen lassen und die in Öl eingelegten Blüten unterrühren. Das destillierte Wasser separat erhitzen und es dem Seifen-Wachs-Gemisch zufügen. Alles gut verrühren, etwas erkalten lassen und kurz, bevor die Masse fest wird, zu kleinen Bällchen, Herzen, Würfeln – Formen, die Ihnen gefallen oder die für einen bestimmten Anlass geeignet sind – gestalten. In Seidenpapier eingewickelt aufbewahren.

Sie brauchen dazu
- 30 g frische oder getrocknete Kamillenblüten
- 130 ml Olivenöl

Kamillen-Öl – für trockene Haut

Noch eine Reinigungszubereitung mit Kamillenblüten, die sich besonders gut für trockene Haut eignet.

Zubereitung
Übergießen Sie die Kamillenblüten in einem hitzefesten Glasgefäß mit dem Olivenöl und erhitzen Sie dies im Wasserbad etwa 1 Stunde; das Gefäß dabei nicht abdecken. Dann lassen Sie die Zubereitung erkalten und gießen sie durch einen Kaffeefilter ab. Das Filtrat in ein verschließbares Glasfläschchen füllen. Das Kamillen-Öl tragen Sie mit einem Wattebausch auf die Haut auf und reinigen damit das Gesicht.

Tägliche Begleiter: Cremes und Lotionen

Schädliche Umwelteinflüsse, der Aufenthalt in geschlossenen Räumen mit Zentralheizung, Arbeiten am Computer: All das entzieht der Haut Feuchtigkeit und greift zudem ihren natürlichen Säureschutzmantel an. Um ihr die verlorene Feuchtigkeit, aber auch wertvolle Nährstoffe wieder zuzuführen, ist es wichtig, die Haut täglich morgens und abends mit Cremes und Lotionen zu pflegen. Auch dazu eignen sich Zubereitungen mit Olivenöl bestens, denn sie versorgen die Haut einerseits mit wertvollen Wirkstoffen, andererseits machen sie die Haut weich, halten sie elastisch und stärken das Bindegewebe.

Sie brauchen dazu
- 30 ml Hamameliswasser
- 70 g Lanolin
- 30 ml Olivenöl

Hamamelis-Lotion – für trockene Haut

Schon im Altertum wurde *Hamamelis*, auch bekannt unter dem Namen *Zaubernuss*, wegen seiner ausgleichenden und regenerierenden Eigenschaften in Hautpflegemitteln geschätzt. Besonders trockene Haut profitiert von der regelmäßigen Anwendung von Produkten mit Hamamelis.

Natürliche Schutzschranke

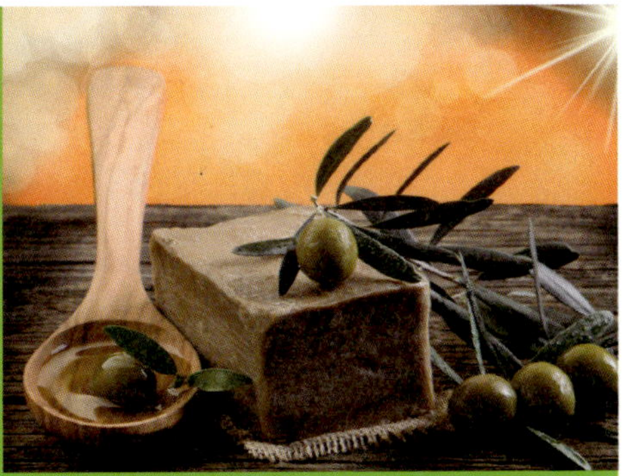

Um ihre zahlreichen Aufgaben stets ausreichend wahrnehmen zu können, produziert unsere Haut ihre eigene Pflegeemulsion, nämlich einen Säureschutzmantel, einen dünnen Film aus Fettsäuren und Feuchtigkeit. Er ist, was seinen pH-Wert angeht, leicht sauer und wird daher auch Säureschutzmantel genannt. Bekannt ist auch die Bezeichnung Wasser-Lipid-Film, was auf seiner Zusammensetzung beruht.

Diese natürliche Schutzschranke ist immens wichtig für die Haut. Hätte sie sie nicht, würden Risse und Bruchstellen in der Hornschicht eine große Gefahr für unsere Gesundheit bergen. Denn damit könnten Krankheitserreger und Schadstoffe in tiefere Hautschichten eindringen. Dagegen wappnet sich unsere Haut mit dem Säureschutzmantel, der direkt auf ihrer obersten Schicht, der Epidermis, aufliegt. Er hält sie geschmeidig und schützt sie vor dem Austrocknen. Übrigens vermittelt der Säuremantel auch einen natürlichen Deo-Effekt: Er reduziert die bakterielle Zersetzung von Schweißbestandteilen und damit das, was Körpergeruch erzeugt. Vor allem aber dient er der Haut als Schutzschranke zur Abwehr von schädlichen Mikroorganismen.

Alle diese Aufgaben kann der Säureschutzmantel aber nur dann erfüllen, wenn er vollkommen intakt ist. Zentrales Anliegen bei der täglichen Pflege sollte es deshalb sein, den Schutzfilm auf der Hautoberfläche zu erhalten, zu verstärken oder zu stabilisieren. Auch im Hinblick auf die Vorbeugung von infektiösen Hauterkrankungen.

Trockene Luft, zumal in geheizten Räumen, aber auch Kälte und UV-Einstrahlung entziehen dem Schutzfilm durch Verdunstung sehr viel Wasser. Heißes Wasser, fettlösende Waschmittel und viele unserer heutigen Pflegeprodukte tun ihr Übriges, den pH-Wert der Haut und ihren Schutzmantel anzugreifen und sogar zu zerstören. Was kein irreversibler Schaden ist – doch es dauert Stunden, bis sich der Wasser-Fett-Film wieder regeneriert hat, je älter wir werden, desto länger dauert die Regeneration. Denn mit jedem Jahr mehr bildet unsere Haut weniger Fett und Talg. Umso langsamer kann sich der Säureschutz nach einer Störung wieder aufbauen.

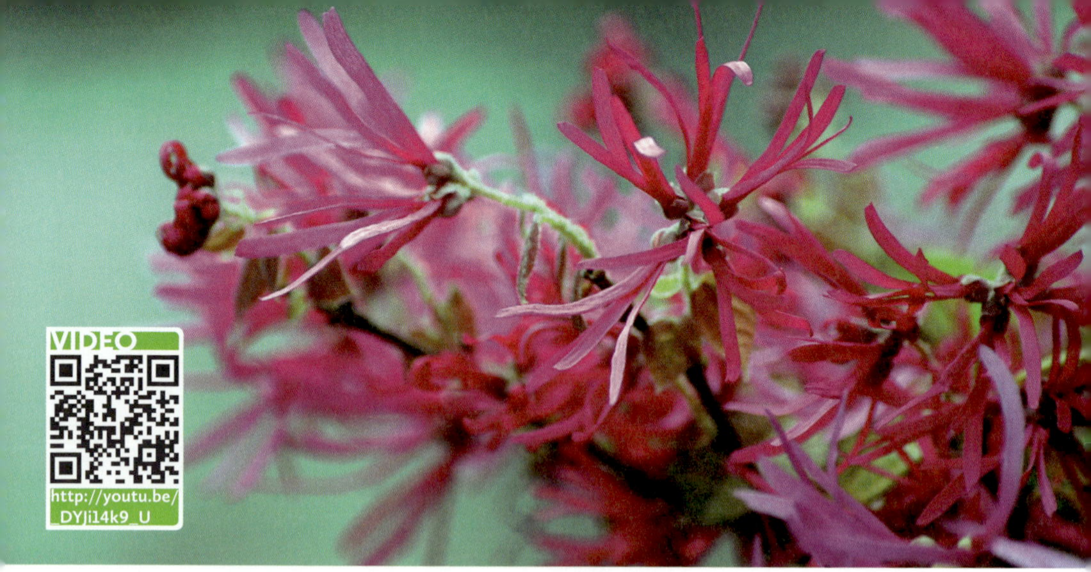

Hamamelis ist Bestandteil sehr vieler Cremes und Salben. Sie wirkt entzündungshemmend.

Zubereitung
Verrühren Sie das Hamameliswasser mit dem Lanolin und geben Sie zum Abschluss das Olivenöl hinzu. Gut vermischen und in ein Cremedöschen abfüllen.

Römische Creme nach Galen – für Misch- und normale Haut

Sie brauchen dazu
- 4 EL Olivenöl
- eine Handvoll stark duftende Rosenblüten
- 1 EL Bienenwachs
- etwas destilliertes Wasser

Ein betagtes Schönheitsrezept aus dem alten Rom: Vor über 1.800 Jahren soll der berühmte römische Arzt Galen den Chronisten zufolge diese Creme kreiert haben.

Zubereitung
Erhitzen Sie das Olivenöl im Wasserbad, geben Sie die Rosenblüten hinein, decken Sie den Topf zu und lassen Sie dies eine Woche ziehen. Dann filtern Sie das Rosen-Öl-Gemisch durch ein Sieb ab, füllen es in ein Glastiegelchen und rühren das in einer Pfanne erwärmte, zähflüssige Bienenwachs hinein. Anschließend geben Sie einige Tropfen destilliertes Wasser dazu und rühren so lange, bis die

Creme eine salbenartige Konsistenz erreicht hat. Nun noch in ein verschließbares Cremedöschen abfüllen und im Kühlschrank aufbewahren.

Baldrian-Creme – für trockene Haut

Sie brauchen dazu
- 30 g Lanolin
- 10 g Jojoba-Öl
- 1 EL Baldrianextrakt
- 10 g Milchpulver
- ½ Tasse Wasser
- 25 g Olivenöl

Wegen der beruhigenden Wirkung des Baldrian ist diese Creme ideal zur Pflege trockener und nervöser Haut, die empfindlich auf Umwelteinflüsse reagiert.

Zubereitung
Das Lanolin gemeinsam mit dem Jojoba-Öl im Wasserbad schmelzen, unter ständigem Rühren das Olivenöl und danach den etwas erwärmten Baldrianextrakt hinzugeben. Dann diese Masse bis zum völligen Erkalten weiterrühren und zum Abschluss das Milchpulver hineingeben. Gut unterrühren, abkühlen lassen und dann die Baldrian-Creme in ein Döschen mit Deckel füllen.

Spinatcreme – für normale Haut und Mischhaut

Sie brauchen dazu
- 50 g Bienenwachs
- 1 EL Spinatsaft
- 1 EL Rosenwasser
- 10 ml Olivenöl

Spinat ist auch für die Haut sehr gesund, denn er enthält viel Vitamin C und E, die beiden Vitamine B 1 und B 2 sowie Karotin, die Vorstufe von Vitamin A. Die Verbindung mit Olivenöl ergibt ein exzellentes Pflegemittel, das die Haut zudem strafft und ihr neue Elastizität verleiht.

Zubereitung
Pressen Sie gekochten Spinat durch ein feines Sieb. Dann erwärmen Sie Bienenwachs und Olivenöl leicht im Wasserbad, geben den Spinatsaft und anschließend das Rosenwasser hinzu. Bis zum Erkalten verrühren und in ein Cremedöschen abfüllen.

Peelings mit Olivenöl

Die Rubbel-Behandlungen befreien die Haut am gesamten Körper von abgestorbenen Hautschuppen und bereiten sie auf die Aufnahme von pflegenden Stoffen vor.

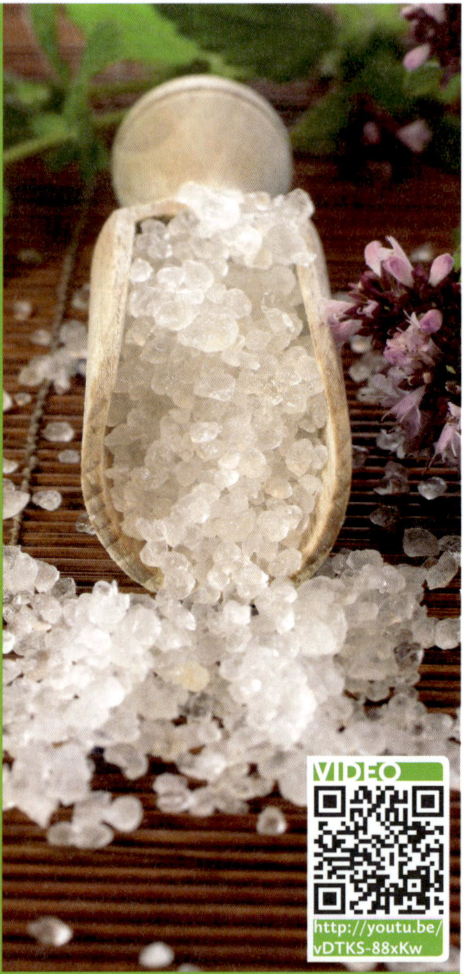

Avocado-Peeling

Besonders bei trockener Haut ist dieses Peeling eine Wohltat. Lassen Sie zwei Avocadokerne über mehrere Tage trocknen und zermahlen diese anschließend in einer Haushaltsmühle zu feinem Pulver. Mit einer Tasse Milch und einer Tasse Speisequark vermengen und dann 1 TL Olivenöl zufügen. Das Ganze noch einmal gut glatt rühren. Dann massieren Sie das Peeling auf dem Körper ein, lassen es einige Minuten einwirken und duschen es wieder ab.

Meersalz-Peeling

Von diesem pflegenden und zugleich hautklärenden Peeling profitieren vor allem die Ellenbogen, die Knie sowie alle anderen Stellen, an denen die Haut stark strapaziert wird. Mischen Sie dazu 2 EL grobes Meersalz mit 2 EL Olivenöl und massieren Sie Ihre Haut mehrmals wöchentlich damit ein. Danach unter der Dusche abspülen.

Mandel-Peeling

Verrühren Sie 2 EL fein gehackte Mandeln mit 2 EL Olivenöl. Diese Mischung tragen Sie in sanft kreisenden Bewegungen auf dem gesamten Körper auf und duschen sie nach einigen Minuten wieder ab. Wenn Sie das Mandel-Peeling im Gesicht anwenden möchten, wozu es sich ebenso gut eignet, reduzieren Sie die Menge auf jeweils 1 TL statt 2 EL.

Schönmacher mit Sofortwirkung: Masken und Packungen

Masken und Packungen sind wie *Urlaub für die Haut*, denn sie geben ihr Gelegenheit zur Regeneration und führen ihr wichtige pflegende Substanzen zu. Bevor Sie eine Maske oder Packung auftragen, reinigen Sie gründlich Gesicht, Hals und Dekolleté. Beim Auftragen sparen Sie Augen, Mund und Nase natürlich aus.

In der Regel sollten die Hautkuren am Abend vor dem Schlafengehen durchgeführt werden, denn so können die wertvollen Wirkstoffe über Nacht nachwirken. Nach der Anwendung reinigen Sie Gesicht, Hals und Dekolleté noch einmal gründlich mit warmem Wasser.

Maske mit Eigelb – für normale Haut

Sie brauchen dazu
- 1 Eigelb
- 1 TL Bienenhonig
- ½ TL Olivenöl

Diese Maske ist sehr nährend und glättend.

Zubereitung
Verquirlen Sie Eigelb, Bienenhonig und Olivenöl zu einer geschmeidigen Paste. Diese tragen Sie mit einem Pinsel auf Gesicht und Hals auf. Lassen Sie sie 15 bis 20 Minuten einwirken und waschen Sie sie dann mit warmem Wasser wieder gründlich ab.

Karotten-Maske – für empfindliche und trockene Haut

Sie brauchen dazu
- 2 Karotten
- ½ Eigelb
- 1 TL Olivenöl

Diese Maske empfiehlt sich auch bei zu Rötungen neigender Haut.

Zubereitung
Die beiden Karotten schälen, raspeln und auspressen (Entsafter) und den Saft mit dem Eigelb und dem Olivenöl vermischen. Alternativ können Sie auch fertigen Karottensaft verwenden, dann nehmen Sie 1 EL davon. Tra-

gen Sie die Karotten-Maske gleichmäßig auf Gesicht, Hals und Dekolleté auf und lassen Sie sie 20 Minuten einwirken. Danach waschen Sie die Maske sorgfältig mit warmem Wasser wieder ab.

Sie brauchen dazu

- 1 ungeschälten Apfel
- 1 TL Bienenhonig
- 1 EL Hafermark

Apfel-Hafer-Maske – für trockene Haut

Hafer und Apfel sind eine gute Hautnahrung, die Feuchtigkeit zuführt.

Zubereitung
Reiben Sie den Apfel zu Brei und rühren Sie den Bienenhonig und das Hafermark darunter. Das Gesicht und den Hals mit Olivenöl einreiben und die Maske auftragen. Diese 20 Minuten einwirken lassen und sie mit reichlich warmem Wasser wieder abwaschen.

Sie brauchen dazu

- 1 EL Heilerde für den äußerlichen Gebrauch
- 1 EL Olivenöl

Heilerde-Maske – für trockene und empfindliche Haut

Für frischen Teint und glatte Haut.

Zubereitung
Lösen Sie die Heilerde in etwas Leitungswasser auf, verrühren Sie sie mit dem Olivenöl und tragen Sie die Mixtur auf Gesicht, Hals und Dekolleté auf. 10 bis 15 Minuten einwirken lassen und dann mit lauwarmem Wasser gründlich abwaschen.

Gut gegen Fältchen

Massieren Sie Ihr Gesicht dreimal in der Woche vor dem Schlafengehen mit einer Mischung aus 1 EL Olivenöl und 1 EL frisch gepresstem Zitronensaft. An den Augenpartien klopfen Sie diese Mischung vorsichtig ein.

Immer angenehm: Körperöle

Mit Körperölen können Sie Ihren Körper von Kopf bis Fuß und so oft Sie möchten in den Genuss der vielen pflegenden Eigenschaften des *flüssigen Goldes* bringen.

Nährendes Öl

Dies ist eine sehr reichhaltige Rezeptur, die sich zur täglichen Pflege der Körper- wie auch der Gesichtshaut eignet.

Sie brauchen dazu

- 50 ml Weizenkeimöl
- 200 ml Mandelöl
- 50 ml Ölauszug aus Rosmarinblüten (Seite 104)
- 4 Tropfen ätherisches Lavendelöl
- ½ l Olivenöl

Zubereitung
Mischen Sie die genannten Zutaten in einer großen Glasflasche. Dann wird alles gut durchgeschüttelt und der Körper – wenn Sie möchten auch das Gesicht – täglich nach dem Baden oder Duschen damit massiert.

Erfrischendes Lavendelöl

Dieses Öl ist vor allem an heißen Tagen sehr angenehm, denn es erfrischt und umgibt Sie mit einem sanften Duft nach Lavendel.

Sie brauchen dazu

- 30 g frische Lavendelblüten
- 10 g frische Johanniskrautblüten
- 20 g frische oder getrocknete Kornblumenblüten
- ¼ l trockenen Weißwein
- 200 ml Olivenöl

Zubereitung
Die Blüten in einem Mörser zerreiben und in ein Einmachglas schichten. Dann den Weißwein mit dem Olivenöl verquirlen und damit die Blüten übergießen. Das Glas verschließen und vier Tage lang ziehen lassen. Danach die Kräutermischung in heißem Wasser erhitzen und durch einen Filter gießen, in braune Flaschen abfüllen und lichtgeschützt aufbewahren.

Duftendes Rosenöl

Sie brauchen dazu
- 300 g frische oder getrocknete Rosenblätter
- ½ l Olivenöl

Darüber freuen Sie sich jeden Tag, denn das Rosenöl verwöhnt Sie rundum und umgibt sie mit einem zarten Duft von Rosen.

Zubereitung

Geben Sie die Rosenblätter in ein großes Einmachglas und übergießen Sie diese mit dem Olivenöl. Dann verschließen Sie das Glas und lassen die Rosenblätter eine Woche in dem Öl ziehen. Danach seihen Sie die Blätter durch ein Sieb ab und füllen das nunmehr parfümierte Öl in ein dunkles Glasfläschchen mit Deckel. Das Rosenöl eignet sich übrigens auch sehr gut als pflegender Badezusatz. Geben Sie 3 EL davon auf ein Vollbad.

Pflegeöl für Busen und Dekolleté

Sie brauchen dazu
- Saft von ½ Zitrone
- 10 ml Aloe-Vera-Gel
- 30 ml Olivenöl

Grandios, um Busen und Dekolleté wirksam zu pflegen.

Zubereitung

Mischen Sie den Zitronensaft mit dem Aloe-Vera-Gel und dem Olivenöl in einem Fläschchen. Dann schütteln Sie alles gut durch und massieren diese Mischung im Uhrzeigersinn kreisend sanft auf Ihrem Dekolleté und Ihren Brüsten ein, die Brustwarzen dabei aussparen.

Massagen mit Olivenöl

Ganzkörpermassagen mit einer Mischung aus Olivenöl und ätherischen Essenzen stimulieren die Haut, entspannen und bringen im Nu wieder Energie zurück. Zugleich werden die Reflexzonen der inneren Organe angeregt und eventuelle Störungen ausgeglichen, Kreislauf, Blutdruck und Herztätigkeit harmonisiert und das Immunsystem aktiviert.

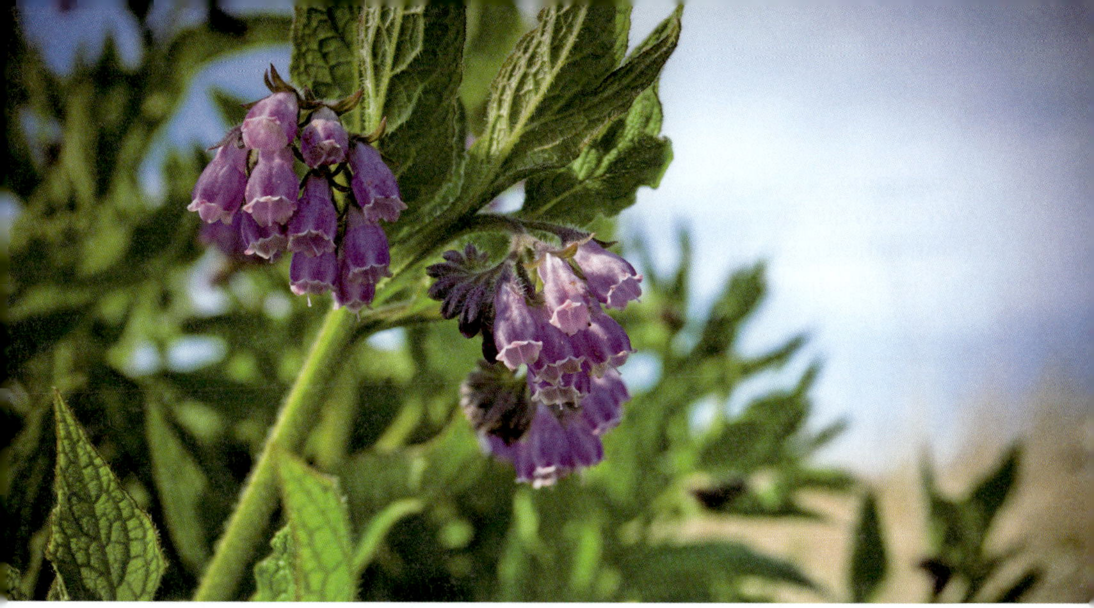

Beinwell, im Volksmund auch Wallwurz, Beinwurzel oder Hechwurzel genannt, ist gut bei Knochen- und Gelenkerkrankungen.

Speziell für die Beine

Sie brauchen dazu
- 30 Tropfen Beinwell-Tinktur
- 5 Tropfen ätherisches Lavendelöl
- 100 ml Olivenöl

Samtig und seidig weiche Haut an den Beinen zaubert diese Mischung. Das liegt außer am Olivenöl auch am Beinwell, der viel Allantoin enthält, das die Haut glatt und weich macht.

Zubereitung
Mischen Sie das Olivenöl in einem Glasfläschchen mit der Beinwelltinktur und dem ätherischen Lavendelöl. Diese Mixtur massieren Sie täglich nach dem Duschen oder Baden auf den Beinen ein.

Fitmacher für Beine und Füße

Sie brauchen dazu
- ½ EL frisch gepressten Zitronensaft
- 1 EL Olivenöl

Diese Ölmischung ist sehr gut dafür geeignet, müde, überanstrengte Beine und Füße wieder fit zu machen. Sie ist auch ideal nach langen Stadtspaziergängen oder nach einem ausgedehnten Einkauf.

Zubereitung
Verrühren Sie Zitronensaft und Olivenöl in einem kleinen Schälchen. Dann nehmen Sie ein warmes Fußbad und massieren Ihre Füße ausgiebig mit der Mischung.

Pflegeöl für Empfindliches

Sie brauchen dazu
- 30 g Schafgarbenkraut
- 30 g Salbeiblätter
- 20 g Weidenblätter
- 10 g Kamillenblüten
- 10 g Bärentraubenblätter
- 10 ml Avocadoöl
- 2 Tropfen ätherisches Lavendelöl
- 100 ml Olivenöl

Eine erfrischende, mild desinfizierende und leicht geruchshemmende Ölmischung zur Pflege besonders empfindlicher Regionen, zum Beispiel des Intimbereiches und der Innenseiten der Oberschenkel.

Zubereitung
Alle Kräuter mischen, in eine große helle Glasflasche geben und mit dem zuvor auf etwa 70 °C erwärmten Olivenöl übergießen. Dann die Flasche verschließen und die Kräutermischung eine Woche ziehen lassen. Anschließend die Kräuter durch ein Sieb abseihen, das Avocado- und das Lavendelöl dazugeben und alles gut verrühren.

Was eine Kräuterseife über ihre wohltuende Wirkung hinaus auszeichnet, ist ihr wunderbarer Duft.

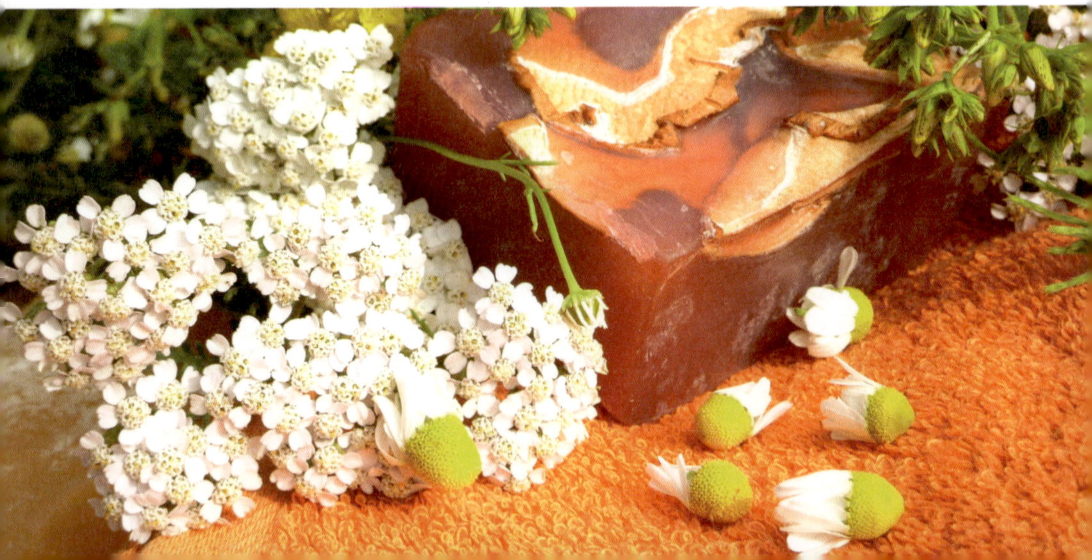

Ölbäder

VIDEO
http://youtu.be/5XuPOfxeWJs

Das Baden mit einem Zusatz von Olivenöl hat eine sehr lange Tradition. Die einfache Variante ist es, je nach persönlichem Bedarf und Empfinden, das Öl dem Badewasser zuzugeben. Daneben gibt es aber noch weitere Möglichkeiten. Hier ein paar Beispiele.

Sahne-Öl-Bad

Sie brauchen dazu
- 50 ml Schlagsahne
- 5 Tropfen ätherisches Lavendel-Öl
- 2 EL Olivenöl

Sahne und Öl in Kombination machen die Haut geschmeidig. Je nach Hauttyp erübrigt sich sogar das Eincremen nach diesem Bad.

Zubereitung
Verrühren Sie die Schlagsahne und das Olivenöl in einer kleinen Schüssel. Dann tropfen Sie das Lavendel-Öl hinein und geben das Ganze ins Badewasser.

Zitrus-Bad

Sie brauchen dazu
- Schale einer unbehandelten Zitrone oder Orange
- 1 Tasse Olivenöl

Zubereitung
Füllen Sie das Olivenöl in eine Schüssel und geben Sie die Zitronen- oder Orangenschalen dazu. Danach die Mischung ein bis zwei Tage zugedeckt ziehen lassen. Fertig zur Anwendung!

Meersalz-Bad

Sie brauchen dazu
- 2 Tassen grobes Meersalz
- 2 Tassen Olivenöl

Zubereitung
Verrühren Sie das Olivenöl in einer Schüssel mit dem Meersalz und geben Sie diese Mixtur in das warme Badewasser.

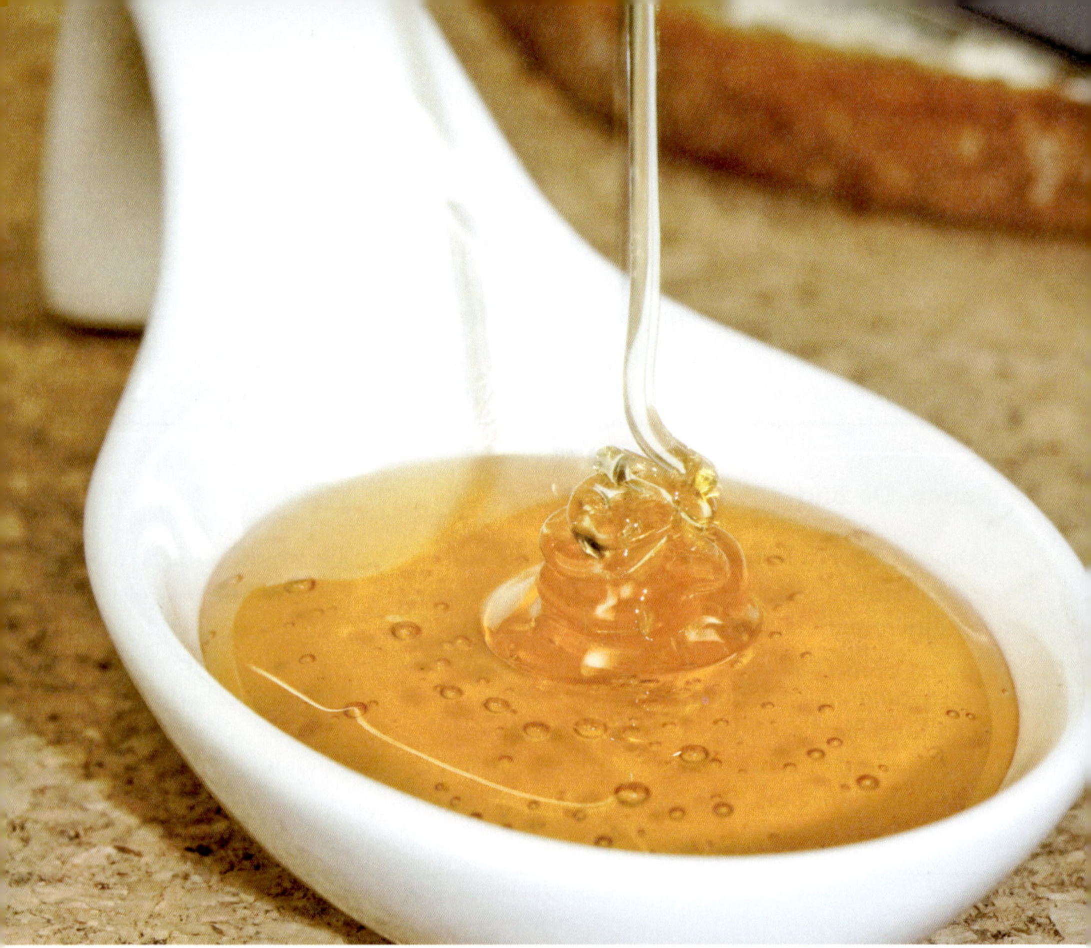

Honig besteht aus etwa 200 verschiedenen Inhaltsstoffen. Er wurde schon in der Steinzeit genutzt, wie man von Höhlenmalereien weiß.

Buttermilch-Bad

Sie brauchen dazu
- 3 l frische Buttermilch
- 1 Tasse Bienenhonig
- 1 Tasse Olivenöl

Diese Kombination aus Olivenöl, Buttermilch, Honig und warmem Wasser macht sich besonders gut bei trockener und spröder Haut.

Zubereitung
Massieren Sie vor dem Baden den ganzen Körper mit Olivenöl ein, vor allem die Fußgelenke und die Ellenbogen. Dann gießen Sie die Buttermilch sowie den Bienenhonig ins Badewasser.

Haarpflege mit Olivenöl

Eine weitere Domäne des Elixiers vom Ölbaum: Mit seinen wertvollen Inhaltsstoffen pflegt und vitalisiert Olivenöl die Haare, regeneriert ihre Struktur und schützt sie vor schädlichen Umwelteinflüssen sowie vor den Auswirkungen von Dauerwelle, zu heißem Fönen oder regelmäßigem Färben. Dazu wird das Haar durch die regelmäßige Pflege mit Olivenöl geschmeidiger und bekommt wieder mehr Glanz und Widerstandskraft.

Henna-Öl-Packung

Sie verhilft trockenem und sprödem Haar zu neuer Spannkraft und gibt ihm Glanz: Verrühren Sie 1 EL Olivenöl mit 1 EL farblosen, neutralen Henna-Pulver zu einem Brei und verteilen diesen im feuchten Haar. Wichtig dabei ist, dass Sie vor allem die Haarspitzen gut mit der Packung versorgen. Dann lassen Sie diese eine halbe Stunde einwirken und spülen Ihre Haare anschließend mit einem milden Shampoo gründlich aus.

Schnelle Haarkur

Dies ist eine sehr gut geeignete Haarkur, wenn es mal ganz schnell gehen muss: Verrühren Sie 1 EL leicht erwärmtes Olivenöl mit 1 EL Bienenhonig und tragen Sie diese Mischung auf das gewaschene und noch feuchte Haar auf. 2 Minuten einwirken lassen und dann mit reichlich Wasser ausspülen.

Pflegekick vor dem Waschen

Für geschmeidige und kräftige Haare massieren Sie regelmäßig vor dem Waschen eine Mixtur aus folgenden Zutaten ein: 1 Eigelb, 2 EL frisch gepressten Saft einer nicht gespritzten Zitrone, 1 EL Olivenöl und 1 Schnapsgläschen Bier. Alles in einer Tasse verrühren und auf den Haaren verteilen. Glas gut ausspülen und die Haare wie gewohnt shampoonieren.

Rum mit Lavendel

Vor allem bei trockenen Haaren wirkt die Rum-Lavendel-Mischung sehr gut. Mischen Sie 1 EL Olivenöl, 1 EL Rum und 5 Tropfen ätherisches Lavendelöl und massieren Sie dies vor dem Zubettgehen in Ihr Haar ein. Über Nacht einwirken lassen und am nächsten Morgen gründlich auswaschen.

Haarbändiger

Wenn sich Ihr Haar nach dem Kämmen oder Bürsten stets elektrisiert querlegt, wenden Sie Folgendes an: 2 EL Bienenhonig mit jeweils 1 EL

Regelmäßig eine Ölpackung

Vor dem Einschäumen sollten Sie Ihre Haare bei jeder dritten Haarwäsche mit einer Ölpackung verwöhnen. Das ist besonders dann zu empfehlen, wenn Sie trockene und spröde Haare haben. Eine solche Ölpackung erfordert zwar wegen des längeren Ausspülen einiges an Zeit, das lohnt sich aber: Massieren Sie pures Olivenöl in Haare und Kopfhaut ein, lassen Sie es mit einem Handtuch um den Kopf gewickelt 15 Minuten einziehen und waschen Sie dann wie gewohnt Ihre Haare. Spülen Sie sie mehrmals hintereinander aus, um auch sicher alle Ölreste zu entfernen.

Haarschutz bei Sonne und Salzwasser

Sonne und Meer schaden den Haaren meist sehr, besonders wenn sie ohnehin schon trocken und spröde sind. Für heiße Sonnentage am Meer garantiert Olivenöl den Haaren optimalen Schutz. Dazu massieren Sie reichlich davon in das trockene Haar ein. Anschließend kämmen Sie Ihre Haare und formen Sie – je nach Länge – zu einem Knoten oder flechten Sie sie zu einem Zopf. So wird das Haar vor dem Austrocknen bewahrt und Salzwasser sowie Sonne können ihm nichts anhaben. Nach dem Tag am Strand muss das Olivenöl jedoch sorgfältig ausgewaschen werden, damit keine Ölreste im Haar verbleiben und es unnötig beschweren.

Olivenöl und frisch gepresstem Zitronensaft verrühren. Die Mischung dann in Haar und Kopfhaut einmassieren. 20 Minuten einwirken lassen (idealerweise in der Sonne) und anschließend mit einem milden Shampoo auswaschen.

Schluss mit Schuppen

Damit stoppen Sie Schuppen: Mischen Sie 150 ml Olivenöl mit jeweils 20 ml Rizinusöl und Kölnisch Wasser. Damit massieren Sie täglich einmal, am besten vor dem Schlafengehen, Ihre Kopfhaut ein.

Hand- und Nagelpflege mit Olivenöl

Hände und Nägel sind oft ungeschützt der Umwelt und ihren mitunter aggressiven Reizen ausgesetzt: Ob UV-Strahlen, Kälte und Wind, Reinigungsmittel mit scharfen, ätzenden Stoffen und Ähnliches. Das alles fordert seinen Tribut und zieht die Haut an den Händen und die Nägel in Mitleidenschaft. Deshalb bedürfen gerade sie unserer besonderen pflegenden Aufmerksamkeit. Olivenöl bildet dabei wirksamen Schutz.

Ringelblumenhandcreme

Sie brauchen dazu
- 1 Handvoll getrocknete Ringelblumenblüten
- 20 g Bienenwachs
- 4 Tropfen ätherisches Melissenöl
- 100 ml Olivenöl

Zubereitung
Erwärmen Sie die Blüten 20 Minuten in Olivenöl und filtern Sie sie dann mit einem Sieb ab. Anschließend geben Sie das Bienenwachs zu dem warmen Öl. Schmelzen und wieder abkühlen lassen, dann das Melissenöl hinzutropfen. Noch einmal umrühren und die Handcreme in ein Döschen abfüllen. Bewahren Sie dieses am bestem im Kühlschrank auf, das hält die Handcreme für mindestens 5 Monate frisch.

Ölbad für die Fingernägel

Sie brauchen dazu
- 1 Tasse Olivenöl
- jodhaltigen Alkohol

Gegen rissige und spröde Fingernägel sowie gegen rissige Nagelhaut helfen regelmäßige Bäder in warmem Olivenöl.

Zubereitung
Die Tasse Olivenöl in einen kleinen Topf füllen und es ganz leicht erwärmen. Dann das warme Öl in ein kleines Schüsselchen gießen und die Fingerspitzen 5 bis 10 Minuten hineintauchen. Danach die Fingerspitzen sanft abtrocknen und die Nägel zum Abschluss mit etwas jodhaltigem Alkohol betupfen. Das Ölbad am besten abends vor dem Schlafengehen durchführen, dann können die pflegenden Inhaltsstoffe des Olivenöls über Nacht einwirken. Nach dem Bad lassen sich übrigens die Nägel gut maniküren, denn durch das Öl werden sie weich.

Das Ölbad eignet sich nicht nur für Nagelprobleme, sondern auch zur Pflege der gesamten Hände. Dazu nimmt man die doppelte Menge Olivenöl und badet die Hände 15 Minuten darin.

Nagelöl

Sie brauchen dazu
- 25 ml Avocadoöl
- 25 g Vaseline
- 25 ml Rizinusöl
- 2 Tropfen Bittermandelöl
- 50 ml Olivenöl

Noch eine Rezeptur zur Pflege der Nägel, die besonders bei brüchigen und sehr weichen Nägeln ideal ist.

Zubereitung
Verrühren Sie alle Zutaten in einem hohen hitzefesten Behälter (etwa einem höheren Milchtopf) und erwärmen Sie sie im Wasserbad, bis alles geschmolzen ist. Anschließend gießen Sie das Nagelöl in ein verschließbares Glasfläschchen und reiben Ihre Nägel regelmäßig (täglich) damit ein. Generell sollten Sie es sich zur Gewohnheit machen, auch wenn Sie keine Problemnägel haben, Ihre Nägel immer wieder einmal mit Olivenöl zu massieren. Denn das macht sie schön glänzend und hält sie gesund.

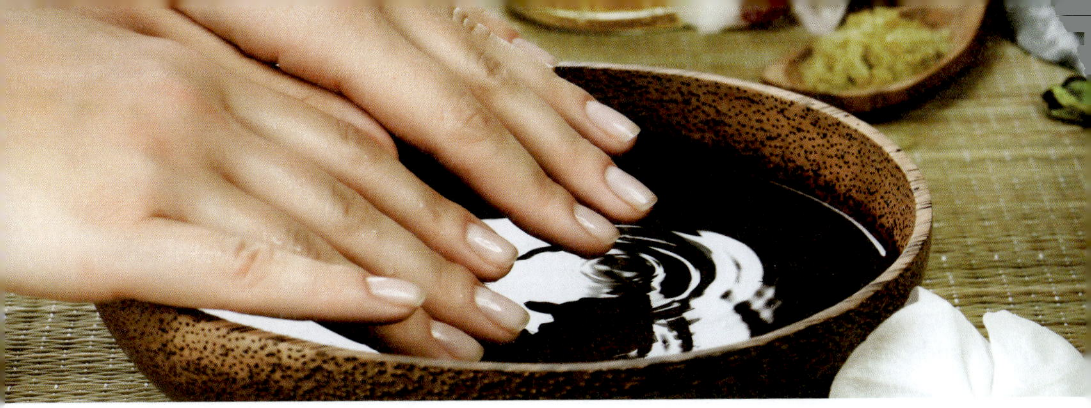

Ein Ölbad für Finger und Fingernägel ist wohltuend und pflegend. Am besten wird es abends angewendet.

Reispackung

Sie brauchen dazu
- 1 EL Reismehl
- etwas Vollmilch
- 1 EL Olivenöl

Zubereitung
Für die Reismasse verrühren Sie zunächst das Reismehl mit etwas Vollmilch zu einer geschmeidigen Paste. Anschließend verteilen Sie das Olivenöl sorgfältig auf Ihren Händen und tragen darüber die Reismilchmischung gleichmäßig auf. Lassen Sie die Packung etwa 10 Minuten einwirken. Die Wärme Ihrer Hände lässt die Wirkstoffe des Öls tief in die Haut einziehen und macht sie samtweich und geschmeidig.

Essig und Öl auf meine Hände

Sie brauchen dazu
- 1 EL Apfelessig
- 1 EL Olivenöl
- eventuell dünne Baumwollhandschuhe

Wenn Sie mit rissiger Haut an den Händen zu kämpfen haben, dann ist diese Anwendung genau das Richtige dagegen.

Zubereitung
Mischen Sie in einem kleinen Schälchen den Apfelessig mit dem Olivenöl und massieren Sie damit vor dem Zubettgehen Ihre Hände ein. Wenn Sie mögen und Ihre Bettwäsche schützen wollen, ziehen Sie sich Baumwollhandschuhe über. Am nächsten Morgen haben Sie samtweiche Hände. Wenden Sie die Essig-Öl-Behandlung am besten regelmäßig einmal die Woche an, vor allem in der kalten Jahreszeit, wenn die Hände besonders beansprucht werden.

Extra: Die Ölzieh-Kur

Für einige ist das sogenannte Ölziehen ein Geheimtipp in der Naturheilkunde. So geheim ist regelmäßiges Spülen des Mundraumes mit Öl allerdings nicht. Vielmehr ist es in der Volksmedizin vieler Länder bekannt, und zwar schon sehr lang. Ölziehen kann auf eine lange Tradition zurückblicken. Das hat seine guten Gründe, und die liegen darin, dass das Saugen und Gurgeln mit Öl viele gute und wohltuende Wirkungen auf unseren Organismus hat. Sie ist damit Gesundheitspflege im wahrsten Sinn.

Eine einfache, aber effektive Methode

Das komplexe Wirkungsspektrum steht im Gegensatz zur Einfachheit dieser Methode. Ölziehen ist vollkommen einfach in der Anwendung.

Schädliche Altlasten entsorgen

Bei vielen Menschen ist das körpereigene Entgiftungssystem chronisch überfordert: Zu viel ungesunde Nahrungsmittel, zu viel Alkohol, zu viel Stress, zu viel Umweltgifte fordern irgendwann ihren Tribut, und das auch vom Immunsystem, das durch ein Übermaß an Schlacken aus dem Stoffwechsel und Schadstoffen ebenfalls überlastet wird. Deshalb ist es wichtig, den Körper und die Organe zu unterstützen, die bei der Entgiftung eine wesentliche Rolle spielen. Das sind die Nieren und vor allem die Leber. Als zentrale Entgiftungsstation baut sie Blutalkohol, Stoffwechselprodukte, Medikamentenreste und andere Schadstoffe ab und macht Krankheitserreger sowie Giftstoffe unschädlich. Alles, was der Körper nicht benötigt oder was ihm schaden könnte, wird von der Leber neutralisiert und über Verdauungstrakt, Haut und Atmung entfernt. Die Kapazität dieser körpereigenen Putzkolonne ist jedoch nicht unbegrenzt. Auch die Nieren filtern nicht grenzenlos. Was Leber und Nieren nicht mehr entsorgen können, bleibt zwangsläufig im Körper. Nicht ohne Konsequenzen: Nahrungsmittelunverträglicheiten, chronische Müdigkeit, erhöhte Infektanfälligkeit sowie nachlassende geistige Leistungsfähigkeit sind nur einige der Folgen dieser Belastung. Darum ist es so wichtig, dass angesammelter Unrat regelmäßig beseitigt wird. Dieses Großreinemachen im Körper hat unmittelbar und spürbar positive Auswirkungen.

Die vielen positiven Effekte beruhen darauf, dass mit dem Öl sämtliche Stoffwechselschlacken, Schad- und Giftstoffe, die sich über Nacht in den Mund- und Rachenschleimhäuten angesammelt haben, aufgelöst und gebunden werden. Anschließend sind sie mit dem Ausspucken des Öls sicher aus dem Körper entfernt. Dies macht das Ölziehen zu der mit am wirksamsten Methode zur Entgiftung und Entschlackung des Körpers, und das auf ganz direktem und einfachem Weg.

Eine Palette an Wirkungen

Die zahlreichen Wirkungen umfassen auch deshalb eine so breite Palette, weil sich die intensive Entgiftung und Entschlackung des Körpers in allen seinen Geweben und Organen zeigt. Am deutlichsten spürt man die Effekte des Ölziehens in jenen Bereichen, an denen sich durch die Belastung mit Schad- und Giftstoffen bereits erste Krankheitsanzeichen zeigen.Wie wohl die Entgiftung und Entschlackung durch das Ölziehen dem Körper tut, sehen Sie ziemlich schnell an Ihrer Haut: Sie wird straffer, glatter und sieht wesentlich jünger aus. Zudem fühlen Sie sich insgesamt frischer und aktiver, und die Abwehrkräfte werden spürbar gestärkt.

Hier nun eine Auswahl all der Beschwerden, die sich durch das Ölziehen deutlich bessern können:

- Akne
- Allergien
- Anfälligkeit für Migräne
- Ekzeme
- Erhöhte Anfälligkeit für Infekte
- Erhöhte Reizbarkeit
- Erkältungen und andere Erkrankungen der Atemwege
- Erschöpfung
- Hautunreinheiten
- Kopfschmerzen
- Magenschleimhautentzündung
- Mundgeruch
- Nackenverspannungen
- Nervosität
- Neurodermitis
- Nieren- und Blasenleiden
- Rheumatische Gelenkbeschwerden wie vor allem Arthrose und Arthritis
- Rissige Lippen
- Schlafstörungen
- Schuppenflechte
- Stimmungsschwankungen
- Verdauungsschwäche
- Verstopfung
- Zahnfleischentzündung und -bluten
- Zahnverfärbungen

Durchführung der Ölzieh-Kur

Das Ölziehen sollten Sie über einen längeren Zeitraum hinweg kurmäßig durchführen. Dann entfalten sich die Wirkungen am besten. Empfehlenswert ist folgender Turnus: zwei Wochen Ölziehen, danach vier Wochen Pause und dann wieder zwei Wochen Ölziehen. Besonders gut für das Ölziehen eignen sich die beiden Wochen nach Vollmond, also bei abnehmendem Mond. In dieser Phase des Mondzyklus ist der Körper nämlich auf Ausscheiden und Abgeben eingestellt. Deshalb zeigen in diesen Zeiten auch Schlankheits- und Darmreinigungskuren sowie Kosmetikbehandlungen zur Reinigung der Haut mehr Erfolge als sonst.

Anwendung

- Nehmen Sie morgens gleich nach dem Aufstehen auf nüchternen Magen – bitte auch zuvor kein Wasser trinken – 1 EL Olivenöl in den Mund. Sollten Sie ein Gebiss tragen, nehmen Sie dieses vor dem Ölziehen heraus.
- Sobald das Öl im Mundraum ist, ziehen Sie dieses zwischen den Zähnen hin und her. Nun wissen Sie, weshalb das, was Sie tun, so heißt: Ölziehen. Spülen Sie auch den ganzen Mundraum mit dem Öl aus. Wichtig: Den Kopf nicht in den Nacken legen! Dabei besteht nämlich die Gefahr, dass Sie etwas von dem Öl schlucken.
- Nach spätestens einer Minute spucken Sie das Öl aus. Denn Sie sollten das Öl nicht zu lange im Mund behalten, damit die gelösten Schlacken- und Giftstoffe nicht wieder in den Körper gelangen. Danach wiederholen Sie das Ganze noch einmal mit 1 EL frischem Öl.
- Wenn Sie mit dem Öl eine Weile gespült und gezogen haben, werden Sie feststellen, dass das Öl einen bitteren, unangenehmen Geschmack bekommt, zudem wird es trübe und etwas dunkler. Dies liegt daran, dass das Öl nunmehr mit Schad- und Schlackenstoffen angereichert ist – es ist also ein Zeichen dafür, dass das Öl seine Wirkung getan hat.
- Nach dem zweiten Durchgang spülen Sie Ihren Mundraum mehrmals mit lauwarmem Wasser aus. Dieses bitte ebenfalls nicht schlucken, sondern auch ausspucken.
- Im Anschluss an das Ölziehen kommt Ihre Zahnbürste zum Einsatz. Bürsten Sie auch Ihre Zunge ein wenig damit. Denn auf deren Oberfläche sammeln sich ebenso Schlacken- und Schadstoffe an, die es regelmäßig zu entfernen gilt.

Die ayurvedische Version

Ölziehen ist in vielen Volksmedizinen verbreitet. So kennt und schätzt man die Mundspülung mit Öl zum Beispiel auch im Ayurveda, der traditionellen indischen Medizin. Hier wird sie mit Sesamöl durchgeführt und hat den Namen Gandusha.

Im Ayurveda gilt nicht nur die Trübung und Dunkelfärbung des Öls als Indiz für die Entfaltung der Wirkung, sondern auch das Tränen der Augen und das leichte Laufen der Nase. Die Indikationen der Gandusha sind die gleichen wie eben geschildert.

Falls Sie die ayurvedische Version ausprobieren möchten:

- *Setzen Sie sich aufrecht auf einen Stuhl und halten Sie Kopf und Rücken gerade. Gut ist es, wenn Sie vor der Gandusha noch ein bis zwei Minuten Ihre Schultern, den Hals und den Nacken mit etwas warmem Sesamöl massieren und mit einem erwärmten Handtuch sanft in die Haut einreiben.*
- *Nun nehmen Sie einen großen Schluck des Sesamöls in den Mund, das zuvor im Wasserbad auf etwa 42 °C (nicht heißer) erwärmt werden sollte. Saugen Sie das Öl zwischen Ihren Zähnen durch. Wenn Sie möchten, können Sie auch vorsichtig damit gurgeln.*
- *Behalten Sie die Flüssigkeit so lange im Mund, bis sich die oben genannten Symptome zeigen.*
- *Spucken Sie dann das Sesamöl aus und bleiben Sie noch ein wenig entspannt sitzen. Sie können die Anwendung auch wiederholen.*

Weitere Öle

Neben Olivenöl können Sie auch andere pflanzliche Öle zum Ölziehen verwenden. Achten Sie allerdings stets darauf, dass auch diese von höchster Qualität und vor allem frei von Umweltschadstoffen wie etwa Pestiziden sind. Ansonsten haben Ihre Bemühungen alles andere als den gewünschten Erfolg. Zum Ölziehen weiterhin geeignet sind Sonnenblumen-, Sesam-, Traubenkern- und Nachtkerzenöl.

Haushaltstipps

Wie universell das flüssige Gold zu verwenden ist, konnte hinlänglich gezeigt werden. Auch im Haushalt ist Olivenöl eine willkommene Hilfe.

Möbelpflege

Eine hervorragende Möbelpolitur lässt sich aus 200 ml Olivenöl verrührt mit 100 ml Essig oder Zitronenöl herstellen. Geben Sie diese Mixtur in eine Sprühflasche und sprühen Sie sie direkt auf die zu behandelnden Möbel auf. Etwa 2 Minuten einziehen lassen und dann mit einem weichen Tuch polieren. Leichte Verschmutzungen auf Möbeln entfernen Sie einfach und schonend mit einer Mischung aus gleichen Teilen Speisesalz und Olivenöl: auf die Möbel auftragen und dann mit einem weichen Tuch vorsichtig abrubbeln.

Gut für Linoleum

Bodenbeläge aus Linoleum bekommen leicht Risse und werden stumpf. Dagegen hilft es, sie regelmäßig einmal im Monat mit einer Mischung aus gleichen Anteilen Olivenöl und Haushaltsessig einzureiben. Selbstverständlich können Sie auch Gegenstände aus Linoleum auf diese Weise pflegen.

Entfernen von Roststellen an Metall

Flugrost und Co. können Sie einfach entfernen, indem Sie den betreffenden Gegenstand zunächst ein wenig erhitzen, beispielsweise im Backofen oder im heißen Wasserbad. Dann verrühren Sie in einer kleinen Schüssel 1 EL Olivenöl mit 1 EL Speisesalz. Damit tränken Sie Papiertücher und reiben die Roststellen damit wieder blank. Eine weitere Möglichkeit ist es, die rostigen Gegenstände einige Tage in reines Olivenöl zu legen. Dann herausnehmen und den aufgeweichten Rost mit feinem Sandpapier abtragen.

Blitzblankes Metall

Vieles im Haushalt ist aus Metall und wird mit der Zeit stumpf und wenig ansehnlich. Deshalb mischen Sie zu gleichen Teilen Olivenöl und Sand. Mit diesem Brei können Sie die Metallgegenstände einreiben. Danach werden diese mit einem weichen Tuch blank gewischt. Diese „Behandlung“ ist auch gut zum Polieren von Silberbesteck geeignet.

Marmor aufhübschen

Marmorplatten und andere Gegenstände aus Marmor können Sie mit einem Spritzer Olivenöl, auf ein Putztuch gegeben, schnell wieder auffrischen und ihnen neuen matten Glanz verleihen.

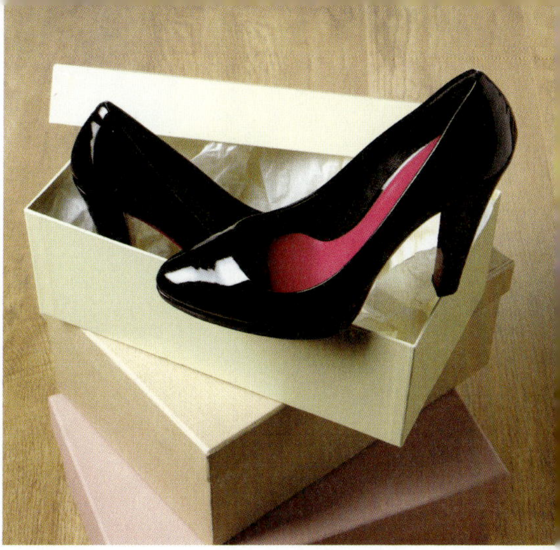

Eine Anwendung mit Olivenöl ersetzt das – oft schmerzhafte – Einlaufen neuer Schuhe.

Schuhe weiten

Wer kennt das nicht: Irgendwie passten die neuen Schuhe im Laden, und dann stellt sich heraus, dass sie beim längerem Tragen doch ein wenig drücken. Kein Problem: Tränken Sie ein altes Handtuch mit kochendem Wasser, wringen Sie es aus – vorsichtig mit den Händen sein – und wickeln Sie die zu engen Schuhe darin ein. Eine halbe Stunde stehen lassen und die Schuhe danach mit Olivenöl einreiben. Dieses lassen Sie über Nacht einziehen, und am nächsten Tag haben Sie perfekt passende, bequeme Schuhe.

Öl auf die Sohlen

Ledersohlen von Schuhen danken es Ihnen mit langer Haltbarkeit und Wasserdichte, wenn Sie sie regelmäßig alle ein bis zwei Monate mit Olivenöl einreiben.

Pflege von Lackschuhen

Lackschuhe bleiben lange schön, wenn Sie sie regelmäßig mit etwas Olivenöl einreiben und dann mit einem Tuch nachpolieren.

Im Nu luftdicht verkorkt

Um Flaschen einfach luftdicht zu verkorken, legen Sie den Korken fünf Minuten in Olivenöl. Dann den Korken auf die Flaschenöffnung setzen und hineindrücken.

Werkzeug aufbewahren

Werkzeug kann rostfrei aufbewahrt werden, wenn Sie es in mit Olivenöl bestrichenes Papier (gerne auch Zeitungspapier) einwickeln.

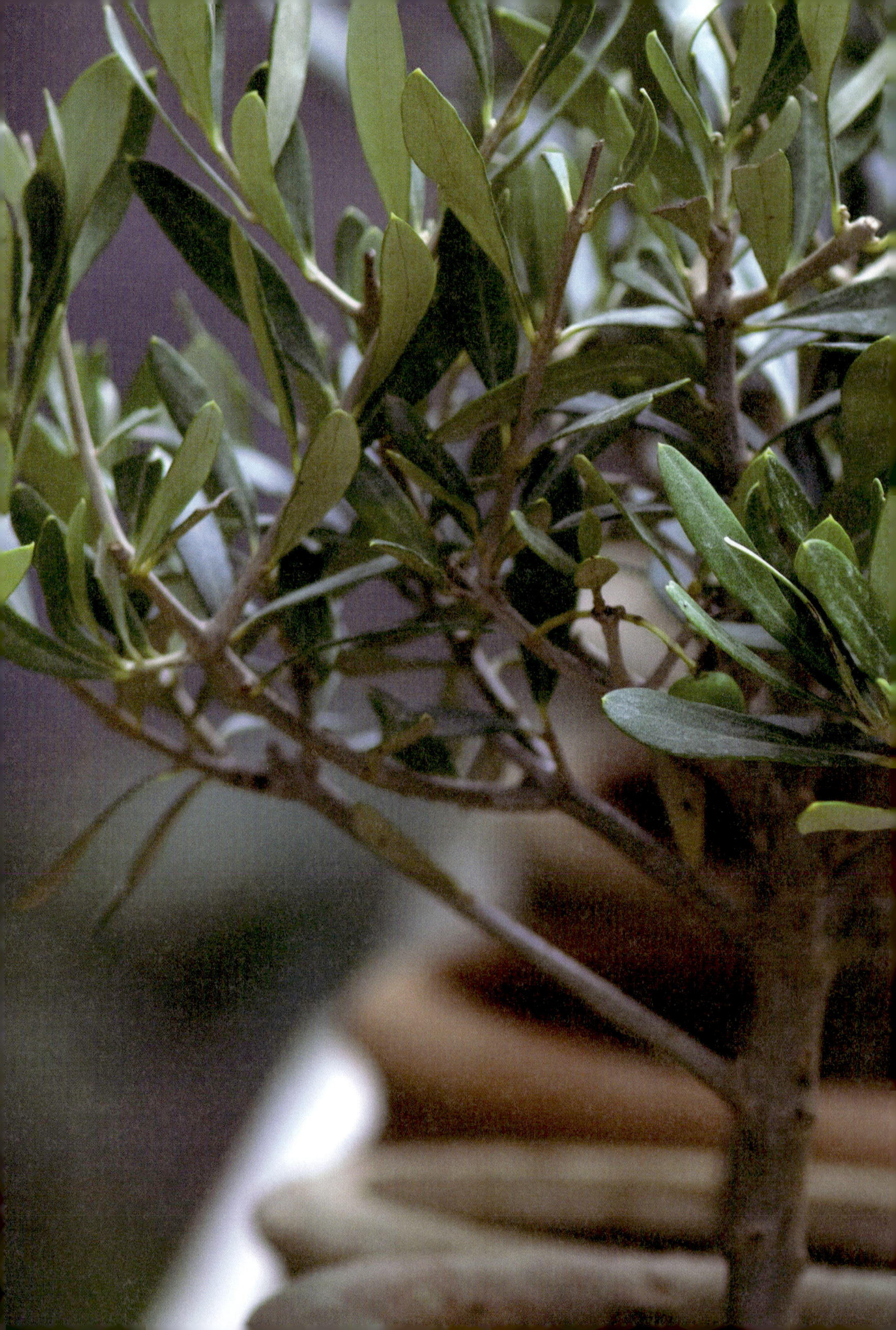

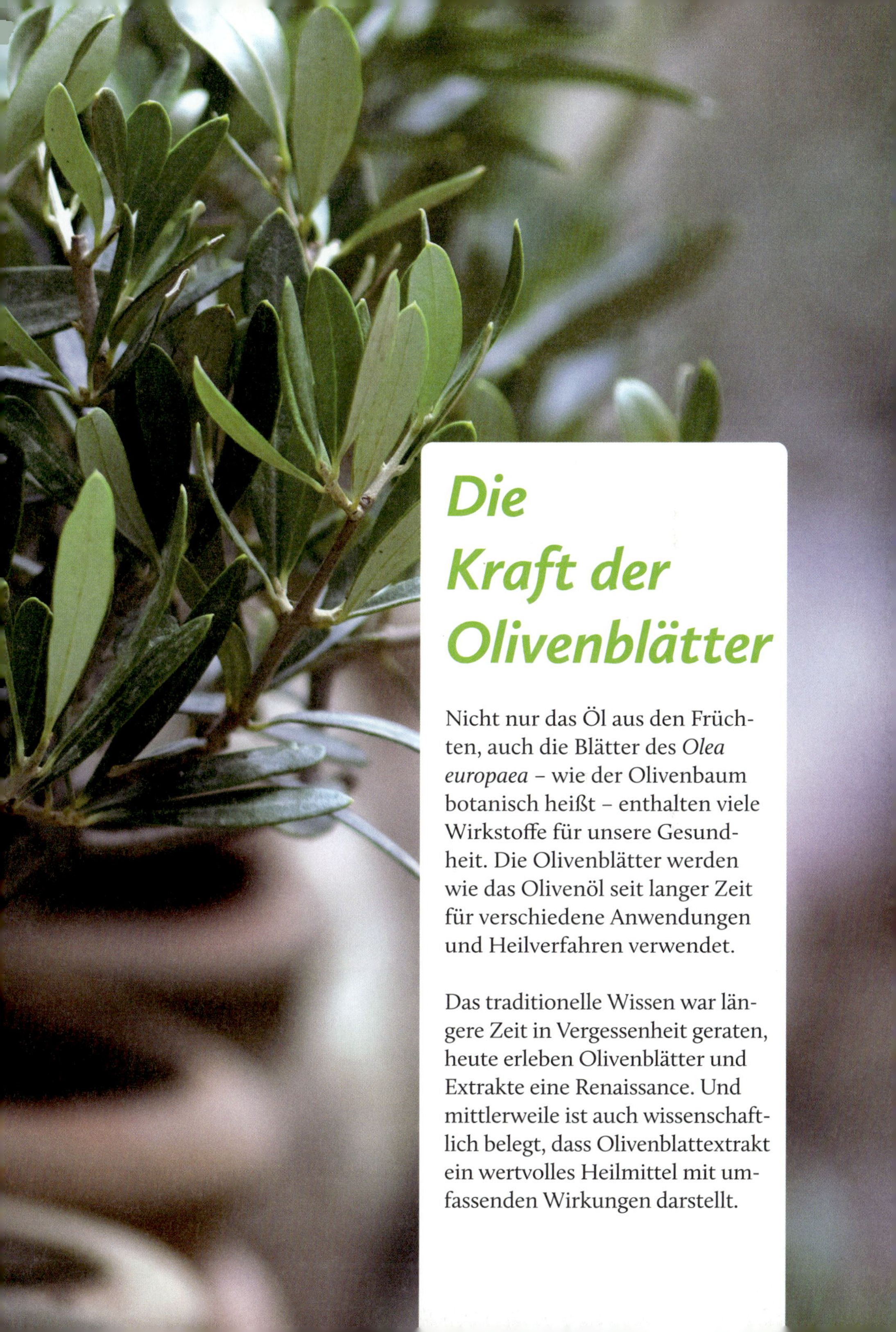

Die Kraft der Olivenblätter

Nicht nur das Öl aus den Früchten, auch die Blätter des *Olea europaea* – wie der Olivenbaum botanisch heißt – enthalten viele Wirkstoffe für unsere Gesundheit. Die Olivenblätter werden wie das Olivenöl seit langer Zeit für verschiedene Anwendungen und Heilverfahren verwendet.

Das traditionelle Wissen war längere Zeit in Vergessenheit geraten, heute erleben Olivenblätter und Extrakte eine Renaissance. Und mittlerweile ist auch wissenschaftlich belegt, dass Olivenblattextrakt ein wertvolles Heilmittel mit umfassenden Wirkungen darstellt.

Das Elixier der Antike

Machen wir zunächst einen kleinen Rundgang durch die lange medizinische Tradition der Olivenblätter. Die Ersten, die die Blätter zu heilenden Zwecken nutzten, waren wohl die Ägypter. Wie sich anhand von Grabbeigaben herausgestellt hat, profitierten auch die Verstorbenen von den Wirkkräften der Olivenblätter: Leichname wurden unter anderem mit gepressten Olivenblättern bedeckt, um sie vor dem Befall mit Pilzen und Parasiten zu schützen.

Seit der Zeit der Pharaonen hatten die Blätter des Olivenbaumes dann quer durch alle Epochen ihren festen Platz unter den Medikamenten der Heilkundigen – das galt für das antike Griechenland ebenso wie für das alte Rom. Etwas später fanden sich die Olivenblätter im Behandlungskanon der Klosterärzte wieder. Wer ihnen besondere Wertschätzung zuteilwerden ließ, war Hildegard von Bingen (1098 – 1179). Die heilkundige Äbtissin behandelte unter anderem Beschwerden des Verdauungstraktes mit Tee von Olivenbaumblättern. Eine Anwendung, die erfolgreich war und über viele Jahrhunderte Eingang in die Klostermedizin fand.

Olivenblätter als Lebensretter

In den Kriegen des 18. und 19. Jahrhunderts waren Anwendungen mit Olivenblättern und Extrakten daraus laut schriftlicher Zeugnisse ein Heilmittel erster Wahl. Wortwörtlich lebenswichtige Dienste leisteten die Blätter des Olivenbaums im spanisch-französischen Krieg. Er tobte zwischen 1808 und 1814 und forderte unzählige Leben und brachte zahllose Verwundete. Diese mussten unter schwierigsten und hygienisch vollkommen unzureichenden Bedingungen versorgt werden. Als großer Gegner neben den feindlichen Truppen erwiesen sich dabei Wundinfektionen – ihnen fielen nicht nur in den blutigen Kämpfen viele Menschen zum Opfer. Antibiotika wie Penicillin und andere moderne keimtötende Mittel gab es noch nicht, und so besannen sich zum Beispiel die spanischen Militärärzte auf das Olivenblatt als altes Hausmittel. Olivenblätter wurden im mediterranen Raum sehr effektiv zur Desinfektion und zum Abtöten von Krankheitskeimen angewandt. Die Ärzte verabreichten den hochgradig fiebernden Soldaten einen Tee aus dem Olivenblatt und behandelten die infizierten Wunden mit einer Abkochung aus Oliven-

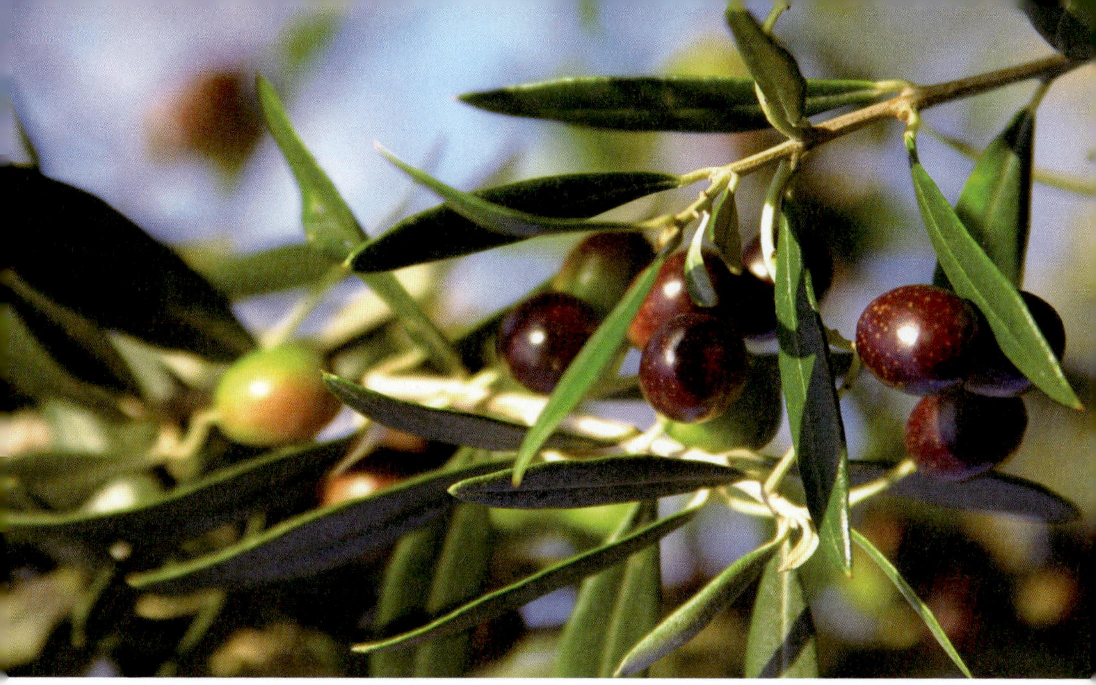

Oliven frisch vom Baum sind wegen des bitteren Geschmacks nicht genießbar.

blättern. Diese Maßnahmen retteten vielen Verwundeten das Leben – weshalb sie auch vielfach von der gegnerischen Seite, zum Beispiel den Franzosen, übernommen wurden.

Die guten Erfolge der Olivenblatt-Medizin

Die Erfolge der *Olivenblatt-Medizin* sprachen sich herum, und so kam diese bald in vielen Regionen weltweit zum Einsatz: Britische Ärzte behandelten in den Kolonien des Empires an Malaria erkrankte Patienten mit einem Tee aus Olivenblättern, eine ebenso sehr erfolgreiche Therapie, die lange Zeit angewendet wurde.

Mitte des 19. Jahrhunderts begann schließlich die gezielte Erforschung der umfassenden Heilkräfte, die man den Olivenblättern zuschrieb. 1854 erschien in England die erste offizielle wissenschaftliche Abhandlung über Olivenblätter und deren gute Wirkung bei Infektionen, starkem Fieber und Malaria. Die Wirkung wurde auf eine *bittere Substanz* zurückgeführt. Wie wir heute wissen, war damit das Oleuropein gemeint, das tatsächlich sehr bitter schmeckt und einer der wichtigsten Wirkstoffe der Olivenblätter ist (S. 151).

Anfang des 20. Jahrhunderts gelang es dann erstmals, das Oleuropein aus Olivenblättern zu isolieren. Bald darauf wusste man auch, welchen Sinn dieser bittere Stoff für den Olivenbaum hat: Er schützt ihn vor Schädlingen und Bakterien und macht ihn damit so enorm robust und widerstandsfähig. Mit diesen Erkenntnissen rund um die Blätter des Olivenbaumes wurde es allerdings für eine ganze Weile still um sie.

Renaissance der Olivenbaumblätter

Die offizielle Bühne betraten Olivenblätter erst wieder in den 1960er-Jahren. Nun wurden aus ihnen hochkonzentrierte Extrakte gewonnen und systematisch auf ihre Inhaltsstoffe untersucht. Die Ergebnisse zeigten, welches enorme Potenzial in den Blättern des Olivenbaums schlummert und vor allem auch, wie groß ihr Anwendungsspektrum ist. So stellten italienische Wissenschaftler fest, dass Olivenblätter eine blutdrucksenkende Wirkung haben. Einige Jahre später fanden einige ihrer bulgarischen Kollegen heraus, dass die Blätter die Blutgefäße weiten, deren Elastizität erhöhen und damit den Blutfluss verbessern – alles Eigenschaften, die sehr wichtig für die Gesunderhaltung von Herz und Kreislauf sind. Auch die schon so lang bekannte keimabtötende Wirkung der Olivenblätter erhielt Ende der 1960er-Jahre ihre wissenschaftliche Bestätigung: Der starke antimikrobielle Effekt der Olivenblätter wurde in verschiedenen Untersuchungen nachgewiesen.

Die rege Forschung der folgenden Jahrzehnte erbrachte viele weitere wichtige Erkenntnisse über Blätter des Olivenbaums, so z.B., dass diese vor Arteriosklerose schützen und Herzrhythmusstörungen wirksam bessern können. Inzwischen gibt es keine Zweifel daran, dass die Inhaltsstoffe der Olivenbaumblätter Eigenschaften besitzen, die die Gesundheit und Vitalität wirksam verbessern.

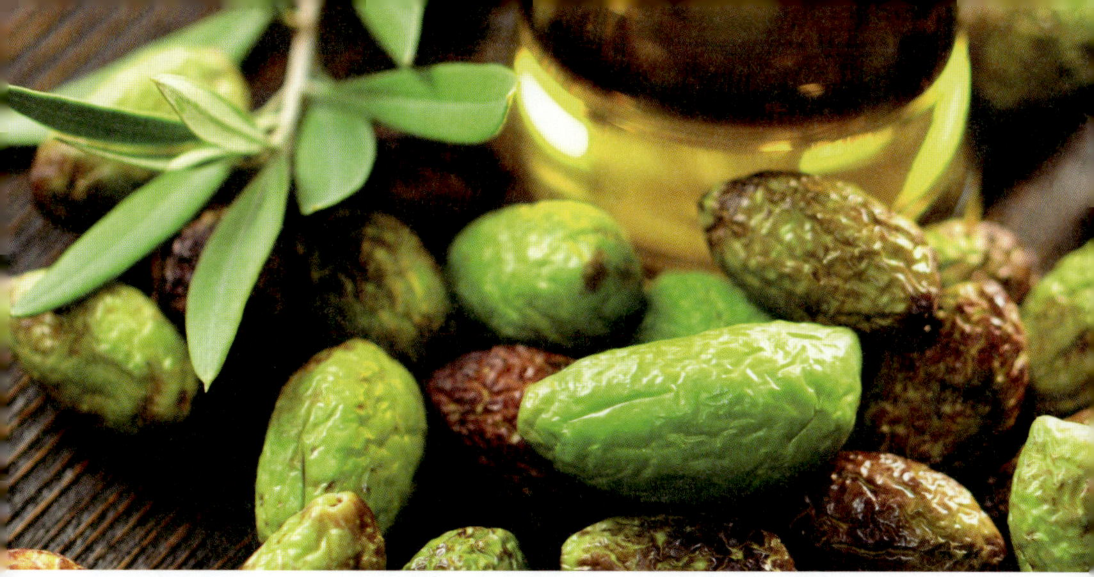

In vielen Dichtungen des Altertums werden die Vorzüge des Olivenbaums gepriesen.

Gesundheit hochkonzentriert

In den Olivenblättern steckt sogar mehr an gesundheitsfördernden Wirkstoffen als im Olivenöl. So liegt der wichtige Inhaltsstoff Oleuropein in den Blättern in bis zu 3.000-fach höherer Konzentration vor als in den Früchten und damit im Olivenöl. Zur guten Wirksamkeit der Olivenblätter tragen allerdings noch andere Stoffe bei.

Oleuropein: Eine bittere Arznei

Was die Oliven so bitter schmecken und bei der Reifung allmählich braun werden lässt, ist Oleuropein. Ein sekundärer Pflanzenstoff, der zu den sogenannten Phenolen gehört und sowohl in den Schalen der Früchte, in den Wurzeln, der Rinde und vor allem in den Blättern des Olivenbaumes enthalten ist. Dass die Natur ihn dorthin geschickt hat, liegt daran, dass Oleuropein den Baum gegen Insekten- und Schädlingsbefall, Viren und Pilze sowie gegen bakterielle Krankheiten schützen soll. Gewissermaßen die baumeigene Schutztruppe – überaus schlagkräftig und ständig bereit zum Einsatz. Nicht von ungefähr können Olivenbäume tausend und mehr Jahre alt werden. Auch uns Menschen leistet der bittere Olivenstoff gute Dienste. Wissenschaftliche Forschungen zeigten, dass er eine umfassend wirksame Medizin ist.

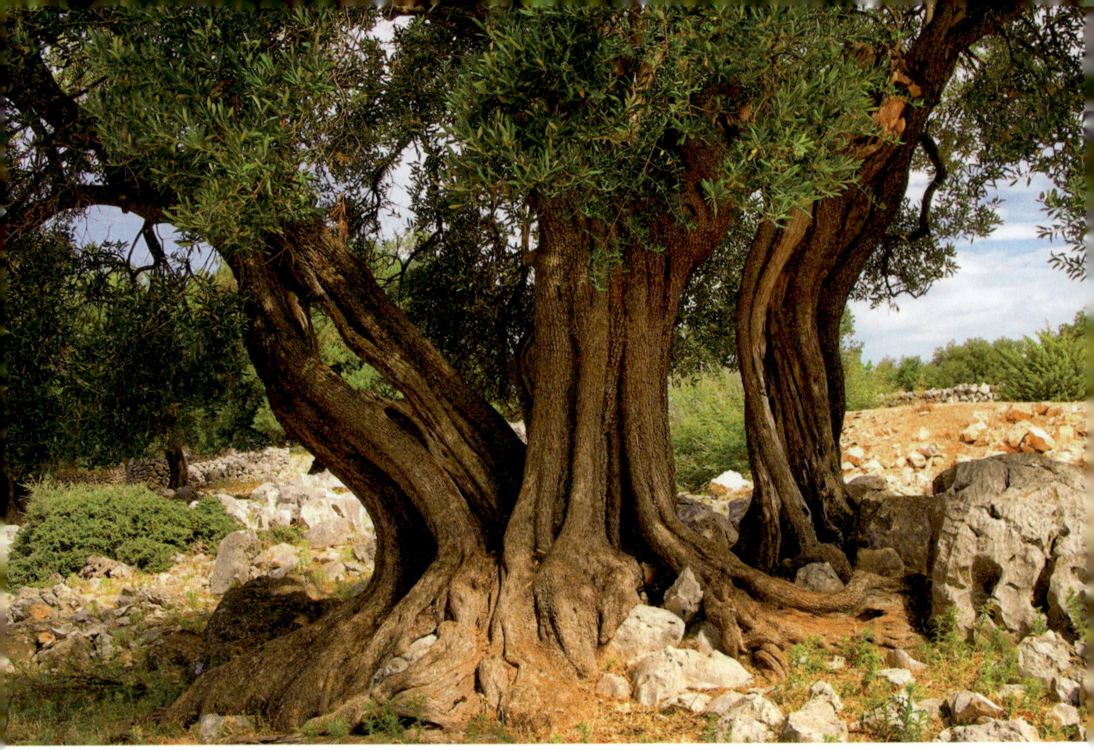

Ölbäume gibt es seit einigen tausend Jahren. Und ihre Faszination ist seither ungebrochen.

Antimikrobiell hochwirksam

Der Olivenstoff besitzt ausgeprägt wirksame antibakterielle und antivirale Effekte: Damit bietet er einen sehr guten Schutz vor Bakterien, Viren und Co. So kann Oleuropein unter anderem das Risiko für Infektionen mit Herpes- und Grippeviren sowie mit dem Magenbakterium *Candida albicans* deutlich senken. Auch bei bestehenden Infektionen entfaltet Oleuropein starke antimikrobielle Wirkungen und lässt auf diese Weise die Erkrankung schneller abklingen.

Starker Radikalfänger

Freie Radikale können große Schäden im Körper anrichten. Radikalfänger, die mit ihrer antioxidativen Wirkung davor schützen, sind deshalb immens wertvoll für unsere Gesundheit. Oleuropein ist ein solcher Radikalfänger: Er ist zweieinhalbmal so wirksam wie Vitamin C, bekanntermaßen ebenso ein sehr gutes Antioxidans. Weil Oleuropein vor den schädlichen Effekten freier Radikaler schützt, verlangsamt es auch allgemein Alterungsvorgänge (S. 160).

Umfassender Schutz für Herz und Blutgefäße

Oleuropein besitzt schützende und heilende Wirkung auf Herz und Blutgefäße. Denn der Olivenbaumstoff reguliert unter anderem zu hohen Blutdruck und beugt Herzrhythmusstörungen vor. Zudem senkt Oleuropein erhöhte LDL-Cholesterinwerte, ohne dabei das gute HDL-Cholesterin zu reduzieren, was für die Gesundheit von Herz und Blutgefäßen bedeutsam ist.

Natürlicher Entzündungshemmer

Oleuropein besitzt ferner entzündungshemmende Eigenschaften. Es wird im Stoffwechsel zu einer Substanz abgebaut, welche die Bildung von Enzymen stoppt, die eine Schlüsselrolle in der Entstehung von Entzündungen spielen.

Weitere Phenole im Olivenblatt

In den Blättern des Olivenbaumes stecken neben Oleuropein noch andere phenolische Verbindungen. Wie Forschungen gezeigt haben, sind diese ebenfalls für die Gesundheit sehr wichtig. So gehören sie wie das Oleuropein zu den bedeutendsten Antioxidantien und schützen unseren Körper vor den schädlichen Auswirkungen von oxidativem Stress. Zugleich beugen die Phenole in den Olivenblättern auf diese Weise vorzeitigen Alterungsprozessen vor. Da sie die überaus schädliche Oxidation des schlechten LDL-Cholesterins blockieren, beugen sie Arteriosklerose vor.

Phenole haben ferner einen ausgeprägten entzündungshemmenden Effekt: Alle Phenole hemmen die Bildung von Leukotrienen und die Frei-

Gelungene Kombination

Die umfassend positiven gesundheitlichen Wirkungen der Olivenblätter sind das Ergebnis aus dem perfekten Zusammenspiel ihrer Inhaltsstoffe. Pharmakologische Untersuchungen haben gezeigt, dass das Geheimnis ihres enormen Potenzials auf einem sogenannten Synergie-Effekt beruht: Die einzelnen Inhaltsstoffe verstärken und ergänzen sich gegenseitig in ihrer Wirksamkeit. Ein Inhaltsstoff allein ist längst nicht so wirksam.

setzung von Arachidonsäure. Damit legen sie die wichtigsten Mechanismen lahm, die zu Entzündungen führen. Die Pflanzenstoffe sind darüber hinaus hilfreich gegen Viren und Bakterien. Untersuchungen ergaben, dass sie antibiotisch auf *Staphylococcus aureus*, *Streptococcus mutans*, Herpesviren, *Candida albicans* und Grippeviren wirken. Dazu stimulieren Phenole das Immunsystem und erhöhen so ganz allgemein die Abwehrkraft gegen Krankheitserreger.

Der nächste Befund aus den Laboren zeigt, dass viele Phenole die Blutgerinnung hemmen. Sie behindern die sogenannte Aggregation der Blutplättchen und schützen damit vor Thrombosen, also gefährlichen Blutgerinnseln. Das Gleiche gilt für Krebserkrankungen: Forschungen belegen, dass Phenole der Entstehung von Krebs vorbeugen können.

Flavonoide als wirksame Mitstreiter

Die Blätter des Olivenbaumes enthalten auch Flavonoide, wie Olivin, Rutin und Quercetin, mit ihren guten Wirkungen auf unsere Gesundheit. Ebenso finden sich Sterole in den Blättern, die der Aufnahme von Cholesterin entgegenwirken und so den Cholesterinspiegel im Blut senken helfen.

Eine andere Mitstreiterin für die Gesundheit ist die Oleanolsäure. Ein Aromastoff, der zu den Terpenen gehört und antimikrobiell wirkt. Darüber hinaus hemmt Oleanolsäure die Bildung von LDL-Cholesterin. Die Säure hat offenbar auch gute Wirkungen auf die Funktionen der Leber. Denn in China wird sie zur Behandlung von Hepatitis eingesetzt. Der Olivenbaum enthält ferner Kohlenwasserstoffe, zum Beispiel Squalen und Sterine. So haben wissenschaftliche Forschungen gezeigt, dass Squalen ausgeprägte Schutzwirkungen gegen Krebs haben. Daneben sind sie gute Radikalfänger. Sterine haben einen positiven Einfluss auf die Zusammensetzung der Blutfette. Sie senken die Konzentration an schlechtem LDL-Cholesterin im Blut und halten das gute HDL-Cholesterin konstant.

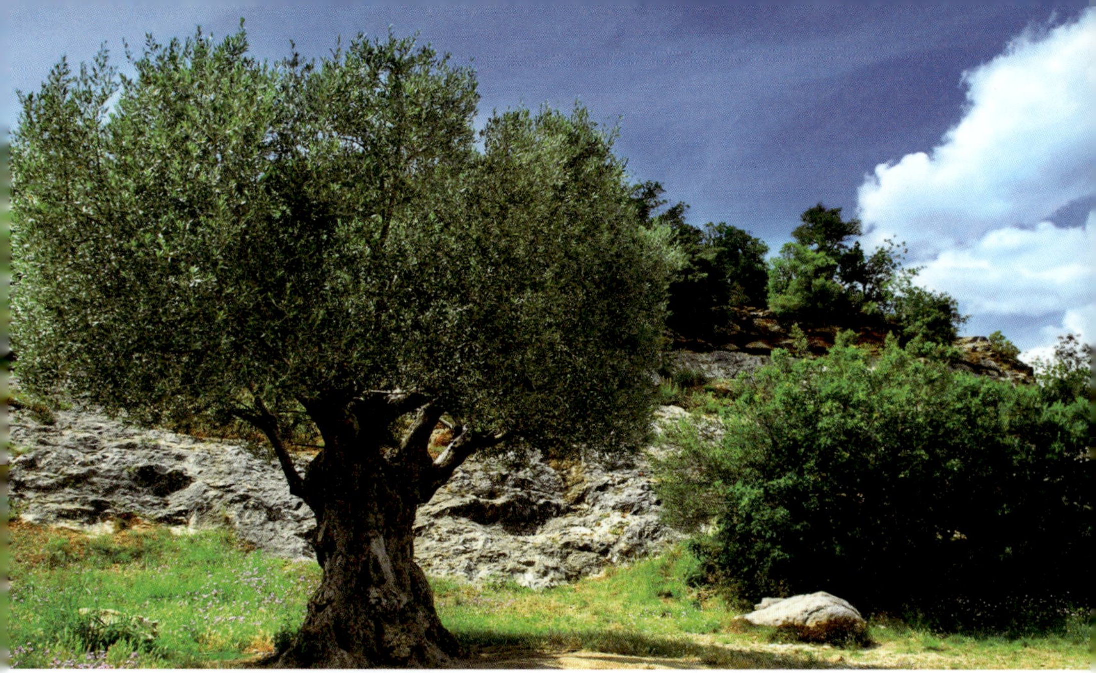

Der Olivenbaum ist eine der ältesten Kulturpflanzen der Welt, beheimatet im gesamten Mittelmeerraum.

Heilkraft des Ölbaums

Natürlich kann man wie in früheren Zeiten Olivenblätter nehmen, sie im Mörser zerquetschen und diese Masse dann zu Heilzwecken nutzen. Das ist allerdings überaus mühsam und bedarf großer Mengen an Olivenblättern. Diese hierzulande zu bekommen, ist zudem auch nicht einfach. Aus diesen Gründen verwendet man heute fertiges Extrakt aus den Blättern. Dieses ist von verschiedenen Herstellern in gut sortierten Apotheken erhältlich beziehungsweise zu bestellen. Olivenblattextrakte gibt es auch in Form von Kapseln. Extrakte sind jedoch empfehlenswerter, da die Inhaltsstoffe rascher über die Mundschleimhaut aufgenommen werden können – so setzt die Wirkung bereits auf der Zunge ein.

Die Anwendung von Olivenblattextrakten

Sofern nicht anders empfohlen, nehmen Sie den reinen Extrakt 30 Minuten vor den Mahlzeiten auf nüchternen Magen ein. Zwischen den Einnahmen sollten jeweils mindestens 6 Stunden liegen. Wer einen empfindlichen Magen hat, kann den Extrakt auch während der Mahlzeiten nehmen. Bei akuten und schweren Beschwerden können Sie die Dosis auch vorübergehend verdoppeln und den Abstand zwischen den Einnahmen auf 4 Stunden verkürzen. Kinder bis 12 Jahren sollten stets die Hälfte der empfohlenen Dosis bekommen.

Lassen Sie den Extrakt zudem etwa 1 Minute lang im Mund, bevor Sie ihn schlucken. So können die Wirkstoffe wirklich vollständig über die Mundschleimhaut aufgenommen werden.

Natürliches Antibiotikum

Olivenblattextrakt ist die natürliche Alternative zu Antibiotika: Die Wirkstoffe aus den Blättern des Olivenbaums stimulieren die Immunabwehr und bekämpfen viele infektiöse Erkrankungen, ohne jene Nebenwirkungen und Risiken, die Antibiotika in der Regel mit sich bringen. Man denke nur an die Schäden der Darmflora, die sich oftmals hartnäckig halten. Hinzu kommt, dass gegen viele Antibiotika inzwischen Resistenzen bestehen. Viele wissenschaftliche Studien haben mittlerweile belegt, dass sich Olivenblattextrakt zur Behandlung von chronischen oder akuten Infektionen durch Bakterien, Viren und Pilze bestens eignet. Denn er stärkt die Funktionen des Immunsystems und ist in der Lage, Bakterien und Viren abzutöten.

Grippale Infekte

Wenn sich Rhino-Viren & Co. im Körper austoben, nimmt man täglich alle 4 bis 5 Stunden 2 bis 3 TL Olivenblattextrakt – entweder auf nüchternen Magen oder zwischen den Mahlzeiten. Bereits binnen 6 Stunden

Breitbandspektrum

Hier eine Liste jener Krankheitserreger, bei denen sich Olivenblattextrakt sehr gut zur Behandlung eignet:

- *Herpesviren*
- *Grippeviren*
- *Epstein-Barr-Virus*
- *Candida albicans*
- *Helicobacter pylori*
- *Staphylococcus aureus*
- *Streptococcus mutans*
- *Escherichia coli*
- *Aspergillus niger*

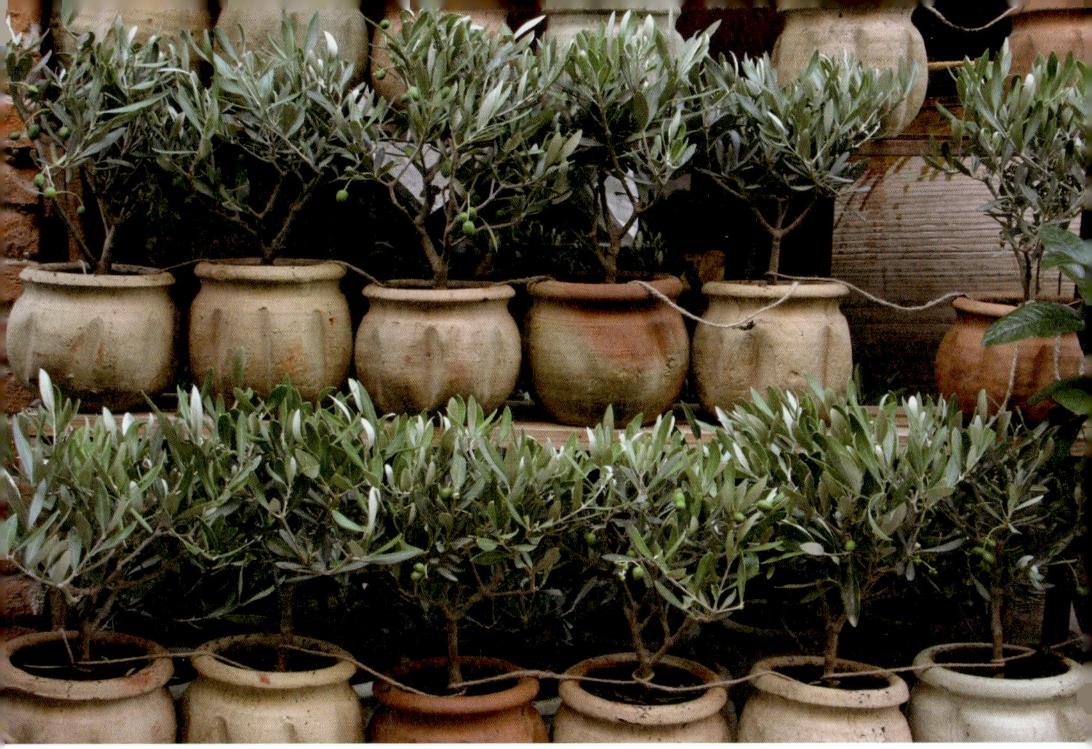

Auch ein Oliven-Bonsai, der nur etwa 75 Zentimeter groß wird, fasziniert durch seine knorrige Form und seine Anmut.

nach der ersten Einnahme zeigt sich in der Regel eine spürbare Besserung der Symptome: Das typische grippale Krankheitsgefühl, wie Mattigkeit und Gliederschmerzen, wird gelindert, Abhusten erleichtert.

Pilzinfektionen

Hier empfehlen sich täglich 3 TL ½ Stunde vor den Mahlzeiten und dann noch 1 TL vor dem Schlafengehen. Allerdings ist wie bei anderen Pilzmitteln Geduld notwendig. Denn um den Pilzbefall vollständig zu beseitigen, muss die Behandlung auch nach Abklingen der Symptome noch mindestens 6 Wochen weitergeführt werden. Bei einem verfrühten Abbruch kann es zu Rückfällen kommen. Auch wenn die Symptome nicht mehr zu spüren sind, existieren noch Pilzsporen in der Haut.

Herpes

Um Herpes-Viren wirksam zu vertreiben, sollten von dem Extrakt über einen Zeitraum von 3 Monaten täglich alle 4 bis 5 Stunden 2 TL eingenommen werden.

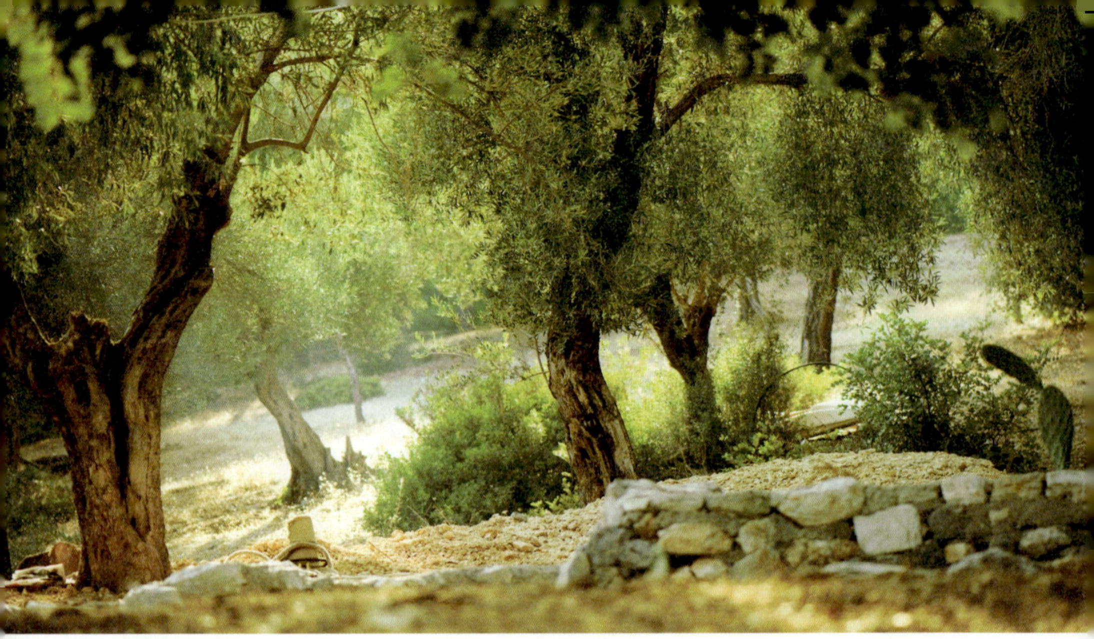

Wann genau und vor allem wo der Anbau des Olivenbaums seinen Ursprung hatte, lässt sich nicht eindeutig sagen.

Neue Energie und stärkeres Immunsystem

Die großen Kräfte der Olivenblätter laden leere Energiespeicher wieder auf und steigern die körperliche wie geistige Vitalität. Indem Olivenblattextrakt den Kräftepegel deutlich anhebt, verleiht es auch mehr Lebensfreude. Für mehr Energie nehmen Sie täglich 3-mal 2 TL Olivenblattextrakt, jeweils zwischen den Mahlzeiten. Zur Stärkung der Abwehrkräfte nehmen Sie über einen Zeitraum von 1 Monat täglich 3-mal 2 TL des Extrakts, ebenso zwischen den Mahlzeiten.

Für die Gesundheit von Herz und Blutgefäßen

Die Wirkungen der Inhaltsstoffe im Olivenblattextrakt tragen jeder für sich und alle im Verbund miteinander zum Schutz des Herzens bei. Damit können sie Erkrankungen von Herz und Kreislauf wirksam vorbeugen und bestehende heilen helfen. Nehmen Sie zur Vorbeugung und unterstützenden Behandlung von Herz- und Kreislaufbeschwerden 3-mal täglich 3 TL Extrakt, jeweils ½ Stunde vor den Mahlzeiten.

Balsam für Gelenke und Muskeln

Olivenblattextrakt verbessert die Beweglichkeit der Gelenke und schützt sie vor Verschleißerscheinungen. Auch Verspannungen der Muskeln und

Gelenkschmerzen lassen deutlich nach. Diese Wirkungen gehen vor allem auf die entzündungshemmenden Eigenschaften der Olivenblattstoffe zurück. Nehmen Sie täglich 3-mal 2 TL Extrakt, jeweils zwischen den Mahlzeiten.

Ausgleich im Fettstoffwechsel

Olivenblattextrakt senkt den Gehalt an schädlichem LDL-Cholesterin und erhöht im Gegenzug das gute HDL-Cholesterin. Damit kann das Verhältnis der Blutfette zueinander optimiert werden.

Bei Erhöhung der LDL-Cholesterinwerte nehmen Sie 2-mal täglich morgens und abends 1 TL Extrakt auf nüchternen Magen ein.

Elixier bei geschädigter Haut

Die Wirkstoffe des Olivenblattes sind auch bei Hautbeschwerden sehr hilfreich – ob bei Ekzemen und Ausschlägen oder bei Schuppenflechte und Neurodermitis. Olivenblattextrakt empfiehlt sich vor allem bei allen Hauterkrankungen, bei denen Entzündungen eine Rolle spielen. Nehmen Sie bei Hautbeschwerden 3-mal täglich 3 TL Extrakt ein, jeweils ½ halbe Stunde vor den Mahlzeiten und so lange, bis sich die Beschwerden deutlich gebessert haben.

Diabetes mellitus

Die Stoffe, die in den Olivenblättern stecken, können auch einen erhöhten Blutzucker senken: Wissenschaftliche Studien belegten, dass Olivenblatt-Extrakt und speziell das Oleuropein den Gehalt an Zucker im Blut herabsetzen kann. Inzwischen ist gesichert, dass Diabetiker deutlich weniger Insulin benötigen, wenn sie zugleich Olivenblattextrakt einnehmen – täglich morgens und abends 4 TL Extrakt auf nüchternen Magen.

Gut für die Figur

Dank des sehr hohen Gehalts an Bitterstoffen kurbelt Olivenblattextrakt den Stoffwechsel deutlich an, was eine gute Unterstützung auf dem Weg zum Wunschgewicht ist, vor allem in Kombination mit Olivenöl, das von allen Fetten am leichtesten verdaut wird.

Nehmen Sie bei Gewichtsproblemen 3-mal täglich 3 TL Extrakt, jeweils ½ Stunde vor den Mahlzeiten – über mindestens 3 Monate.

Pflanzliches Anti-Aging

Olivenblätter tragen auch wirksam dazu bei, Alterungsprozesse zu verlangsamen. Die biologische Uhr kann man zwar bekanntlich nicht zurückdrehen, aber langsamer ticken lassen. Der Extrakt aus den Blättern des Olivenbaumes ist dazu eine gute Hilfe.

So regt vor allem Oleuropein die Bildung elastischer Fasern in der Haut an und führt zur Straffung bei Falten und Bindegewebsschwäche. Olivenblattextrakt hat zudem dank seiner ausgeprägten antimikrobiellen Wirkung ein hohes Schutzpotenzial für die Haut. Warum Olivenblätter so gut dazu geeignet sind, den Alterungsprozess zu verlangsamen, liegt vor allem an ihren starken antioxidativen Wirkungen: Fast jeder Stoff ist ein wirksamer Radikalfänger und trägt dadurch dazu bei, dass die biologische Uhr der Zellen langsamer tickt. Wie man heute weiß, sind auch chronische Entzündungsprozesse im Körper eine wichtige Ursache dafür, dass der oxidative Stress für unsere Zellen steigt. Da viele der sekundären Pflanzenstoffe im Olivenblatt entzündungshemmend wirken, können sie die schädlichen Effekte von Oxidationsprozessen deutlich mindern. Auch die Schlagkraft unseres Immunsystems spielt eine wichtige Rolle für das Tempo der Zellalterung: Je fitter die Abwehrtruppen des Körpers sind, desto besser können nicht nur Krankheitserreger, sondern auch Gift- und Schlackenstoffe eliminiert werden. Darüber hinaus kann ein intaktes Immunsystem schädliche Reaktionen im Stoffwechsel besser vermeiden helfen – was ebenso ausgeprägte Anti-Aging-Effekte hat. Auch diesbezüglich trägt Olivenblattextrakt zu längerem Erhalt jugendlicher Vitalität bei.

Die biologische Uhr

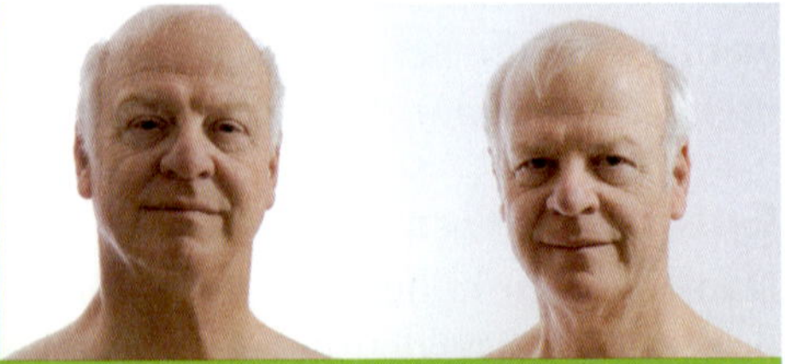

Wissenschaftler gehen heute davon aus, dass Gene nur zu 30 Prozent über unsere Lebenszeit bestimmen. Ansonsten entscheidet unser Lebensstil, wie schnell die biologische Uhr tickt. Dass es nicht allein in den Genen liegt, wie alt wir werden, zeigen auch Untersuchungen an eineiigen Zwillingen – bekanntlich mit dem identischen Genmaterial ausgestattet, leben sie doch meist unterschiedlich lang.

Olivenblätter helfen auch von außen

Nicht nur innerlich, sondern auch äußerlich kann Olivenblattextrakt verfrühten und vorschnellen Alterungserscheinungen entgegenwirken. Welch positive Wirkung Olivenblätter bei der Hautpflege haben, belegen die über Generationen hinweg gesammelten Erfahrungen und die moderne Wissenschaft. So zeigten Labortests, dass insbesondere Oleuropein die Bildung elastischer Fasern in der Haut anregen kann. Diese straffende Wirkung geht vor allem auf die Elenolsäure zurück, ein Spaltprodukt von Oleuropein. Dessen Effekte können in der Anti-Aging-Pflege mit Erfolg genutzt werden – nicht nur für trockene oder reife Haut.

Um die Kraft der Olivenblätter äußerlich zu nutzen, ist es am einfachsten, den Extrakt im Verhältnis 1:1 mit Wasser zu verdünnen. Damit kann ein Wattebausch getränkt und auf die Haut aufgetragen werden. Man kann die Mixtur auch beim Haarewaschen mit zum Ausspülen verwenden. Eine andere Variante sind Umschläge mit dem verdünnten Extrakt.

Die Wirkungen von Olivenblättern auf einen Blick

- *Extrem wirksame Radikalfänger*
- *Wirken keimtötend (antibiotisch und antimikrobiell)*
- *Hemmen die Entstehung von Entzündungen*
- *Senken erhöhten Blutdruck*
- *Hemmen die Bildung von Enzymen, die eine Schlüsselrolle bei der Entstehung von Entzündungen, Arteriosklerose und Krebs spielen*
- *Gleichen den Fettstoffwechsel aus*
- *Erweitern die Blutgefäße und machen sie elastischer*
- *Verbessern den Blutfluss*
- *Normalisieren den Herzrhythmus und wirken damit Herzrhythmusstörungen entgegen*
- *Beugen der Bildung von Blutgerinnseln (Thrombosen) vor*
- *Spenden nachhaltig Energie*
- *Fördern die Durchblutung*
- *Lindern rheumatische Beschwerden*
- *Stärken das Immunsystem*
- *Halten den Blutzuckerspiegel stabil, sodass Diabetiker weniger Insulin benötigen*
- *Bessern entzündliche Hauterkrankungen*
- *Wirken gut gegen Erkältungskrankheiten und Atemwegsbeschwerden*
- *Helfen bei der Gewichtsabnahme*

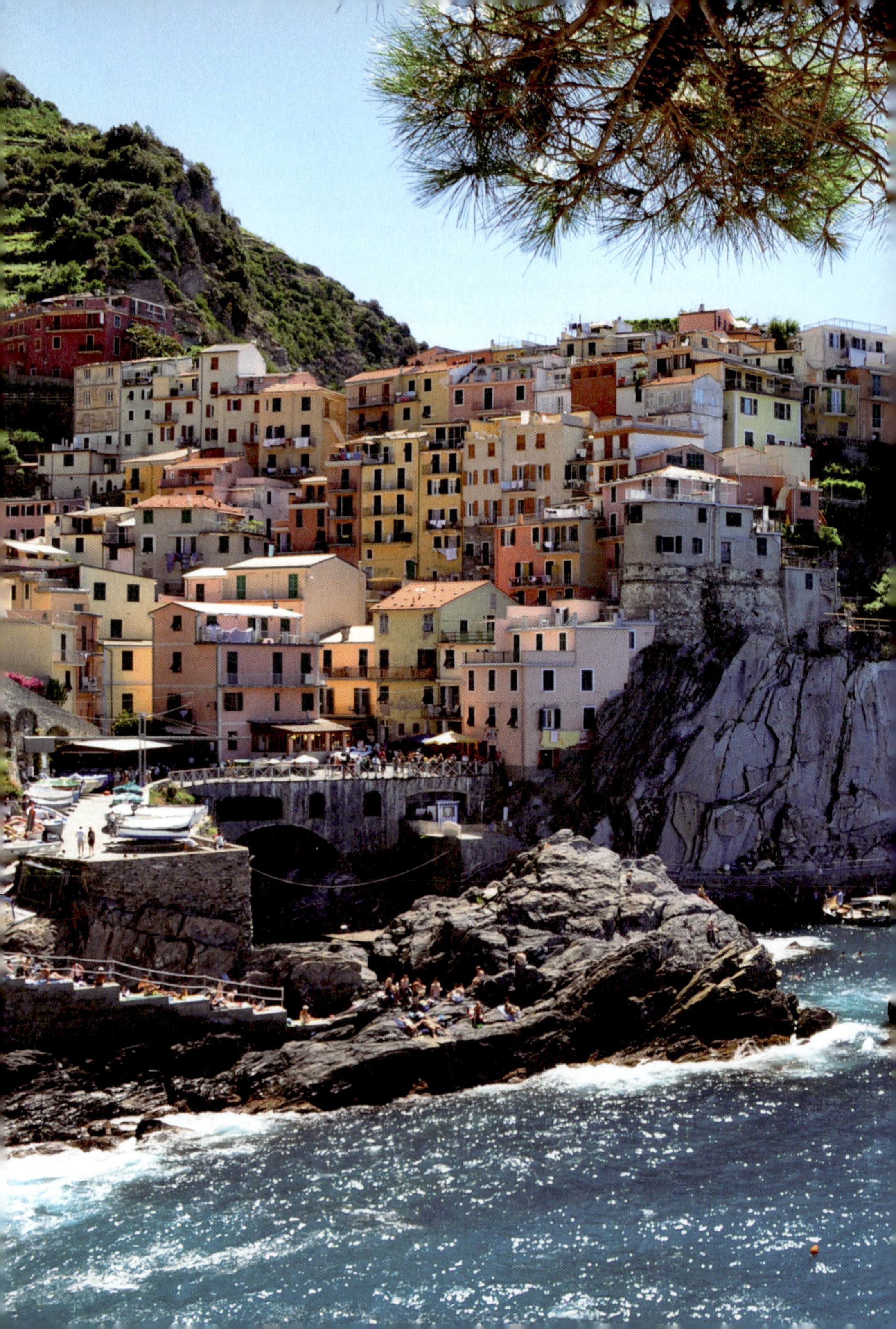

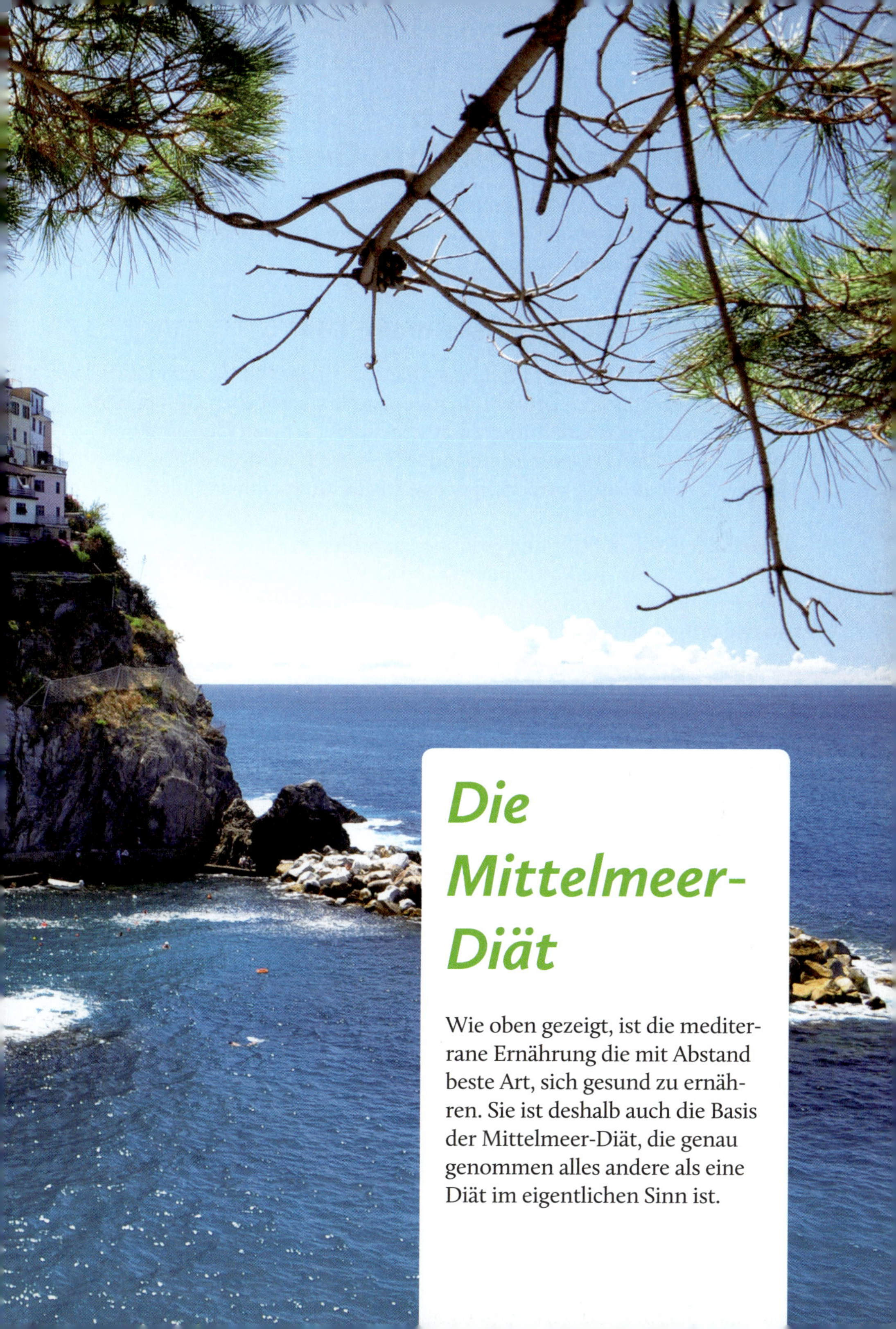

Die Mittelmeer-Diät

Wie oben gezeigt, ist die mediterrane Ernährung die mit Abstand beste Art, sich gesund zu ernähren. Sie ist deshalb auch die Basis der Mittelmeer-Diät, die genau genommen alles andere als eine Diät im eigentlichen Sinn ist.

So servieren Sie sich Ihre Gesundheit

Was traditionell rund ums Mittelmeer auf den Tisch kommt, sorgt für gesunden Genuss rundum. Denn die Mittelmeer-Diät hat weder mit Verzicht noch mit Kalorienzählen zu tun.

Argumente für die Mittelmeer-Diät

Für die Durchführung der Mittelmeer-Diät spricht eine Reihe guter Gründe: Mit ihr legen Sie den Grundstein für ein gesünderes Leben. Sie können die Diät auch länger durchführen, was sicher nicht schwerfallen wird und den positiven Effekt obendrein steigert. Bereits nach wenigen Tagen werden Sie sich vitaler und körperlich wie geistig leistungsfähiger fühlen.

Außer sich deutlich fitter und gesünder zu fühlen, verlieren Sie überflüssige Pfunde. Denn die Mittelmeer-Diät ist so konzipiert, dass Sie pro Tag weniger Kilokalorien aufnehmen, als Sie verbrauchen: Der vorwiegend sitzend tätige Mann verbraucht täglich zwischen 1.900 bis 2.600, die vorwiegend sitzend tätige Frau zwischen 1.700 bis 2.200 Kilokalorien. Die Mittelmeer-Diät liefert täglich im Schnitt 1.600 Kilokalorien. Sie können sich aber – wie erwähnt – das Kalorienzählen sparen.

Nicht zuletzt profitiert das Herz von den zwei Wochen, wie bereits gezeigt wurde. Die Mittelmeer-Diät ist damit Vorsorgemaßnahme gegen Herz-Kreislauf-Krankheiten wie zum Beispiel Bluthochdruck.

Das sollte man wissen

Halten Sie die angegebenen Mahlzeiten unbedingt ein! Denn Sie sollten spätestens alle 4 Stunden essen – das ist das Konzept der Mittelmeer-Diät. Damit gelingt es Ihnen leicht, den allfälligen Heißhungerattacken zu entkommen.

Trinken Sie mindestens 2 l pro Tag. Mehr schadet nicht, weniger sehr wohl. Die Flüssigkeit kann in Form von Kräutertees oder Mineralwasser aufgenommen werden. Eine ideale Unterstützung der Diät ist übrigens Ingwer-Wasser: Ein Stückchen geschälten Ingwer mit heißem Wasser übergießen und einen Spritzer Zitronensaft hinzugeben.

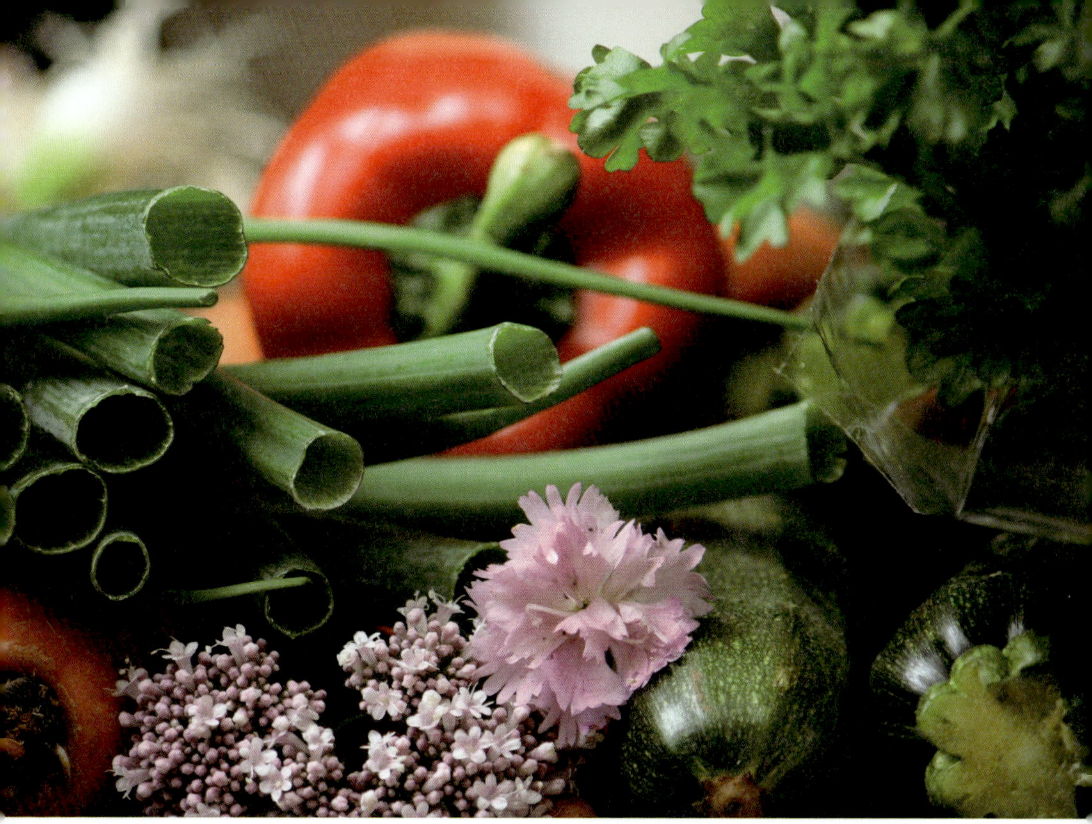

Frisches Gemüse ist nicht nur gesund und schmackhaft, es ist auch schön anzusehen.

Hochwertiges Olivenöl steht bei der Mittelmeer-Diät im Mittelpunkt. Wann immer Sie braten, Salate abschmecken, Pasta, Gemüse, Fisch oder Fleisch servieren, sollte ein ordentlicher Schuss Olivenöl nicht fehlen. Und anstelle von Butter sollte Olivenöl aufs Brot. Sie werden staunen, wie gut es zu Käse, Wurst & Co. passt.

Rotwein ja, aber nur zum Essen. Dabei gilt die Dosis: 2 bis 3 Gläser (0,2 l je Glas) pro Tag für Männer, 1 bis 2 Gläser (0,2 l je Glas) für Frauen.

Und ganz wichtig: Bewegen Sie sich ausreichend! Im Alltag gibt es weit mehr Möglichkeiten dazu, als man oft glaubt.

Der 2-Wochen-Plan

Nun sind Sie gut vorbereitet und bekommen hier einen detaillierten Speiseplan für die Mittelmeer-Diät. Für jeden Tag der 2 Wochen finden Sie genaue Anleitungen zur Zubereitung und Interessantes um die Diät herum.

1. Tag

Zum Auftakt der 2 Wochen der Mittelmeer-Kur dreht sich alles um Tomaten. Was wäre die mediterrane Ernährung ohne diese vielseitigen Früchte? Übrigens: Tomaten sind die Früchte der Tomatenpflanze, kein Gemüse.

Weg von der Botanik, hin zur Gesundheit: Tomaten sind extrem gesund. Mit 17 kcal auf 100 g sind sie sehr kalorienarm und neben viel Vitamin C steckt in ihnen das sogenannte Lycopin. Dieser Stoff färbt die Tomaten rot. Er hat es gewaltig in sich. Denn als sehr effektives Antioxidans kann er gut vor den schädlichen Effekten freier Radikaler schützen. Und damit kann man einer ganzen Reihe von Erkrankungen vorbeugen. So unter anderem Herzerkrankungen: Dass Lycopin den Lebensmotor wirksam schützt, belegen Studien.

Wichtig zu wissen ist ferner, dass sich die gesundheitsfördernde Wirkung von Lycopin besonders dann entfaltet, wenn die Tomaten zerkleinert sind. Ideal sind pürierte Tomaten, Tomatensaft und -sauce – weshalb am ersten Tag Tomatensuppe auf dem Speiseplan steht. Übrigens darf es ab und zu auch Ketchup sein. Es enthält zwar Zucker, aber kein Fett und viel Lycopin.

Frühstück

- *1 Vollkornbrötchen oder eine Scheibe Vollkornbrot*
- *2 mittelgroße Tomaten*
- *1 TL Olivenöl*
- *½ Knoblauchzehe*

Die Tomaten waschen und in Scheiben schneiden. Dann Brötchen oder Brot mit der Knoblauchzehe einreiben, das Olivenöl darauftraufeln und anschließend die Tomatenscheiben darauflegen. Mit Salz und Pfeffer abschmecken.

Der Snack zwischendurch

- *1 Banane oder*
- *1 Becher fettarmer Naturjoghurt mit etwas Honig*

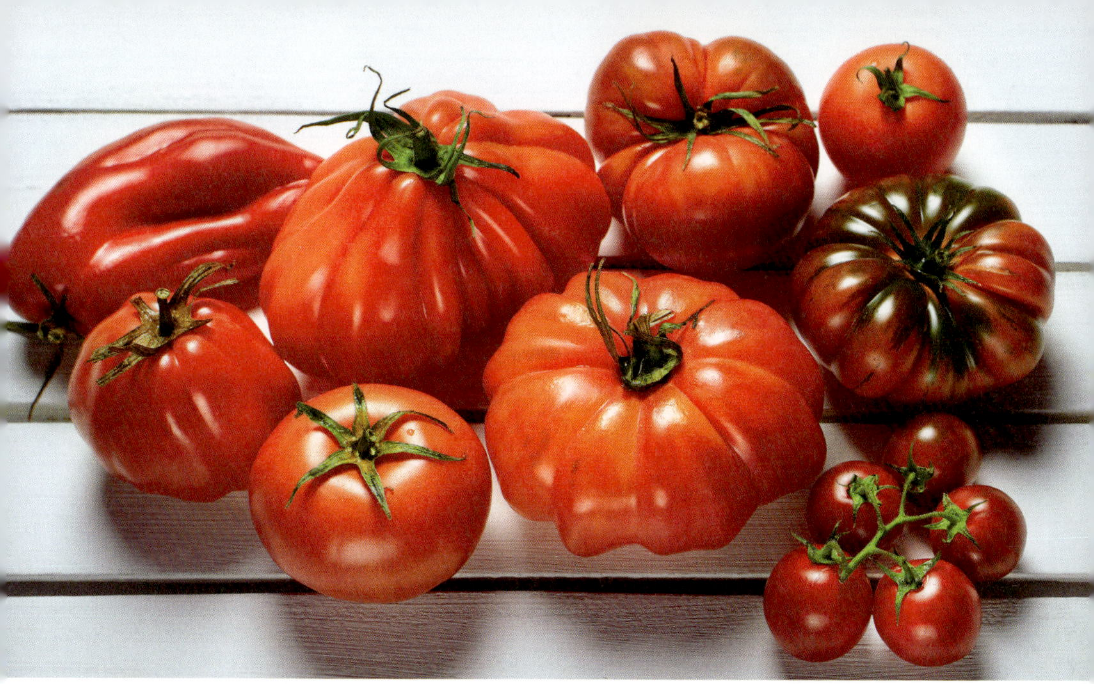

Experten schätzen, dass es über 2.500 verschiedene Tomatensorten gibt.

Mittagessen

- *500 g pürierte Tomaten*
- *2 EL saure Sahne*
- *3 EL Olivenöl*
- *frisches Basilikum oder Rosmarin*
- *2 Scheiben Vollkornbrot*

2 EL Olivenöl in einen großen Topf geben und die pürierten Tomaten darin aufkochen lassen und für 10 Minuten bei leichter Hitze weiterköcheln lassen. 2 EL Wasser dazugeben und die Suppe dann mit Salz, Pfeffer und den Kräutern abschmecken. Vor dem Servieren das restliche Olivenöl auf die Suppe geben. Vollkornbrot zur Suppe reichen.

Für den Kick am Nachmittag

- *1 Glas Tomatensaft*

Abendessen

- *½ Kopfsalat*
- *3 Tomaten, in Scheiben geschnitten*
- *½ Salatgurke, in Scheiben geschnitten*
- *50 g Schafskäse*
- *1 gelbe Paprika, in Scheiben geschnitten*
- *10 grüne Oliven*
- *1 EL Balsamessig*
- *2 EL Olivenöl*
- *1 Scheibe Vollkorntoast*

Den Salat waschen und zerkleinern. In eine Schüssel geben, Tomaten, Paprika und Salatgurke hinzufügen. Dann den Schafskäse in Würfel schneiden und mit den Oliven zum Salat geben. Mit Salz, Pfeffer, Essig und Öl abschmecken und servieren. Dazu den Toast essen.

2. Tag

Wie bereits erwähnt, spielt Fisch in der Mittelmeerküche eine wichtige Rolle. Deshalb dürfen die Schuppentiere auch in diesen 2 Wochen keineswegs fehlen. Dabei ist fettreichem Fisch der Vorzug zu geben. Denn er hat zwar mehr Fett, aber eben sehr gutes wie unter anderem die Omega-3-Fettsäuren. Das macht fettreiche Fischarten noch wertvoller für die Gesundheit: 2-mal pro Woche fettarmen und 1-mal pro Woche fettreichen Fisch ist mithin ein guter Kompromiss, der auch so von der Ernährungswissenschaft empfohlen wird.

Frühstück

- *3 EL Vollkornhaferflocken*
- *1 Becher fettarmer Naturjoghurt*
- *1 EL Honig*
- *1 Prise gemahlener Zimt*
- *1 TL Olivenöl*

Alle Zutaten in eine kleine Schale geben und verrühren.

Der Snack zwischendurch

- *100 g geschnittene Erdbeeren oder*
- *3 Scheiben frische Ananas*
- *1 EL Olivenöl*

Das Olivenöl über die Früchte gießen und servieren.

Mittagessen

- *150 g Lachsfilet (alternativ Rotbarschfilet)*
- *250 g Brokkoli*
- *50 g Vollkornreis*
- *1 unbehandelte Zitrone*
- *Zitronengras, frisch oder getrocknet*
- *3 EL Olivenöl*

Den Reis in Wasser kochen, den Brokkoli zerkleinern und blanchieren, bis er bissfest ist. In der Zwischenzeit das Lachsfilet in 2 EL Olivenöl von beiden Seiten kurz anbraten. Reis und Brokkoli auf einem Teller anrichten, den Lachs dazugeben und mit dem Saft der Zitrone beträufeln. Dann mit Zitronengras, Salz und Pfeffer abschmecken und vor dem Servieren das restliche Olivenöl darübergießen.

Für den Kick am Nachmittag

- *1 Handvoll Studentenfutter oder 3 Scheiben frische Ananas*

Abendessen

- *300 g gemischtes Gemüse: Auberginen, Zucchini, Champignons, Paprika, Fenchel*
- *1 Büffelmozzarella*
- *2 EL Olivenöl*
- *1 Scheibe Vollkorntoast*

Das Gemüse putzen, zerkleinern und im Olivenöl bissfest dünsten. Dann den Mozzarella in Scheiben geschnitten darauflegen und schmelzen lassen. Mit Salz und Pfeffer abschmecken und servieren. Dazu den Toast essen.

3. Tag

Endlich Pasta. Keine Mittelmeerküche kommt ohne sie aus. Schließlich machen Nudeln nicht nur glücklich und satt, sie sind auch gesund: Weizen ist reich an B-Vitaminen, hochwertigem Eiweiß, ungesättigten Fettsäuren und Mineralsalzen sowie Ballaststoffen. Nicht umsonst gehören diese Getreide und Produkte daraus zu den Hauptnahrungsmitteln in Europa.

Frühstück

- *1 Scheibe Vollkorntoast*
- *50 g Hüttenkäse*
- *etwas gehackter Schnittlauch*

Das Toastbrot toasten, mit Hüttenkäse bestreichen und mit Schnittlauch garnieren.

Der Snack zwischendurch

- *1 Glas Karottensaft*

Mittagessen

- *100 g Spaghetti oder Tagliatelle (jeweils Vollkornprodukte)*
- *200 g Dosentomaten*
- *10 Shrimps, alternativ 1 mittelgroße Zucchini in Scheiben geschnitten*
- *Basilikum und Petersilie*
- *2 EL Frischkäse*
- *2 EL Olivenöl*

Pasta wie gewohnt in Wasser mit einem Schuss Olivenöl kochen. In der Zwischenzeit Shrimps oder Zucchinischeiben in einem Topf mit dem Olivenöl braten, dann die Dosentomaten, Basilikum und Petersilie hinzugeben. 5 Minuten aufkochen lassen. Die bissfest gekochte (al dente) Pasta in den Topf mit der Sauce geben, kurz mit anwärmen und dann auf einem Teller anrichten. Vor dem Servieren den Frischkäse auf die Pasta geben.

Für den Kick am Nachmittag

- *1 Glas Buttermilch oder Kefir mit 1 EL Honig oder Ahornsirup*

Abendessen

- *250 g Karotten geschält und in Scheiben geschnitten*
- *½ l vegetarische Gemüsebrühe*
- *2 TL Honig*
- *Petersilie, gehackt*
- *2 EL Olivenöl*

In einem Topf das Öl erhitzen und die Karotten einige Minuten bei mittlerer Hitze dünsten. Mit 1 Tasse Gemüsebrühe ablöschen und bei schwacher Hitze 10 Minuten köcheln lassen. Sobald die Karotten bissfest sind, den Topf vom Herd nehmen und das Gemüse mit einem Pürierstab pürieren. Rest Gemüsebrühe hinzugeben und die Suppe unter Rühren erneut erhitzen. Mit Pfeffer, Salz und Honig abschmecken und mit Petersilie verzieren.

4. Tag

Am vierten Tag kommt Gemüse auf den Tisch. Gemüse ist ebenfalls ein Grundbaustein der mediterranen Ernährung und einer der vielen Gründe, warum diese so gesund ist. Schließlich versorgt uns frisches Gemüse mit reichlich wichtigen Vitalstoffen. Da viele Vitamine fettlöslich sind, können sie nur in Verbindung mit etwas Fett, natürlich am besten mit Olivenöl, vom Körper verwertet werden. Deswegen sollten Sie auch immer Olivenöl auf Gemüse geben.

Frühstück

- *100 g geschnittene Erdbeeren oder Weintrauben*
- *1 Becher Naturjoghurt*

Die Zutaten in ein Schälchen geben und verrühren.

Der Snack zwischendurch

- *1 Orange oder*
- *1 Grapefruit*

Mittagessen

- *2 reife Tomaten*
- *1 gelbe Paprika*

Die Power steckt im vollen Korn

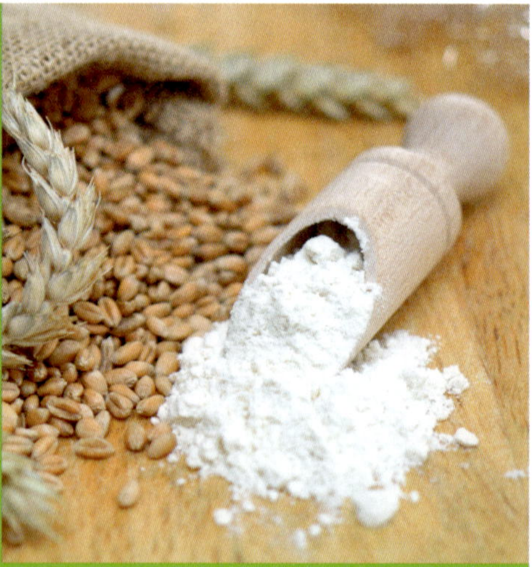

Vollkorngetreide besitzt einen hohen Anteil an unlöslichen Ballaststoffen, welche die Darmflora gesund halten und das Stuhlvolumen beträchtlich erhöhen. Dies ist sehr wichtig für die Gesundheit, denn je größer die Stuhlmenge, desto schneller passiert diese den Darm und desto geringer ist das Risiko für Erkrankungen im Verdauungstrakt. Ein höheres Stuhlvolumen senkt auch die Konzentration bestimmter Stoffe, die Nahrungsbestandteile in für den Körper schädliche Verbindungen umwandeln. Hinzu kommt, dass schädliche Stoffe schneller durch den Darm geschleust werden und so erst gar nicht ihre schädlichen Wirkungen entfalten können. Ebenso wird das Risiko für Herz-Kreislauf-Krankheiten durch den regelmäßigen Verzehr von Vollkorngetreide gesenkt.

- *150 g Zucchini*
- *100 g Auberginen*
- *1 Zwiebel*
- *1 Knoblauchzehe*
- *Thymian und Rosmarin*
- *3 EL Olivenöl*
- *2 Scheiben Vollkorntoast*

Die Gemüse waschen und kleinschneiden. Die Zwiebel schälen, hacken und den geschälten Knoblauch in einer Presse zerdrücken. Das Olivenöl in einem Topf erhitzen, die Zwiebel darin glasig dünsten und nach und nach das zerkleinerte Gemüse sowie den Knoblauch dazugeben. Mit Salz und Pfeffer abschmecken und alles etwa 15 Minuten schmoren lassen. Dann Thymian und Rosmarin darüberstreuen, auf Tellern anrichten und servieren. Dazu die Toasts essen.

Für den Kick am Nachmittag

- *1 Glas Tomatensaft*

Abendessen

- *½ Honig- oder Zuckermelone*
- *150 g Serrano-Schinken*
- *50 g grüne Oliven*
- *1 Scheibe Vollkornbrot*

Die Melone in Spalten schneiden und vom Schinken den Fettrand entfernen. Dann beide auf einem großen Teller mit den Oliven anrichten. Über die Melone etwas Olivenöl träufeln und etwas schwarzen Pfeffer mahlen. Dazu das Vollkornbrot essen.

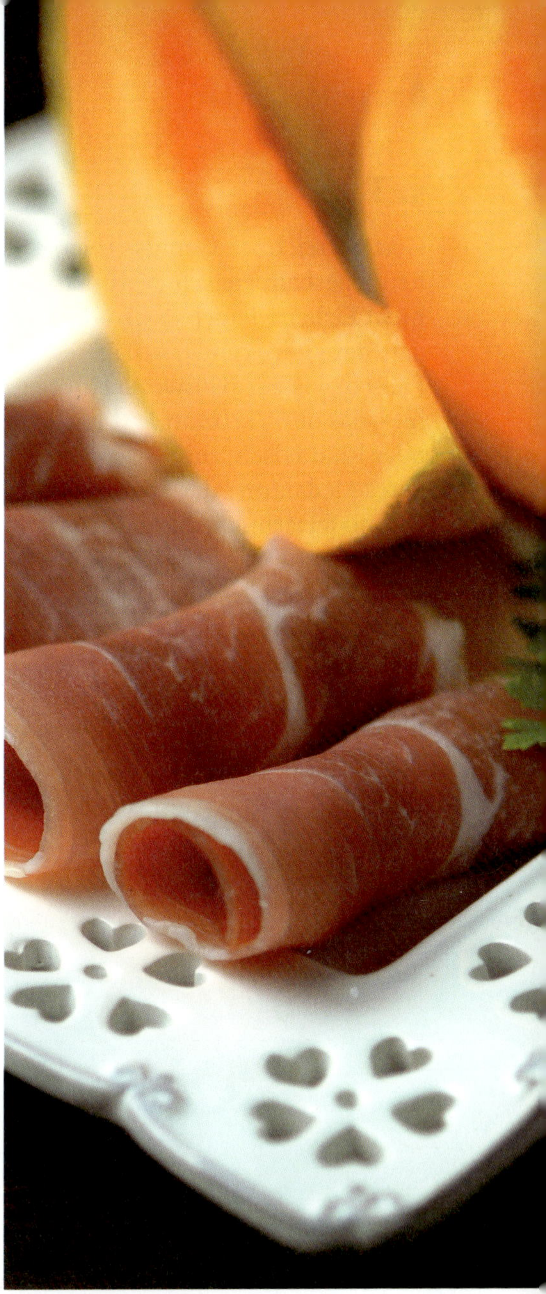

Schinken mit Melone wird in Italien meist als Vorspeise gereicht. Die wunderbare Geschmackskombination ist ein Klassiker der warmen Jahreszeit.

5. Tag

Gestern reichlich Gemüse und heute deshalb Fleisch. Natürlich nicht Eisbein, Bauchspeck oder gar Bratwurst, sondern mageres Fleisch, wie beispielsweise Hühnerfilet, das nur 5 Prozent Fett enthält, oder Rindfleisch, zum Beispiel mageres Medaillon oder Filet. Das ist ebenso fettarm, reich an Eisen und enthält wertvolles Eiweiß. Wichtig ist immer auch die Zubereitung. Paniert wird das magerste Fleisch zu einer Kalorien- und Fettfalle. Aber in Olivenöl gebraten ist mageres Fleisch ideal. Vor dem Servieren sollte Fleisch immer einen Spritzer Olivenöl obendrauf bekommen. Das verbessert den Geschmack und steigert den gesundheitlichen Nutzen.

Ratatouille, heute in ganz Europa verbreitet, kommt ursprünglich aus der Gegend um Nizza in Südfrankreich (Rezept auf Seite 79).

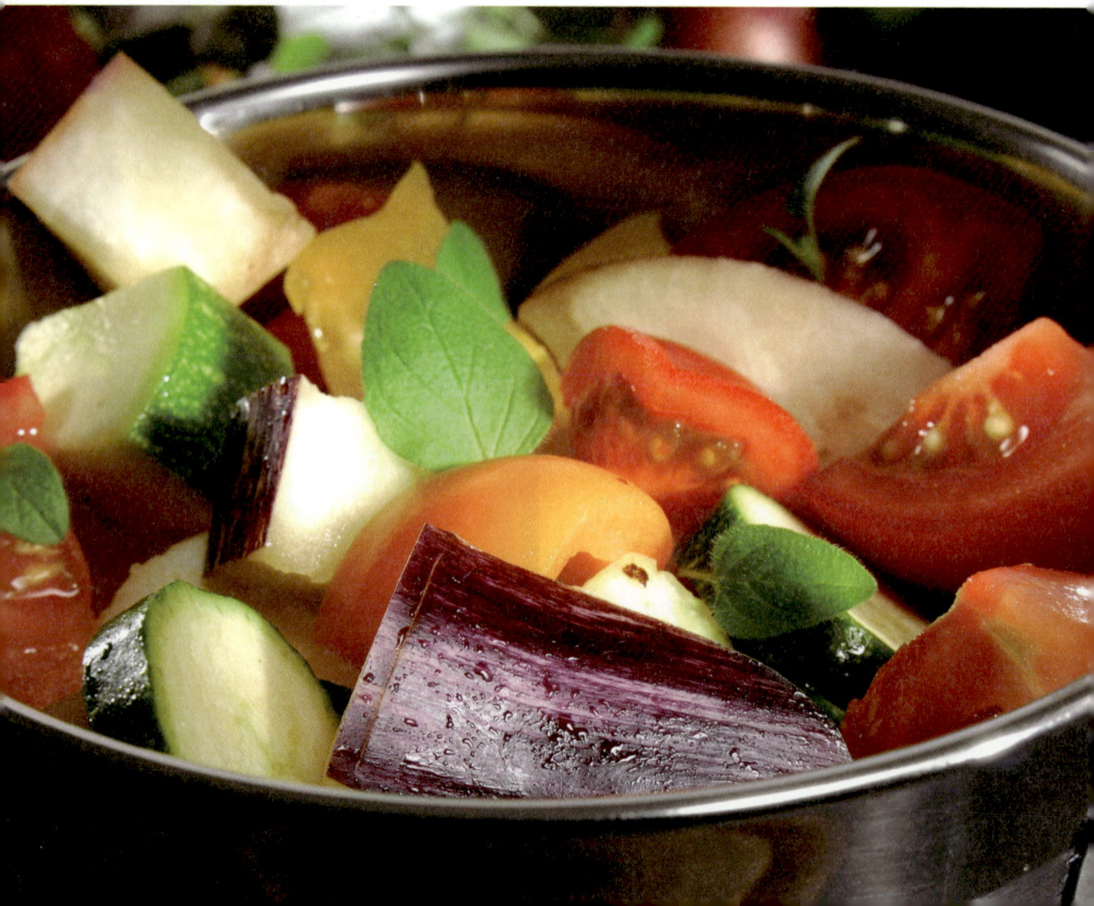

Frühstück

- *½ reife Avocado*
- *1 Scheibe Vollkorntoast*
- *etwas Olivenöl*

Die Avocado leicht salzen und pfeffern, mit etwas Olivenöl beträufeln und dazu den gerösteten Toast essen.

Der Snack zwischendurch

- *1 Apfel oder*
- *1 Handvoll Weintrauben*

Mittagessen

- *1 Rinderfilet, etwa 130 g*
- *50 g Feldsalat*
- *1 unbehandelte Zitrone*
- *3 EL Olivenöl*
- *1 TL Balsamessig*
- *einige Blätter Zitronenmelisse*

Das Filet quer halbieren, dünn klopfen und die Schale der Zitrone fein abreiben. Dann den Saft der Zitrone auspressen und mit der Hälfte des Olivenöls verquirlen. Mit weißem Pfeffer abschmecken und die geriebene Zitronenschale unterrühren. Das Filet mit der Hälfte der Zitronenmarinade übergießen. In einer Pfanne das restliche Olivenöl erhitzen und darin das Filet von jeder Seite drei Minuten anbraten. Dieses dann auf einem Teller anrichten, die restliche Marinade darübergießen, mit Salz und weißem Pfeffer abschmecken und mit Zitronenmelisse garnieren. Dazu den mit Olivenöl und Balsamessig angemachten Feldsalat reichen.

Für den Kick am Nachmittag

- *1 Glas Tomatensaft*

Abendessen

- *300 g frisches Gemüse in Spalten geschnitten und gestiftelt: Salatgurke, Stangensellerie, Paprika und Karotten*
- *1 Becher fettarmen Naturjoghurt*
- *1 EL Tomatenmark*
- *1 EL Olivenöl*
- *etwas frische Petersilie gehackt*
- *1 Scheibe Vollkornbrot*

Joghurt, Tomatenmark und Olivenöl in einem Glas zu einem Dip verrühren. Mit Salz und Pfeffer abschmecken und die Petersilie unterrühren. Die Gemüsesticks in den Dip tauchen und essen, dazu das Vollkornbrot reichen.

6. Tag

Auch wenn vieles, was über Eisen kolportiert wurde, mittlerweile relativiert wurde: Spinat ist wegen seines großen Mineralstoff- und Vitaminreichtums überaus gesund. In den grünen Blättern stecken reichlich Kupfer, Phosphor, Schwefel und Jod sowie Karotin, Vitamin C, E und wichtige Enzyme. Bei all dem schmeckt er auch noch gut. Kalt als Salat oder gedünstet mit Pinienkernen und Parmesan versehen, ist Spinat ein wahrer Gaumenkitzler.

Frühstück

- *2 Eier*
- *100 g Pilze (z.B. Champignons) in Scheiben geschnitten*
- *2 EL Olivenöl*
- *1 Scheibe Vollkorntoast*

Die Pilze im Olivenöl anbraten, dann die Eier dazugeben. Die Masse etwas stocken lassen und dann gut verrühren. Mit Salz und Pfeffer abschmecken, dazu den getoasteten Toast essen.

Der Snack zwischendurch

- *2 geschälte und in Scheiben geschnittene Karotten*
- *2 geschälte Kiwis*
- *¼ l frisch gepresster Orangensaft*
- *1 EL Honig*

Die Kiwis zusammen mit den Karotten im Mixer pürieren. Dann in einem hohen Glas mit Orangensaft und Honig verrühren und servieren.

Sauer macht nicht nur lustig, sondern auch schön

Aus den gelben Vitaminbomben lässt sich viel Wertvolles für die Schönheit pressen. Denn das in Zitronen reichlich enthaltene Vitamin C regt nicht nur die Abwehrkräfte, sondern auch den Zellstoffwechsel der Haut an und hält diese elastisch und zart. Die Zitronensäure zieht erweiterte Hautporen zusammen und klärt fette und unreine Haut.

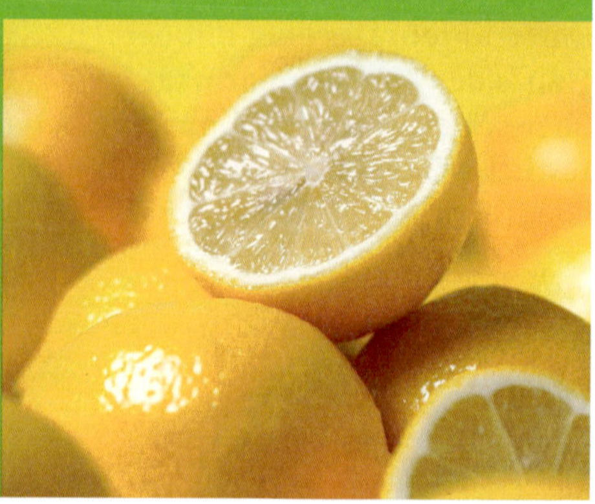

Mittagessen

- *250 g frischen Spinat*
- *je 2 EL Pinienkerne und gehackte Cashew-Nüsse*
- *2 Knoblauchzehen, fein gehackt*
- *Saft einer unbehandelten Zitrone*
- *2 EL Apfelessig*
- *1 TL Honig*
- *2 EL Olivenöl*
- *1 Scheibe Vollkorntoast*

Den Spinat von den groben Stielen befreien, in kaltem Wasser waschen und große Blätter mehrfach mit der Hand durchreißen. Die Spinatblätter dann in einem Sieb in der Küchenspüle abtropfen lassen. Anschließend die gehackten Nüsse mit den Pinienkernen in einer kleinen Pfanne bei mittlerer Hitze einige Minuten goldbraun rösten. Dazu ist kein Fett nötig, denn die Nüsse und Pinienkerne besitzen selbst genug davon. Für die Salatsauce Apfelessig, 1 EL Wasser, Olivenöl und Zitronensaft mit dem Honig in einer Tasse verrühren und mit Salz und schwarzem Pfeffer abschmecken. Die Spinatblätter auf einem flachen Teller anrichten, mit den noch warmen Nüssen und Pinienkernen und der Vinaigrette versehen. Dazu den Toast essen. Statt dem Honig eignet sich Ahornsirup zum Süßen.

Für den Kick am Nachmittag

- *Saft einer unbehandelten Zitrone*
- *1 TL geraspelte Ingwerwurzel*
- *1 Glas heißes Wasser*
- *1 TL Honig*

Alle Zutaten in dem Glas Wasser verrühren und trinken.

Abendessen

- *250 g Lachsfilet, enthäutet*
- *100 g Karotten*
- *150 g Tofu*
- *100 g frischer Blattspinat*
- *½ l vegetarische Gemüsebrühe*
- *2 EL helle Sojasauce*
- *2 Scheiben Vollkorntoast*

Das Lachsfilet von beiden Seiten leicht salzen. Karotten schälen und in sehr dünne Scheiben schneiden, den Tofu in große Stücke würfeln. Den Spinat putzen und von den groben Stielen befreien. Inzwischen etwas Wasser in einem Topf zum Kochen bringen und die Spinatblätter darin 1 Minute kochen lassen. Dann den Topf vom Herd nehmen, das Kochwasser abgießen und den Spinat beiseitestellen. Nun den Lachs in mittelgroße Würfel schneiden. Die Gemüsebrühe in einem großen Topf zum Kochen bringen, die Karotten darin bissfest kochen und danach die Lachswürfel hinzugeben. 3 bis 4 Minuten ziehen lassen und dann Tofustücke, Spinat und Sojasauce zufügen. Noch einmal 1 Minute aufkochen lassen und dann den Topf vom Herd nehmen. Die Suppe in Schälchen füllen und dazu die Toasts servieren.

7. Tag

Krusten- und Schalentiere haben zu Recht einen festen Platz in der mediterranen Ernährung, weil sie unglaublich gesund sind. Sie enthalten viel Zink und Jod, gesunde Fettsäuren und viel wertvolles Eiweiß.

Frühstück

- *½ Honigmelone*
- *150 g dunkle Weintrauben*
- *100 g Brombeeren*
- *150 g fettarmer Naturjoghurt*
- *½ Vanilleschote*
- *1 EL Ahornsirup*

Die Melonenhälfte mit einem Löffel aushölen und das Fruchtfleisch würfeln. Trauben und Brombeeren waschen, mit den Melonenstücken mischen und in die ausgehöhlte Melonenhälfte füllen. Den Joghurt mit dem Mark der Vanilleschote und dem Ahornsirup verrühren und die Mischung über die gefüllte Melonenhälfte geben.

Der Snack zwischendurch

- 1 Glas Karottensaft

Mittagessen

- *150 g Brokkoli*
- *Saft einer unbehandelten Zitrone*
- *etwas frische Petersilie, gehackt*
- *1 Knoblauchzehe, gehackt*
- *200 g geschälte Garnelen (vom Fischhändler oder tiefgefroren)*
- *½ Kopfsalat*
- *10 schwarze Oliven*
- *2 EL Olivenöl*

Die Brokkoliröschen von den Strunken lösen, waschen und in einem Sieb über der Küchenspüle abtropfen lassen. In einer Tasse Zitronensaft, Petersilie und Knoblauchzehen mit etwas Salz und Olivenöl verrühren. Dann abwechselnd eine Garnele und ein Brokkoliröschen auf dünne Holzspieße schieben und von beiden Seiten mit der Zitronen-Öl-Marinade bestreichen. Die Spieße nebeneinander in eine große tiefe Pfanne legen und unter mehrmaligem Wenden bei mittlerer Hitze knusprig braten. Inzwischen auf einem Teller die gewaschenen Blätter vom Kopfsalat und die Oliven anrichten. Dann die fertigen Spieße auf das vorbereitete Salatbett legen und noch etwas Olivenöl darüberträufeln.

Für den Kick am Nachmittag

- *100 g Heidelbeeren (alternativ Himbeeren oder Preiselbeeren)*
- *100 ml Molke*
- *2 EL Ahornsirup*
- *100 ml kohlensäurefreies Mineralwasser*

Die Beeren waschen, mit der Molke und dem Ahornsirup in eine tiefe Schüssel geben und alles mit einem

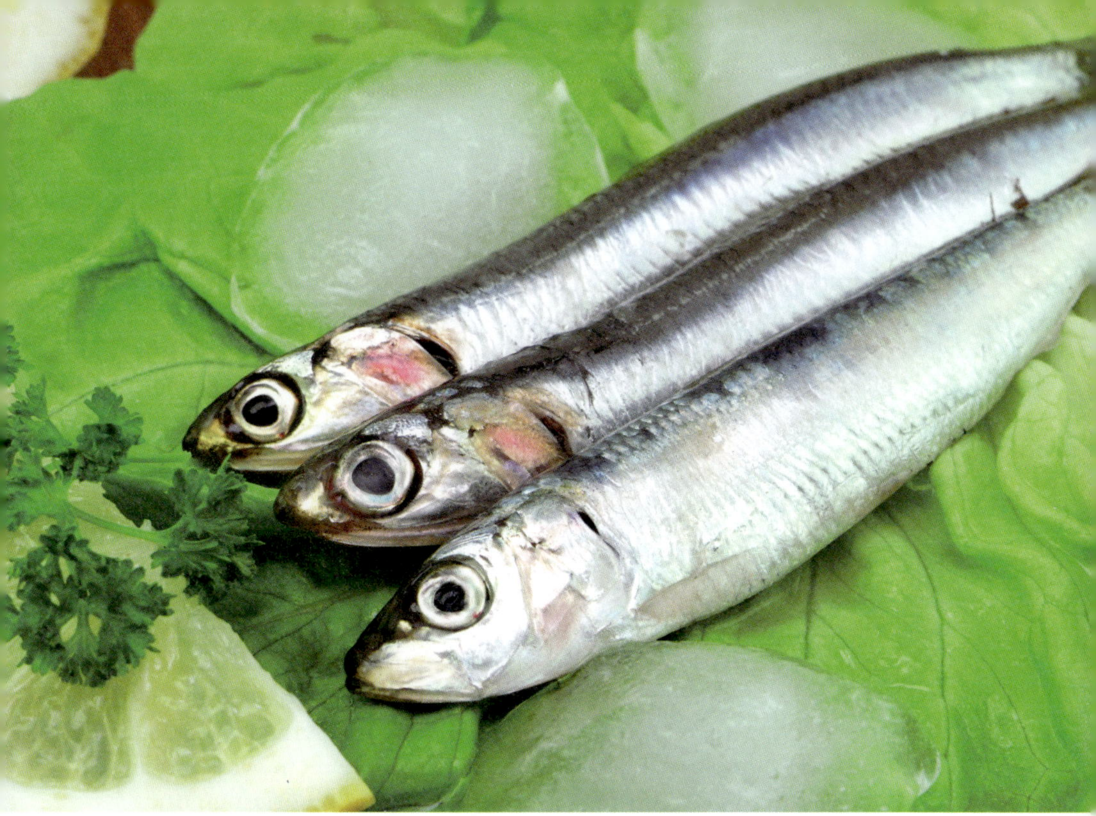

Fisch sollte regelmäßiger Bestandteil unserer Ernährung sein. Er enthält wichtige Omega-3-Fettsäuren und Spurenelemente wie Jod und Selen.

Mixer oder Pürierstab pürieren. Das Beeren-Molke-Mus in ein hohes Glas geben, mit Mineralwasser auffüllen, umrühren und servieren.

Abendessen

- *300 g frische, ausgenommene Sardellen*
- *2 EL grobes Meersalz*
- *3 EL Olivenöl*
- *1 EL Apfelessig*
- *½ Bund Schnittlauch*
- *1 Scheibe Vollkornbrot*

Die Sardellen mit Wasser abspülen, trocken tupfen und von beiden Seiten mit dem Meersalz bestreuen. Dann die Sardellen in Lagen auf eine große Platte stapeln und ½ Stunde ziehen lassen. Die Sardellen wieder mit Wasser abspülen, in Filets zerteilen und die Gräten herauslösen. Das Olivenöl mit dem Essig mischen und auf einen Teller gießen. Die Sardellenfilets mit der Haut nach unten hineinlegen und 1 Stunde in den Kühlschrank stellen. Mit dem gehackten Schnittlauch und schwarzem Pfeffer bestreuen und servieren. Dazu das Vollkornbrot essen.

8.Tag

Die erste Woche der Mittelmeer-Diät ist vorüber. In der zweiten Woche gibt es ebenso wieder Schwerpunktthemen auf Ihrem Teller. Gleich zu Beginn ist das der Gute-Laune-Macher Pasta.

Frühstück

- *150 g Heidel- oder Preiselbeeren*
- *1 Banane*
- *150 ml Kefir (1,5 Prozent Fett)*
- *2 TL Ahornsirup*

Die Beeren waschen und verlesen. Die Banane schälen und in Scheiben schneiden. Beeren und Bananenscheiben in ein Schälchen füllen, den Kefir mit dem Ahornsirup verrühren, über das Obst gießen und servieren.

Der Snack zwischendurch

- *1 Apfel oder*
- *1 Orange*

Mittagessen

- *250 g frische Shiitake-Pilze*
- *1 Frühlingszwiebel*
- *1 Knoblauchzehe*
- *200 g Tomaten*
- *150 g Vollkornnudeln (Sorte nach Belieben)*
- *etwas Petersilie, gehackt*
- *etwas Parmesan am Stück*
- *3 EL Olivenöl*

Die Pilze putzen, in Scheiben schneiden, die Frühlingszwiebeln ebenso putzen und in dünne Scheiben schneiden. Die Knoblauchzehen schälen und fein hacken, die Tomaten mit heißem Wasser überbrühen, die Haut entfernen und in Stücke schneiden. Inzwischen in einem großen Topf Wasser mit etwas Salz zum Kochen bringen. Dann das Öl in einer großen und tiefen Pfanne erhitzen, Pilze, Frühlingszwiebeln und Knoblauch

Nüsse geben den Kick

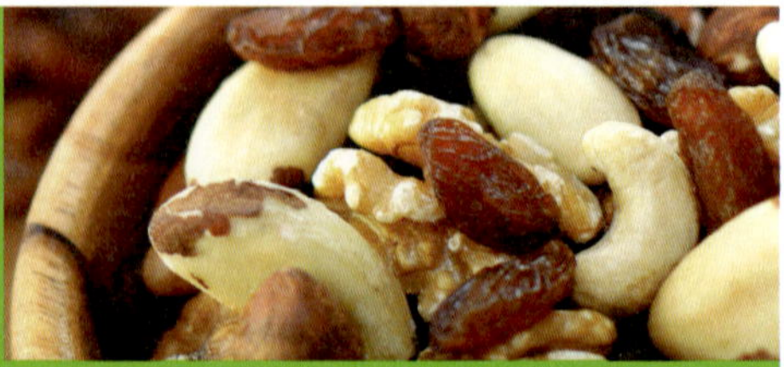

Nüsse sind richtige Alleskönner, denn sie enthalten viele Ballaststoffe, Vitamine – besonders Vitamin E –, Lezithin und Magnesium. Schade ist, dass Nüsse wegen ihres hohen Anteiles an ungesättigten Fettsauren sehr kalorienreich sind: 100 g davon haben im Schnitt bereits satte 600 Kilokalorien. Eine halbe Handvoll liefert jedoch nur etwa 180 Kalorien und ist als Zwischenmahlzeit gut geeignet.

hineingeben und alles bei mittlerer Hitze unter Rühren fünf Minuten anbraten lassen. Nun die Tomaten unterrühren und mit Salz und Pfeffer abschmecken. Den Herd abschalten und die Sauce zugedeckt durchziehen lassen. Wenn das Salzwasser in dem Topf kocht, die Nudeln hineingeben und in 8 bis 10 Minuten al dente kochen. Dann abgießen, sofort mit der Pilzmischung vermischen und auf einem tiefen, am besten vorgewärmten Teller anrichten. Die Nudeln mit der gehackten Petersilie bestreuen, Parmesan darüberreiben und servieren.

Für den Kick am Nachmittag

- *1 Handvoll Studentenfutter*

Abendessen

- *150 g Putenbrustfilet*
- *1 kleine weiße Zwiebel, gehackt*
- *½ grüne Paprikaschote*
- *1 Orange*
- *½ Knoblauchzehe, gehackt*
- *2 EL Saft einer unbehandelten Zitrone*
- *1 TL Honig*
- *2 EL Olivenöl*

Die Putenbrustfilets von beiden Seiten mit Pfeffer und Salz bestreuen, das Olivenöl in einer Pfanne erhitzen und darin die Filets bei mittlerer Hitze von jeder Seite 5 Minuten anbraten. Inzwischen die Paprikaschote waschen und in feine Streifen streifen. Dann die Putenfilets vom Herd nehmen, etwas abkühlen lassen und in Scheiben schneiden. Die Orange schälen – dabei auch die weiße Haut entfernen – und in feine Scheiben schneiden. Die Knoblauchzehe in einer Salatschüssel mit dem Zitronensaft und dem Honig verrühren. Danach die Paprikastreifen, Zwiebeln, Orangen- und Putenbrustscheiben hinzufügen, gut durchmischen und servieren.

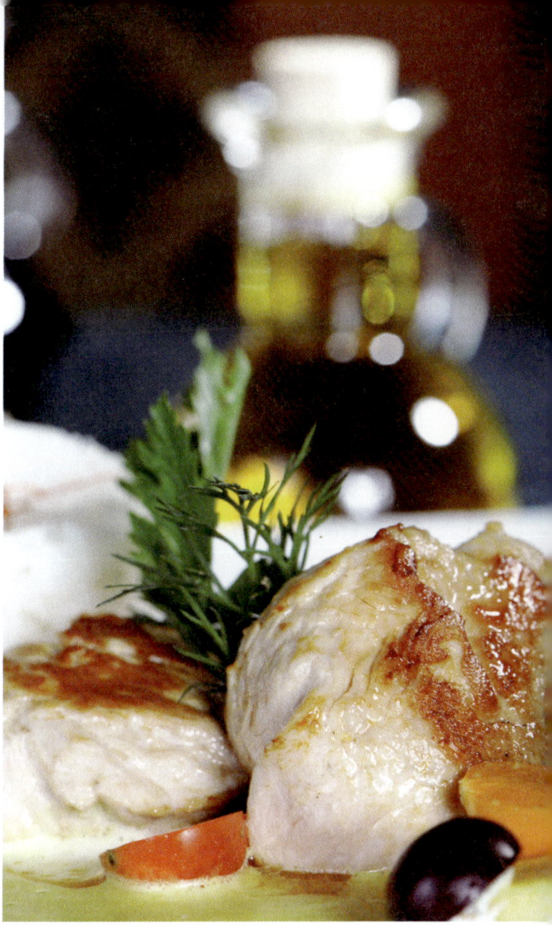

Saftiges Putensteak mit Gemüse.

9. Tag

Heute dreht sich der Speiseplan wieder um Schuppen-, Schalen- und Krustentiere, die viele potente Gesundmacher enthalten. Sie sollten deshalb regelmäßig auf den Tisch kommen.

Frühstück

- *1 Becher fettarmer Naturjoghurt*
- *1 EL Honig*
- *1 TL Zimt*

Alles in einer kleinen Schüssel verrühren und servieren.

Der Snack zwischendurch

- *1 Orange oder*
- *1 Apfel*

Mittagessen

- *200 g Tomaten, geschält und in Stücke geschnitten*
- *200 g Meeresfrüchte und Fisch gemischt, z.B. Makrele, Lachs, Schell- und Thunfisch, Hummerkrabbenschwänze, Garnelen und Miesmuscheln (ohne Schale)*
- *etwas Petersilie, gehackt*
- *etwas Basilikum*
- *Saft einer unbehandelten Zitrone*
- *1 kleine Zwiebel, gehackt*
- *½ Knoblauchzehe, gehackt*
- *1 EL Olivenöl*

In einer tiefen Pfanne das Olivenöl erhitzen und darin Zwiebeln und Knoblauch kurz andünsten. Dann Tomaten und ein Glas warmes Wasser hinzugeben und alles bei mittlerer Hitze köcheln lassen, bis die Tomaten gerade weich sind. Nun die zuvor zerkleinerten Fischstücke und Meeresfrüchte zugeben und gemeinsam mit den Tomaten dünsten lassen – so lange, bis sie weich sind, aber noch nicht zerfallen. Die Pfanne vom Herd nehmen, die Kräuter sowie den Zitronensaft dazugeben und mit Salz und Pfeffer abschmecken. Auf tiefen Tellern anrichten und auftragen.

Für den Kick am Nachmittag

- *1 Glas Tomatensaft*

Abendessen

- *1 vollreife Avocado*
- *Saft von ½ unbehandelten Zitrone*
- *2 Scheiben geräucherter Lachs*
- *10 blaue Trauben*
- *2 Scheiben Vollkorntoast*

Die Avocado vierteln, den Kern entfernen und das Fruchtfleisch gleich mit dem Zitronensaft beträufeln, da es sich sonst verfärbt und braun wird. Dann die Avocado leicht mit Salz und Pfeffer würzen. Die Lachsscheiben halbieren, aufrollen und mit 2 gewaschenen Trauben auf einen Cocktailspieß schieben. Diesen dann in je 1 Avocadoviertel spießen – unten der Lachs, oben die Trauben. Die Avocadoviertel auf einer Platte anrichten und servieren.

10. Tag

Am 10. Tag weht ein Hauch von Fernost durch die Mittelmeerküche: Miso, Ingwer und Sojasauce sorgen für gesundheitlichen Mehrwert.

Frühstück

- *1 Becher fettarmer Naturjoghurt*
- *1 EL Ahornsirup*

Alles in einer kleinen Schüssel verrühren und servieren.

Der Snack zwischendurch

- *1 Glas Tomatensaft*

Mittagessen

- *200 g Rotbarschfilet*
- *50 g Miso*
- *1 Stück frischer Ingwer*
- *1 EL brauner Rohrzucker*

Das Fischfilet waschen, trocken tupfen, vierteln und mit einem Messer mehrmals die Haut einritzen. Das Miso in einer Tasse Wasser auflösen, den Ingwer schälen und in feine Scheiben schneiden. Das aufgelöste Miso nun mit Ingwer und Rohrzucker in einen Topf geben und kurz aufkochen lassen. Dann die Hitze reduzieren und das Fischfilet in die Miso-Sauce legen. Den Topf mit einem Deckel schließen und das Fischfilet 10 Minuten bei leichter Hitze dünsten lassen. Dann herausnehmen und auf einem tiefen Teller anrichten. Die Miso-Sauce darüber gießen und servieren.

Für den Kick am Nachmittag

- *2 Kiwis*

Abendessen

- *350 g Kürbis, geschält und gewürfelt*
- *1 kleiner Apfel, geschält und gewürfelt*
- *1 Zwiebel, gehackt*
- *½ l vegetarische Gemüsebrühe*
- *1 TL frisch gemahlener Ingwer oder Ingwerpulver*
- *1 TL Sojasauce*
- *1 TL Honig*
- *2 EL Olivenöl*
- *2 Scheiben Vollkorntoast*

Das Öl in einem Topf erhitzen und Zwiebel-, Kürbis- und Apfelstücke darin leicht anbraten. Mit der Gemüsebrühe aufgießen und alles kurz aufkochen lassen. Den Topf mit einem Deckel verschließen und die Suppe bei mittlerer Hitze 15 Minuten leicht köcheln. Dann den Topf vom Herd nehmen und die Suppe mit einem Mixer oder Pürierstab pürieren. Ingwer hinzugeben, mit Salz und Pfeffer abschmecken und zum Schluss Sojasauce und Honig dazugeben. Die Kürbissuppe in einen tiefen Teller füllen und servieren. Dazu die Toasts essen.

11. bis 14. Tag

Siehe Plan auf den Seiten 182/183.

WOCHE 1	Tag 1	Tag 2	Tag 3
Frühstück	Vollkornbrot mit Tomaten	Müsli mit Honig und Zimt	Vollkorntoast mit Hüttenkäse
Zwischendurch	Naturjoghurt oder Banane	Erdbeeren oder Ananas	Karottensaft
Mittagessen	Tomatensuppe mit Kräutern und Vollkornbrot	Lachsfilet mit Brokkoli und Vollkornreis	Spaghetti oder Tagliatelle mit Shrimps
Nachmittag	Tomatensaft	Studentenfutter oder Ananas	Buttermilch mit Honig
Abendessen	Salat mit Schafskäse, Paprika, Gurken und Toast	Gemischtes Gemüse mit Mozzarella und Vollkorntoast	Karottensuppe mit Honig und Petersilie
Rezepte s. Seite	166	168	169

WOCHE 2	Tag 8	Tag 9	Tag 10
Frühstück	Heidelbeeren mit Banane und Kefir	Naturjoghurt mit Honig und Zimt	Naturjoghurt mit Ahornsirup
Zwischendurch	Apfel oder Orange	Orange oder Apfel	Tomatensaft
Mittagessen	Vollkornnudeln m. Shiitake-Pilzen und Tomaten	Meeresfrüchte-Pfanne mit Tomaten	Gedünstetes Rotbarschfilet in Miso-Sauce
Nachmittag	Studentenfutter	Tomatensaft	Zwei Kiwis
Abendessen	Putenbrust- und Paprikastreifen mit Orangenscheiben	Lachs-Avokado-Spieße mit Weintrauben und Vollkorntoast	Kürbissuppe mit Ingwer, Honig und Vollkorntoast
Rezepte s. Seite	178	180	181

Tag 4	Tag 5	Tag 6	Tag 7
Erdbeeren mit Naturjoghurt	Avocado mit Vollkorntoast	Pilz-Omelett mit Vollkorntoast	Fruchtsalat in Melonenhälfte
Orange oder Grapefruit	Apfel oder Weintrauben	Karotten-Kiwi-Orangen-Saft	Karottensaft
Gemischtes Gemüse mit Vollkorntoast	Rinderfilet in Zitronenmarinade mit Feldsalat	Spinat mit Nüssen, Pinienkernen und Vollkorntoast	Garnelen-Brokkoli-Spieße mit Kopfsalat
Tomatensaft	Tomatensaft	Zitronensaft mit Ingwer und Honig	Heidelbeer-Molke-Drink
Serrano-Schinken mit Honig- oder Zuckermelone und Vollkornbrot	Gemüsesticks mit Joghurtdipp und Vollkornbrot	Lachssuppe mit Tofu, Karotten, Spinat und Vollkorntoast	Marinierte Sardellenfilets mit Vollkornbrot
170	172	174	176

Tag 11	Tag 12	Tag 13	Tag 14
Erdbeeren mit Naturjoghurt	Müsli mit Honig und Zimt	Vollkorntoast mit Hüttenkäse	Fruchtsalat in Melonenhälfte
Orange oder Grapefruit	Erdbeeren oder Ananas	Karottensaft	Karottensaft
Gemischtes Gemüse mit Vollkorntoast	Lachsfilet mit Brokkoli und Vollkornreis	Spaghetti oder Tagliatelle mit Shrimps	Garnelen-Brokkoli-Spieße mit Kopfsalat
Tomatensaft	Studentenfutter oder Ananas	Buttermilch mit Honig	Heidelbeer-Molke-Drink
Serrano-Schinken mit Honig- oder Zuckermelone und Vollkornbrot	Gemischtes Gemüse mit Mozzarella und Vollkorntoast	Karottensuppe mit Honig und Petersilie	Marinierte Sardellenfilets mit Vollkornbrot
170 (wie Tag 4)	168 (wie Tag 2)	169 (wie Tag 3)	176 (wie Tag 7)

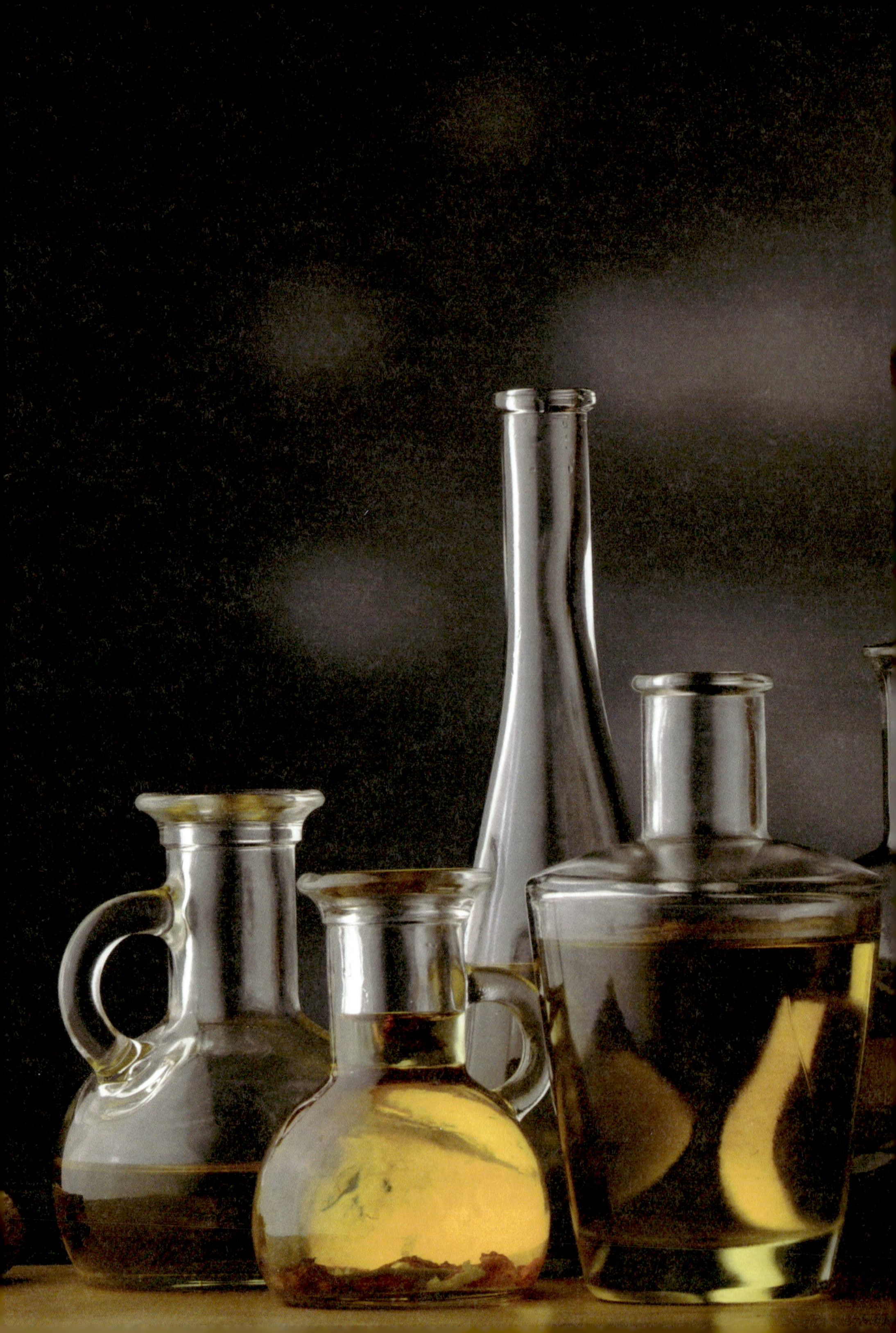

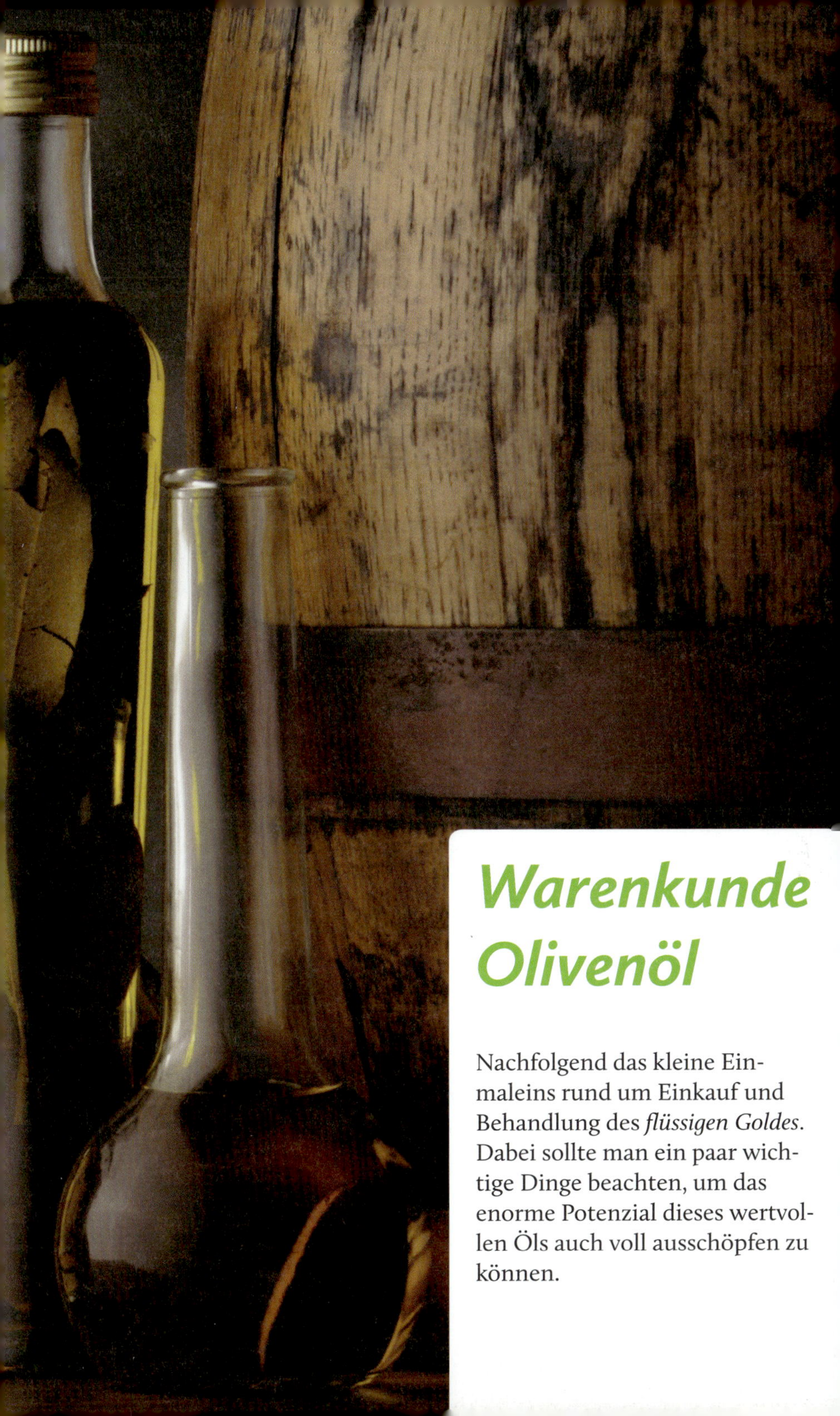

Warenkunde Olivenöl

Nachfolgend das kleine Einmaleins rund um Einkauf und Behandlung des *flüssigen Goldes*. Dabei sollte man ein paar wichtige Dinge beachten, um das enorme Potenzial dieses wertvollen Öls auch voll ausschöpfen zu können.

Entscheidend: Die Qualität

Bei keinem anderen Öl ist die Auswahl so groß wie beim Olivenöl. Das ist nicht verwunderlich, wenn man berücksichtigt, dass es über 700 verschiedene Olivenarten gibt. Hinzu kommen noch die vielen verschiedenen Anbauregionen und ihre unterschiedlichen Böden, das Klima sowie die Wahl des Erntezeitpunktes (S. 18). Daraus ergibt sich schließlich die große Vielfalt der Olivenöle. Welchem darunter der Vorzug gegeben wird, ist vor allem eine Frage des Geschmacks. Um diesen zu testen, gibt es wie beim Wein eine Verkostung. Dabei können Farbe, Duft und Geschmack eines Olivenöls professionell beurteilt werden. Bei der Qualität des Olivenöls darf man keine Kompromisse eingehen: Sie ist ganz entscheidend und deshalb alles andere als eine Geschmackssache. Über die Qualität eines Olivenöls bestimmt vor allem sein Gehalt an freien Fettsäuren. Er ist der eindeutige Indikator für die Frische und Unversehrtheit der Oliven zum Zeitpunkt der Pressung (S. 22). Je niedriger der Gehalt an freien Fettsäuren, desto höher die Qualität des betreffenden Olivenöls: Maßgabe dafür, in welche Güteklasse ein Olivenöl eingereiht werden kann. Angesichts der Erkenntnisse über den großen gesundheitlichen Nutzen der Phenole (S. 16) gilt heute zudem der Phenolgehalt als wichtiges Kriterium für die Qualität von Olivenölen. Denn die Pflanzenstoffe verleihen ihnen ihre antioxidativen Wirkungen und weisen ebenso auf die Verwendung unreifer Oliven und eine schonende Verarbeitung hin. Beim Phenolgehalt ist es genau anders herum wie bei den freien Fettsäuren: Je höher er ist, desto besser ist die Qualität des betreffenden Öls.

Native Olivenöle

Die erste und beste Kategorie sind Olivenöle, die einwandfrei in Geschmack, Geruch und Farbe sind. Sie müssen unter Bedingungen gewonnen sein, die das Öl nicht verfälschen, und dürfen außer Waschen und Filtern keinem anderen Prozess unterzogen werden. Sind alle diese Kriterien erfüllt, bekommt ein Olivenöl die Bezeichnung *nativ* – von lateinisch *nativus*, natürlich.

Natives Olivenöl extra

Diese Charakteristika stehen für absolut hochwertiges, naturreines Olivenöl von einwandfreiem Geschmack – kalt gepresst und ohne chemi-

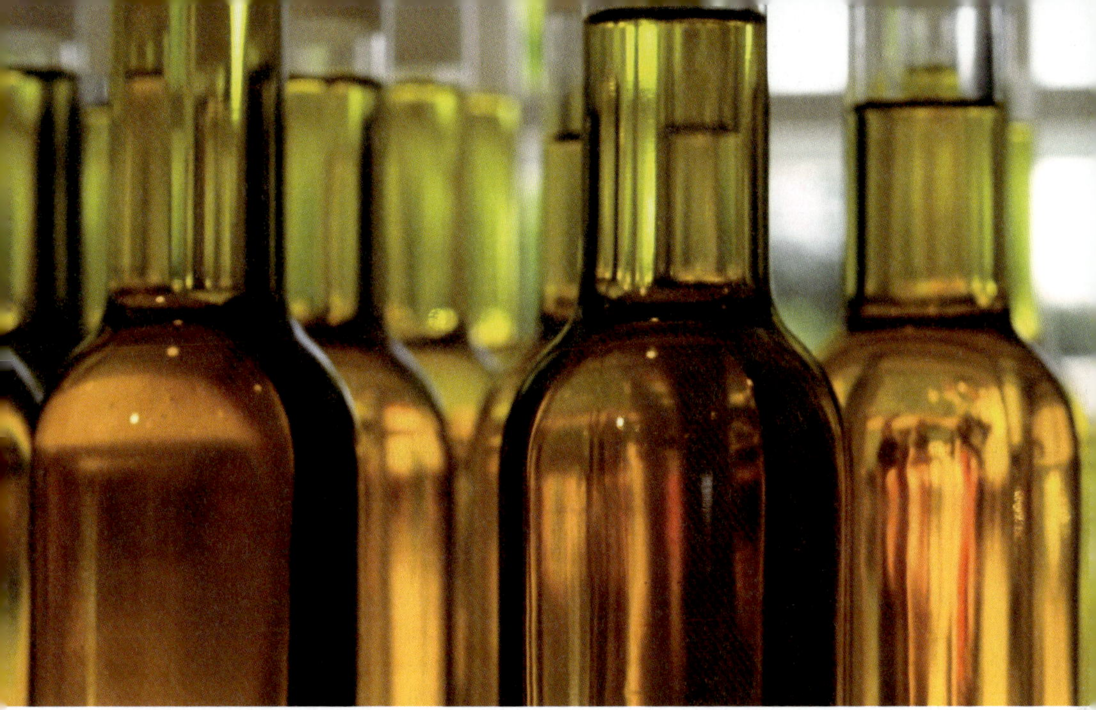

Die Farbe des Olivenöls ist immer wieder faszinierend. Bei der Qualität sollte man keine Kompromisse eingehen.

sche Zusätze. Nur dieses Öl darf sich *jungfräulich* nennen: auf italienisch „Olio extra vergine di oliva“ und auf französisch „Huile d'olive vierge extra“. Der Anteil an freien Fettsäuren darf höchstens 0,8 Gramm je 100 Gramm Öl betragen.

Natives Olivenöl

Übersteigt der Säuregehalt die 0,8-Prozent-Marke, kann das betreffende Öl nur noch unter der Bezeichnung Natives Olivenöl in den Handel kommen. Native Olivenöle, italienisch „Olio vergine di oliva“ und französisch „Huile d'olive vierge“, dürfen allerdings auch nicht mehr als zwei Gramm freie Fettsäuren je 100 Gramm Öl aufweisen

Auf Rang zwei

Die zweite Garde bilden die sogenannten raffinierten Olivenöle. Sie wurden erhitzt, da sie aufgrund zu hoher Säurewerte nicht einwandfrei in Geschmack und Geruch waren. Der Säuregehalt raffinierter Öle darf 0,5 Gramm je 100 Gramm Öl nicht übersteigen.

Abgesehen davon, gibt es das Tresteröl, das aus den beim Pressen übrigen Olivenresten hergestellt und zur Geschmacksverbesserung mit etwas nativem Öl gemischt wird. Es muss als Tresteröl gekennzeichnet sein und darf einen Säuregehalt von maximal 1,5 Gramm je 100 Gramm Öl haben.

Beste Qualität kann nicht billig sein

Naturreine Produkte, die mit großem Aufwand hergestellt und einem hohen Anspruch gerecht werden, gibt es nicht zum Schnäppchenpreis. Das gilt auch für hochwertiges Olivenöl, und das ist gut, angemessen und logisch, denn die Produktion eines Olivenöles der besten Kategorie ist einigermaßen kostspielig. Dazu ein Beispiel eines mittleren Betriebes mit 3.300 Olivenbäumen im toskanischen Hügelgebiet: Bevor hier auch nur eine einzige Olive geerntet werden kann, müssen allein für den Unterhalt der 3.300 Bäume 32.000 Euro aufgewendet werden. Geht man von einem mittleren Ertrag von einem Liter Öl pro Baum aus, schlagen die festen Kosten mit fast zehn Euro pro Liter zu Buche. Dazu addieren sich fünf Euro pro Liter für Ernte und Pressung. Die Gesamtkosten für die Produktion eines Liters toskanischen Extra vergine betragen damit rund 15 Euro. Eine Halbliterflasche echtes Extra vergine dürfte beim Qualitätsproduzenten nicht weniger als 10 bis 15 Euro und im Fachgeschäft nicht weniger als 20 Euro kosten. Sparen Sie also nicht an der falschen Stelle, und kaufen Sie kein Öl minderer Qualität. Denn der

Olivenöl-Qualitäten

Deutsche Bezeichnung	*Französisch*	*Italienisch*	*Spanisch*
Natives Olivenöl extra	*Huile d'olive vierge extra*	*Olio extra vergine di oliva*	*Aceite de oliva virgen extra*
Natives Olivenöl	*Huile d'olive vierge*	*Olio vergine di oliva*	*Aceite de oliva virgen*
Olivenöl	*Huile d'olive pure*	*Olio di oliva*	*Aceite de oliva puro*
Raffiniertes Olivenöl	*Huile d'olive raffinée*	*Olio di oliva raffinato*	*Aceite de oliva raffinata*

finanzielle Mehraufwand für ein Olivenöl der obersten Güteklasse ist bestens angelegt – Ihr Gaumen und Ihre Gesundheit danken es Ihnen.

Achten Sie beim Einkauf auch auf das Verfallsdatum. In der Regel liegt dieses zwei Jahre nach dem Zeitpunkt der Herstellung. Damit wissen Sie, wie alt, oder besser gesagt: wie reif das Olivenöl ist. Ferner ist der Blick auf das Etikett mit dem Hinweis, wo das Öl hergestellt wurde, sehr wichtig: *Produziert und abgefüllt in* bedeutet, dass das Öl auch tatsächlich aus dem Ort stammt, der auf dem Etikett angegeben ist. Dagegen benennt *produziert und abgefüllt für* nicht unbedingt die eigentliche Herkunft des Öls, sondern lediglich den Vertreiber.

Am sichersten ist der Kauf des Olivenöls direkt von der Ölmühle. Ansonsten sollten Sie in Lebensmittelfachgeschäfte oder zu verantwortungsbewussten Händlern Ihres Vertrauens gehen.

Vom Umgang mit Olivenöl

Damit Ihnen Ihr *flüssiges Gold* so lange wie möglich in bester Qualität erhalten bleibt, sollten Sie es auch wie etwas Kostbares behandeln und entsprechend sorgfältig lagern. Ein edles Gut verlangt schließlich nach einer sachkundigen Hand. Obwohl Olivenöl generell länger haltbar und robuster ist als viele andere in der Küche verwendeten Öle, sollte man doch einige Dinge beachten.

Dunkel und kellerkühl

Früher lagerte man das kostbare Gut in großen Tonkrügen. Sollte es transportiert werden, füllte man es in dickbauchige Amphoren um. Von den alten Griechen und Römern ist zudem bekannt, dass sie ihre ölgefüllten Tonkrüge sogar in die Erde eingruben, um sie auf diese Weise vor Hitze zu schützen. Das ist in der Theorie genau richtig, in der heutigen Zeit jedoch nicht mehr praktikabel.

Die Maxime lautet heute: Olivenöl stets gut verschlossen an einem luftigen, dunklen Ort und kellerkühl, also bei einer Temperatur zwischen 10 und 16 °C, aufzubewahren. Falls Sie das Öl in einer durchsichtigen Glasflasche erstanden haben, sollten Sie es unbedingt in eine dunkel gefärbte Flasche umfüllen, denn Licht und Sonneneinstrahlung schaden dem Olivenöl. Je dunkler das Glas, desto besser ist es für das Öl. Solcherart verwahrt, ist Olivenöl mindestens zwei Jahre haltbar. Da es in modernen Wohnungen und Häusern nicht immer so einfach ist, einen Platz mit der für Olivenöl idealen Temperatur zu finden, empfiehlt es sich, den Wochenbedarf in einem kleinen Tongefäß oder einem dunklen Glasfläschchen in der Küche aufzubewahren und den Rest im Keller – der kühl und nicht feucht sein sollte – zu lagern.

In Tonkrügen und im Weinkeller gelagert, hält sich Olivenöl jedoch weitaus länger als zwei Jahre: So manches Restaurant im mediterranen Raum hat in seinen Kellern Öle, die fünf oder sechs Jahre alt sind. Einmal im Jahr werden die Tonkrüge abgepumpt und das Öl in andere Krüge umgefüllt. So bleiben die abgesunkenen Rückstände in dem alten Gefäß und nur das auf natürliche Weise geklärte Öl wandert in den neuen Tonkrug.

In den Kühlschrank?

Olivenöl kann man im Kühlschrank lagern, wenn es mal sehr heiß ist. Allerdings muss man wissen, dass Olivenöl bei niedrigen Temperaturen unter 8 °C – wie also im Kühlschrank – dickflüssig und flockig wird. Wenn also in der Ölflasche Wattebäuschchen träge umherschwimmen, braucht man nicht zu erschrecken. Zimmertemperatur macht diesen Effekt rasch rückgängig und auch Qualität sowie Geschmack des Olivenöls werden nicht beeinträchtigt.

Enorme Vielfalt

Im Laufe ihrer langen Geschichte haben sich viele verschiedene Ölbaumarten und damit Olivensorten entwickelt. Von Olea europaea sind heute über siebenhundert verschiedene Kulturformen bekannt, von der jede eine andere Olivensorte liefert.

Die bekanntesten Oliven Italiens sind heute die Ascolane, eine kleine grüne Olive in Salzlake, die Gaeta, schrumpelige, dunkle Ölfrüchte aus Apulien und die Liguria, eine braune, kleine und sehr wohlschmeckende Sorte. In der Toskana gibt es daneben vier weitere Olivensorten, Frantoio, Leccino, Moraiolo und Coragiolo, die bis auf die Zeit der Etrusker zurückgehen.

Auch in den anderen Olivenanbauländern ist die Palette sehr breit. So gibt es in Spanien dreißig verschiedene Olivensorten, aus denen Öl gewonnen wird. Weitere vier dienen einzig als Tafeloliven – beispielsweise die großen, in Salzlake eingelegten Gordial sowie die beiden Sorten Hojiblanca und Manzanilla.

Viele Olivenliebhaber bevorzugen die dunkelviolette Kalamata aus Griechenland – große, mandelförmige Früchte in süßlicher Lake. Sehr beliebt ist auch die Sorte Chalkidiki. Sie ist von tiefem Grün und wird meist extra groß geerntet, um sie mit Mandeln, Knoblauch und Paprika zu füllen.

Mit einer ebenfalls großen Auswahl kann Südfrankreich aufwarten: Allein in der Region rund um Nizza zählte man Ende des letzten Jahrhunderts über vierzig verschiedene Sorten, beispielsweise die grünen Picholines oder die kleinen schwarzen Tanche und Olive de nice. Wer schon einmal über einen der südfranzösischen Wochenmärkte gebummelt ist, weiß um das geradezu verwirrend umfangreiche Angebot an Olivensorten in diesem Gebiet.

Einlegen macht Oliven tafelfein

Was die Auswahl weiterhin vergrößert, sind die verschiedenen Methoden, um die bitteren Ölfrüchte zu einer Köstlichkeit zu machen. Wer schon einmal Oliven frisch vom Baum gekostet hat, weiß, dass diese im Rohzustand nicht gerade zu den Gaumenfreuden zählen. Erst ein Bad in Salzlake macht die Ölfrüchte genießbar. Denn dies entzieht ihnen die Bitterstoffe, macht sie weich und konserviert sie. Auch beim Einlegen ist die Vielfalt groß. Seien es Oliven, die mit oder ohne Gewürze eingelegt sind, oder aber solche, die gemeinsam mit Limonenstücken in den Tonkrug, den üblichen Aufbewahrungsort für Oliven, wandern. Sehr beliebt ist auch das Marinieren mit einem Bouquet von Kräutern der Provence, einer Mischung aus Basilikum, Lavendel, Thymian, Fenchel, Salbei und Rosmarin, sowie das Einlegen mit Knoblauchzehen.

Bezugsquellen und -adressen

Nachfolgend einige Empfehlungen für qualitativ hochwertige Olivenöle aus Italien, Griechenland, Spanien und Frankreich. Die meisten von ihnen sind auch im *Feinschmecker-Test 2011* mit dem **olio award** ausgezeichnet worden.

Olivenöle aus Italien

Le Chiuse fra i Cipressi

Intensiv fruchtiges Olivenöl aus der Toskana

Produzent
Giancarlo Giannini
Loc. Vitiano 229
52100 Arezzo
Tel: +39 0 57 59 73 70
Fax: +39 0 57 59 70 96
giancarlogiannini@micso.net
www.vipiano.it
Preis (0,5 l): 16,99-17,99 €

Bezugsquellen
Importhaus Wilms
Am Klingenweg 6a
65396 Walluf
Tel:+49 (0 61 23) 9 99 00
info@importhaus-wilms.de
www.importhaus-wilms.de

olivenoel.com
Europaallee 50
50226 Frechen
Tel:+49 (0 22 34) 6 01 02 30
Fax:+49 (0 22 34) 6 01 01 13
info@olivenoel.com
www.olivenoel.com

Fattoria Castello del Trebbio di Baj-Macario & C. s.a.s.
Frau Anna Baj-Macario
Via S. Brigida, 9
I-50060 S. Brigida Pontassieve (FI)
Tel: +39 (0 55) 8 30 49 00
Fax: +39 (0 55) 8 30 40 03
Email: annatrebbio@gmail.com
www.vinoturismo.it

Colli Dauni

Mild fruchtiges Olivenöl aus Apulien

Produzent
Graco
Via L. Rossi 24
71047 Torremaggiore
Tel: +39 08 82 38 65 05
info@gracoonline.it
www.gracoonline.it
Preis (0,5 l): 14,90-15,50€

Bezugsquellen
Importhaus für Delikatessen
Alfred-Nobel-Str. 1
51588 Nümbrecht
Tel:+49 (0 22 93) 30 60
Fax:+49 (0 22 93) 74 61
info@delikatessen-berge.de
www.delikatessen-berge.de

olivenoel.com
Europaallee 50
50226 Frechen
Tel:+49 (0 22 34) 6 01 02 30
Fax:+49 (0 22 34) 6 01 01 13
info@olivenoel.com
www.olivenoel.com

Primo DOP Monti Iblei

Mittelfruchtiges Olivenöl aus Sizilien

Produzent
Frantoi Cutrera
Contrada Piano dell'Acqua 71
97012 Chiaramonte Gulfi
Tel: +39 09 32 92 61 87
Fax: +39 09 32 92 61 87
olio@frantoicutrera.it
www.frantoicutrera.it
Preis (0,5 l): 13-18,90€;
(0,75 l): 17-23,50€

Bezugsquellen
Südlandhaus
P 3 (Fressgasse) 8-9
68161 Mannheim
Tel:+49 (06 21) 2 43 02
Fax:+49 (06 21) 2 27 72
kontakt@suedlandhaus.de
www.suedlandhaus.de

Lanza Cariccio Cono
Gorkistr. 7
13507 Berlin
Tel:+49 (0 30) 41 78 39 30
Fax:+49 (0 30) 41 29 50 9
cono.lanza@gmx.de

punto del vino
Mettmanner Str. 41
40233 Düsseldorf
Tel:+49 (02 11) 8 60 44 75
info@puntodelvino.de
www.puntodelvino.de

Ölbaum
Eichhornstr. 13 1/2
97070 Würzburg
Tel:+49 (09 31) 3 53 98 44
Fax:+49 (09 31) 3 53 98 44
anna-oelbaum@gmx.de

Casa Italiana
Kleinmarkthalle (Galerie)
Hasengasse 7
60311 Frankfurt am Main
Tel:+49 (0 69) 29 43 90
Fax:+49 (0 69) 29 43 90

Monte Amiata

Mild fruchtiges Olivenöl aus der Toskana

Produzent
Michael Holzberger
Podere Cerrete II
58033 Castel del Piano
Tel: +39 05 64 95 61 69
Fax: +39 05 64 95 61 69
holzberger@live.de
Preis (0,25 l): 11€; (0,5 l): 21-22,90€;
(1 l): 38€; (3 l): 105€

Bezugsquellen
Kreative Küche
Pfarrer-Kneipp-Str. 7

84478 Waldkraiburg
Tel:+49 (0 86 38) 38 19
Fax:+49 (0 86 38) 8 54 81
kreativekueche@t-online.de
www.ernaehrungstherapeutin.de

olivenoel.com
Europaallee 50
50226 Frechen
Tel:+49 (0 22 34) 6 01 02 30
Fax:+49 (0 22 34) 6 01 01 13
info@olivenoel.com
www.olivenoel.com

Olivenöle aus Griechenland

PGI Lesvos

Intensiv fruchtiges Olivenöl von der Insel Lesbos

Produzent
Gaea
Syngrou Avenue 171
17121 Athen
Tel: +30 21 09 33 05 95
Fax: +30 21 09 33 05 76
arisk@gaea.gr
www.gaea.gr
Preis (0,5 l): 9,99€

Bezugsquelle
Importhaus Wilms
Am Klingenweg 6a
65396 Walluf
Tel:+49 (0 61 23) 9 99 00
info@importhaus-wilms.de
www.importhaus-wilms.de

5 Nostimo

Leicht fruchtiges Olivenöl aus der Region Kalamata

Produzent
Hellioaffairs
Aipytou 9
24100 Kalamata
Tel: +30 0 17 33 21 96 27
umeyn@t-online.de
www.5nostimo.com
Preis (0,5 l): 11,95€

Bezugsquellen
Elaiónas
Frankfurter Str. 35
61118 Bad Vilbel
Tel:+49 (0 61 01) 50 18 19
Fax:+49 (0 61 01) 50 18 19
mail@elaionas.com
www.elaionas.com

IMEX Amessos - Ulrich Meyn
Kortweg 4
47638 Straelen
Tel:+49 (0 28 34) 70 34 98
Fax:+49 (0 28 34) 70 34 99
umeyn@t-online.de
www.5nostimo.com

Kreta Premium natives Olivenöl extra

Leicht fruchtiges Olivenöl aus Kreta

Produzent
Xarilaos Kokolakis
73400 Kissamos
Preis (0,5 l): 10,50€

Bezugsquelle
Premium Vertrieb Sucrow
Schubertstr. 19
40235 Düsseldorf
Tel:+49 (02 11) 67 60 96
Fax:+49 (02 11) 66 92 34
service@kreta-premium.com
www.kreta-premium.com

Manolis

Mittelfruchtiges Olivenöl von der Insel Lesbos

Produzent
Andriotelis Manolis
Plomari-Mytilene
81200 Plomari
Tel: +30 22 52 03 11 69
Fax: +30 22 52 03 11 69
info@manolis-oliveoil.com
www.manolis-oliveoil.com
Preis (0,5 l): 9,90€;
(0,75 l): 12,90€

Bezugsquelle
Nikolaos Skamagas Wein- & Delikatessen
An der Tongrube 11
40789 Monheim am Rhein
Tel:+49 (0 21 73) 5 00 48
Fax:+49 (0 21 73) 5 01 16
info@skamagas.de
www.skamagas.de

Olivenöle aus Spanien

Gourmet

Intensiv fruchtiges Olivenöl aus Andalusien

Produzent
Aceites Campoliva
Camino Real s/n
23110 Pegalajar
Tel: +34 9 53 36 10 81
Fax: +34 9 53 36 00 70
andres@aceites-melgarejo.com
www.aceites-melgarejo.com
Preis (0,5 l): 14,90€

Bezugsquelle
olivenoel.com
Europaallee 50
50226 Frechen
Tel:+49 (0 22 34) 6 01 02 30
Fax:+49 (0 22 34) 6 01 01 13
info@olivenoel.com
www.olivenoel.com

Hojiblanca

Intensiv fruchtiges Olivenöl aus Andalusien

Produzent
Aceites Campoliva
Camino Real s/n
23110 Pegalajar
Tel: +34 9 53 36 10 81
Fax: +34 9 53 36 00 70
andres@aceites-melgarejo.com
www.aceites-melgarejo.com
Preis (0,5 l): 14,90€

Bezugsquelle
olivenoel.com
Europaallee 50
50226 Frechen
Tel:+49 (0 22 34) 6 01 02 30
Fax:+49 (0 22 34) 6 01 01 13
info@olivenoel.com
www.olivenoel.com

Arbequina

Mild fruchtiges Olivenöl aus der Region Toledo

Produzent
Monton Alto
Infanta Mercedes 67
28020 Madrid
Tel: +34 9 15 71 20 14
Fax: +34 9 15 71 25 66
madrid@montonalto.com
www.montonalto.com
Preis (0,5 l): 12,90€

Bezugsquelle
olivenoel.com
Europaallee 50
50226 Frechen
Tel:+49 (0 22 34) 6 01 02 30
Fax:+49 (0 22 34) 6 01 01 13
info@olivenoel.com
www.olivenoel.com

Olivenöle aus Frankreich

Cuvée Paradis Fruite Vert AOC

Intensiv fruchtiges Olivenöl aus der Provence

Produzent
Domaine Salvator
Hameau de Dabisse
04190 Les Mées
Tel: +33 04 92 34 00 45
Fax: +33 04 92 34 33 92
gaec@domainesalvator.fr
www.domainesalvator.fr
Preis (0,5 l): 19€

Bezugsquelle
Martina Dürscheid – La Pitchoune Prouvènco
Waldweg 6
53783 Eitorf
Tel:+49 (0 22 43) 91 07 57
Fax:+49 (0 22 43) 8 47 49 18
provence@martina-duerscheid.de
www.martina-duerscheid.de

Nectar de Soleil

Mittelfruchtiges Olivenöl aus der Provence

Produzent
Huile aux Moines Artisanat Monastique
Rue Abbaye Sainte-Madeleine
84330 Le Barroux
Tel: +33 04 90 62 25 22

Fax: +33 04 90 62 56 05
moulin@barroux.org
www.barroux.org
Preis (0,5 l): 16€

Bezugsquelle
Manufactum
Hiberniasstr. 5
45731 Waltrop
Tel:+49 (0 23 09) 9 39 00
Fax:+49 (0 23 09) 9 39 80 0
info@manufactum.de
www.manufactum.de

Jas de Camargue

Intensiv fruchtiges Olivenöl aus der Provence

Produzent
Domaine les Bastidettes
Mas de La Laune
13104 Mas Thibert
Tel: +33 04 90 98 73 43
Fax: +33 04 90 98 73 01
contact@bastidettes.fr
www.bastidettes.fr
Preis (0,5 l) 15-15,99€;
(0,75 l): 22,90€

Bezugsquellen
Go-Olivenöl
Nibelungenstr. 41
63128 Dietzenbach
Tel:+49 0 17 08 90 34 55
info@go-olivenoel.info
www.go-olivenoel.info

Veggie's Delight
Lindenstr. 6
54584 Gönnersdorf
Tel:+49 (0 65 97) 90 24 84
Fax:+49 (0 65 97) 12 95 61
info@veggiesdelight.de
www.veggiesdelight.de

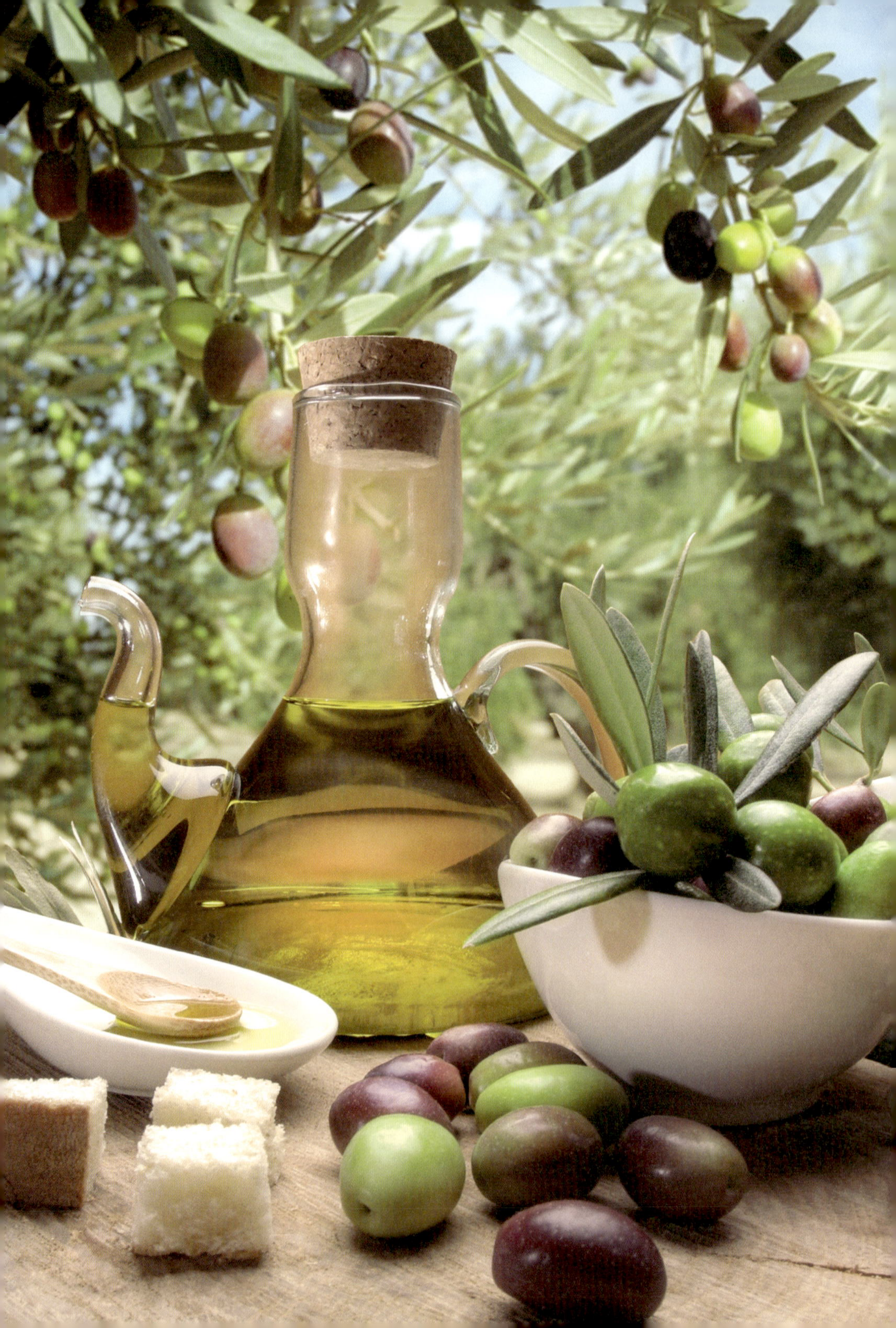

Zur Autorin

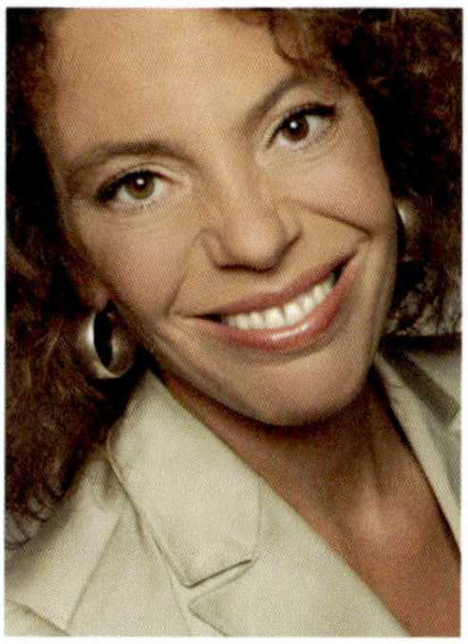

Birgit Frohn (geb. 1967) studierte Biologie mit den Schwerpunkten Humangenetik und Pharmakologie in München. Sie publiziert seit vielen Jahren erfolgreich als Buchautorin und Wissenschaftsjournalistin mit den Themenschwerpunkten Gesundheit und Medizin, Ernährung und alternative Heilmethoden.

Buchtipp: „Die Ölzieh-Kur" von Birgit Frohn

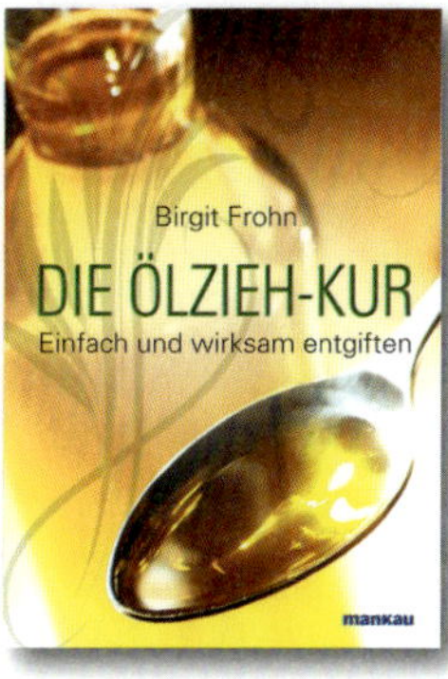

Das Ölziehen oder „Ölkauen" hat eine lange Tradition, und das in vielen Kulturen: Nicht nur in der russischen Volksmedizin – aus deren Vermächtnis diese Methode vor gut zwanzig Jahren wiederentdeckt wurde – hat sich die Anwendung seit Generationen bewährt; auch in der traditionellen indischen Medizin, dem Ayurveda, gehörte sie stets zum Therapiekanon.

Ab November 2012 im Buchhandel!

Bibliografische Information der Deutschen Nationalbibliothek
Die Deutsche Nationalbibliothek verzeichnet diese Publikation in der Deutschen Nationalbibliografie; detaillierte bibliografische Daten sind im Internet über http://dnb.d-nb.de abrufbar.

Birgit Frohn
Die Heilkraft der Olive
ISBN 978-3-86374-046-7
1. Auflage 2012

Mankau Verlag GmbH
Postfach 13 22, D-82413 Murnau a. Staffelsee
Im Netz: www.mankau-verlag.de
Internetforum: www.mankau-verlag.de/forum/

Lektorat: Josef K. Pöllath, Dachau
Endkorrektorat: Dr. Thomas Wolf, MetaLexis
Gestaltung: Sebastian Herzig, Mankau Verlag GmbH

Illustrationen: photoCD - Fotolia.com (U1), yamix - Fotolia.com (U1), dusk - Fotolia.com (U1), viperagp - Fotolia.com (U1), Subbotina Anna - Fotolia.com (U1, 6, 139, 158), Svenja98 - Fotolia.com (U1), Printemps - Fotolia.com (2, 120, 178), hiphoto39 - Fotolia.com (4, 198), LianeM - Fotolia.com (4, 152), dima266f - Fotolia.com (5, 24/25), monkeybusinessimages - iStockphoto.com (5, 13), Antonio Gravante - Fotolia.com (6, 119), Comugnero Silvana - Fotolia.com (10/11, 184/185), Reicher - Fotolia.com (15), cristianl - iStockphoto.com (16), piola666 - iStockphoto.com (19), AnnWorthy - iStockphoto.com (20), Michel Angelo - Fotolia.com (23), photocrew - Fotolia.com (30, 151, 170, 177), Dušan Zidar - Fotolia.com (33), Barbara Dudzińska - Fotolia.com (35), Yuri Arcurs - Fotolia.com (41), Asteri - Fotolia.com (42/43), Joshua Resnick - Fotolia.com (45), Fiona1 - iStockphoto.com (46), EasyBuy4u - iStockphoto.com (54), HLPhoto - Fotolia.com (57), ganzoben - Fotolia.com (62), kab-vision - Fotolia.com (65), fcutrara - iStockphoto.com (68), arashamburg - Fotolia.com (73), wsmahar - iStockphoto.com (76), Marco Mayer - Fotolia.com (81, 123), MarinaParshina - Fotolia.com (82), Bernd Jürgens - Fotolia.com (85), JJAVA - Fotolia.com (86), macumazahn - Fotolia.com (90), PANORAMO - Fotolia.com (92), Grecaud Paul - Fotolia.com (98/99), TwilightArtPictures - Fotolia.com (108), kryczka - iStockphoto.com (111), bphillips - iStockphoto.com (113), chestra - Fotolia.com (114), tunart - iStockphoto.com (124), cmfotoworks - Fotolia.com (126), Thomas Renz - Fotolia.com (131), goldbany - Fotolia.com (132), Thomas Francois - Fotolia.com (134), wragg - iStockphoto.com (145), Jacques PALUT - Fotolia.com (146/147), Momentum - Fotolia.com (149), Elenathewise - Fotolia.com (155), tsach - Fotolia.com (157), Schnoodle - iStockphoto.com (160), razvanmatei - Fotolia.com (162/163), ChristArt - Fotolia.com (165), bonninturina - Fotolia.com (167), Marzia Giacobbe - Fotolia.com (171), Carmen Steiner - Fotolia.com (172), Tomo Jesenicnik - Fotolia.com (174), Nick Freund - Fotolia.com (179), Miranda1066 - iStockphoto.com (187)

Druck: Himmer AG, Augsburg

FSC
www.fsc.org
MIX
Papier aus verantwortungsvollen Quellen
FSC® C095359

Hinweis des Verlags
Die Autorin hat bei der Erstellung dieses Buches Informationen und Ratschläge mit Sorgfalt recherchiert und geprüft, dennoch erfolgen alle Angaben ohne Gewähr. Verlag und Autorin können keinerlei Haftung für etwaige Schäden oder Nachteile übernehmen, die sich aus der praktischen Umsetzung der in diesem Buch vorgestellten Anwendungen ergeben.
Bitte respektieren Sie die Grenzen der Selbstbehandlung und suchen Sie bei Erkrankungen einen erfahrenen Arzt oder Heilpraktiker auf. Die vorgestellten Therapievorschläge sollen den Besuch beim entsprechenden Facharzt nicht ersetzen, sie können aber die persönliche Gesundheitsvorsorge sinnvoll und ganzheitlich ergänzen.

Register

Sachregister

Rezeptregister

Beschwerdenregister

Pflegeregister

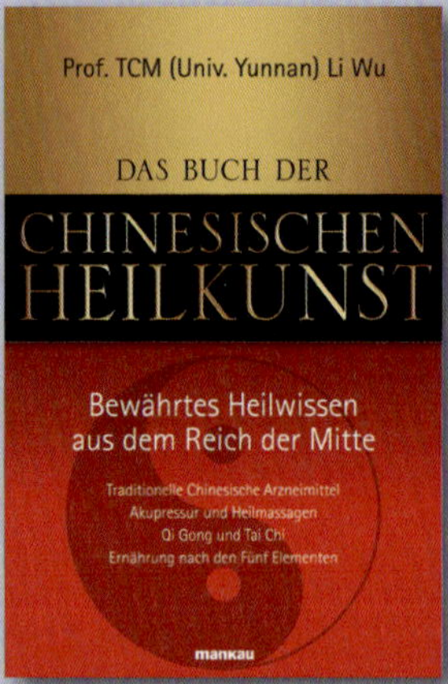

Prof. TCM (Univ. Yunnan) Li Wu

DAS BUCH DER CHINESISCHEN HEILKUNST

Bewährtes Heilwissen aus dem Reich der Mitte

14,95 € (D) | 15,40 € (A)
ISBN 978-3-938396-67-4

„Mit einer Fülle praktischer Anregungen, mit denen Sie sich wieder ins Gleichgewicht bringen können." Fit 50+

„(...) Die Klarheit der Darstellung dieses Werks legt Zeugnis ab über den großen persönlichen Erfahrungsschatz des Autors." KGS Berlin

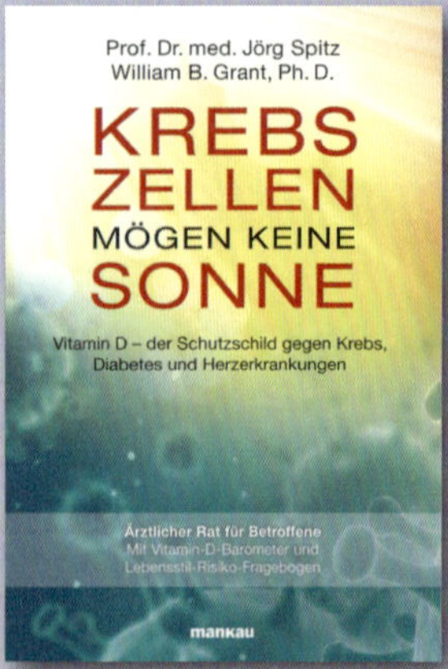

Prof. Dr. Jörg Spitz & William B. Grant, Ph. D.

KREBSZELLEN MÖGEN KEINE SONNE

Vitamin D – der Schutzschild gegen Krebs, Diabetes und Herzerkrankungen

2. Auflage!
12,95 € (D) | 13,40 € (A)
ISBN 978-3-938396-64-3

„(...) Und es tut auch einfach gut zu erfahren, auf welch einfache Weise man sich selbst und seiner Gesundheit ohne jegliche Risiken und Nebenwirkungen so viel Gutes tun kann!" pnp.de

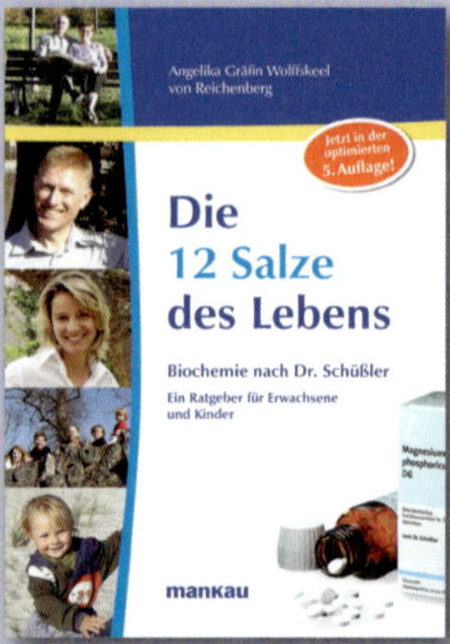

Angelika Gräfin Wolffskeel von Reichenberg

DIE 12 SALZE DES LEBENS

Biochemie nach Dr. Schüßler
Ein Ratgeber für Erwachsene und Kinder

5. Auflage!
12,95 € (D) | 13,40 € (A)
ISBN 978-3-938396-65-0

„Ein Helfer in allen Lebenslagen: Angelika Gräfin Wolffskeel von Reichenberg erläutert allgemein die Mineralsalz-Therapie und gibt viele nützliche Tipps für Beschwerden von A bis Z, auch bei Kindern." Für Sie, Extra Schüßler-Salze

Unsere Bücher erhalten Sie bei Ihrem Buchhändler oder über unseren Internetladen:

www.mankau-versand.de

Ein Internetforum mit unseren Autoren, Leseproben, Veranstaltungstipps und unseren Newsletter finden Sie auf:

www.mankau-verlag.de